孕产妇宜吃的食物

主　编
戴永梅　谢英彪
副主编
陈　蕾　虞丽相
编著者
苗　苗　李　芹　张　悦
夏　天　张海燕　谢思思
彭伟明　史兰君　姜兆红

金盾出版社

内 容 提 要

本书根据我国丰富的医药典籍和大量的科研资料,以通俗易懂、深入浅出的语言,简要介绍了孕产妇饮食营养与食物选择的基础知识,详细叙述了妊娠剧吐、妊娠水肿、妊娠缺钙、先兆流产、习惯性流产、妊娠高血压综合征、妊娠糖尿病等孕妇常见病,以及产后子宫复旧不全、产后缺乳、急性乳腺炎、产后自汗盗汗等产妇常见病的680多个食疗验方和菜肴食谱。其内容丰富,科学实用,取材方便,价格低廉,适合广大孕产妇及其家属阅读,也适合医务工作者和餐饮行业人员参考。

图书在版编目(CIP)数据

孕产妇宜吃的食物/戴永梅,谢英彪主编. --北京:金盾出版社,2013.5

ISBN 978-7-5082-8028-8

Ⅰ.①孕… Ⅱ.①戴…②谢… Ⅲ.①孕妇—营养卫生—基本知识②产妇—营养卫生—基本知识③孕妇—妇幼保健—食谱④产妇—妇幼保健—食谱 Ⅳ.①R153.1②TS972.164

中国版本图书馆 CIP 数据核字(2012)第 283863 号

金盾出版社出版、总发行
北京太平路5号(地铁万寿路站往南)
邮政编码:100036 电话:68214039 83219215
传真:68276683 网址:www.jdcbs.cn
封面印刷:北京凌奇印刷有限责任公司
正文印刷:北京军迪印刷有限责任公司
装订:兴浩装订厂
各地新华书店经销
开本:850×1168 1/32 印张:10.75 字数:268千字
2013年5月第1版第1次印刷
印数:1~7000册 定价:27.00元
(凡购买金盾出版社的图书,如有缺页、倒页、脱页者,本社发行部负责调换)

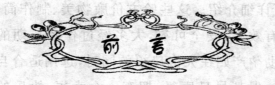

前言

十月怀胎,280个日日夜夜的生命孕育,是女性一生中的一件大事;胎儿娩出后,产妇机体和生殖器官复原的6~8周(医学上称为产褥期,民间俗称坐月子)关系到产妇自身的康复和新生儿的健康成长。孕妇和产妇的健康涉及方方面面,饮食调养、食物选择及孕期产后疾病的食疗是公众最为关注的问题。

本书由妇产科专家、营养食疗专家执笔撰写,详细介绍了孕妇在饮食营养与食物选择方面的38个热点问题和产妇在饮食营养与食物选择方面的21个热点问题,以及孕产妇常见的10个营养与饮食误区,对以上热点问题和误区均进行了深度的剖析,并提出了作者自己的看法和建议。重点介绍了妊娠剧吐、妊娠水肿、妊娠缺钙、先兆流产、习惯性流产、妊娠高血压综合征、妊娠合并糖尿病、妊娠合并咳嗽、妊娠合并心脏病、妊娠合并肾盂肾炎、妊娠合并贫血,以及产后子宫复旧不全、产后缺乳、急性乳腺炎、产后自汗盗汗等孕妇、产妇常见疾病的辨证食疗验方680多个,每个验方分为原料、制作、用法、功效4项逐一作了详细介绍。这些验方价廉物美、制作简单、口感良好、确有效果、安全可靠，大多经过作者长期的反复验证，可帮助孕产妇在大饱口福的同时，选用适合自身情况的食疗方，促其早日康复，拥有一个幸福、快乐的孕期生活和产后生活，孕育出一个健康、聪明、漂亮的宝宝。

本书内容丰富，方法科学实用，文字通俗易懂，既适合广大孕产妇及其家属阅读，也是城乡医护人员、营养师的理想参考书。

祝愿每一位孕妇的孕期生活快乐，祝愿每一位产妇的产后生活幸福。愿《孕产妇宜吃的食物》一书能成为孕产妇及其亲属的良师益友。

作　者

目录

CONTENTS 目录

一、孕妇的饮食营养与食物选择

(一)孕妇饮食的营养要点……………………………(1)
(二)孕妇选择食物的原则……………………………(2)
(三)妊娠期应讲究营养均衡…………………………(4)
(四)孕妇缺锌缺铜的危害……………………………(5)
(五)孕妇需要的维生素………………………………(6)
(六)孕妇补充维生素A过多对胎儿的危害 …………(8)
(七)维生素E有助于安胎……………………………(9)
(八)维生素B_{12}对孕妇的作用 ……………………(10)
(九)孕妇要注意补充叶酸……………………………(10)
(十)孕妇的食物禁忌…………………………………(11)
(十一)孕妇并非吃得越多越好………………………(12)
(十二)孕妇不能营养过剩……………………………(13)
(十三)孕妇合理饮食才有利于优生…………………(14)
(十四)孕妇吃酸的讲究………………………………(14)
(十五)孕期的合理饮食结构…………………………(15)
(十六)孕妇要保证一定的饮水量……………………(17)
(十七)孕妇要多吃鱼…………………………………(18)
(十八)孕妇要喝牛奶…………………………………(19)
(十九)超重孕妇的食物选择…………………………(20)
(二十)有利于胎儿发育的食物………………………(21)
(二十一)孕妇的营养与胎儿发育的关系……………(25)

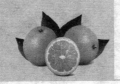

(二十二)孕期营养好胎儿牙齿先天强壮 …………… (28)
(二十三)孕妇进补的注意事项 ………………………… (28)
(二十四)孕早期的营养特点及食物选择 …………… (29)
(二十五)早孕反应严重时的饮食 …………………… (30)
(二十六)孕中期的营养特点及食物选择 …………… (31)
(二十七)孕中期的营养配餐要求 …………………… (32)
(二十八)孕中期膳食要荤素搭配 …………………… (33)
(二十九)孕晚期营养的特点及食物选择 …………… (34)
(三十)孕晚期的营养原则 …………………………… (35)
(三十一)分娩前如何选择食物 ……………………… (36)
(三十二)孕妇不宜多食桂圆 ………………………… (36)
(三十三)咖啡和茶对孕妇及胎儿的影响 …………… (37)
(三十四)孕妇强化营养的常见误区 ………………… (38)
(三十五)孕妇要适量吃水果 ………………………… (38)
(三十六)过咸食物对孕妇的危害 …………………… (39)
(三十七)孕妇应慎食滋补品 ………………………… (40)
(三十八)孕妇不宜食用过多的动物肝脏 …………… (41)

二、产妇的饮食营养与食物选择

(一)产妇的营养特点 ………………………………… (42)
(二)产妇的膳食安排 ………………………………… (43)
(三)产后膳食营养的科学搭配 ……………………… (44)
(四)产后饮食注意事项 ……………………………… (45)
(五)坐月子应从食物中摄取的营养素 ……………… (46)
(六)产妇饮食的禁忌 ………………………………… (47)
(七)产后催乳的学问 ………………………………… (48)
(八)产后三天的饮食安排 …………………………… (50)
(九)产妇阳气虚弱宜选择的食物 …………………… (51)
(十)产妇的忌口 ……………………………………… (51)

目 录

(十一)坐月子食补的秘诀 …………………………………… (52)
(十二)坐月子要多吃鲤鱼 …………………………………… (52)
(十三)产后不宜立即吃老母鸡 ……………………………… (53)
(十四)产后喝红糖水要适时适量 …………………………… (54)
(十五)产妇并非惟有食用红糖才好 ………………………… (55)
(十六)月子里要吃蔬菜水果 ………………………………… (56)
(十七)产妇喝汤的讲究 ……………………………………… (56)
(十八)产后要注意铁和钙的供应 …………………………… (57)
(十九)产妇进补要恰到好处 ………………………………… (58)
(二十)剖宫产产妇的营养补充 ……………………………… (60)
(二十一)产妇分娩后不能过早节食瘦身 …………………… (61)

三、孕产妇常见的营养与饮食误区

(一)胎儿越大越好 …………………………………………… (62)
(二)喝骨头汤补钙最好 ……………………………………… (62)
(三)喝牛奶会"上火" ………………………………………… (63)
(四)孕妇吃水果越多越好 …………………………………… (63)
(五)孕期体重增加不多,胎儿发育会迟缓 ………………… (64)
(六)孕妇吃鱼油,孩子就聪明 ……………………………… (64)
(七)孕妇比肚子大小无意义 ………………………………… (65)
(八)"坐月子"光吃不动 ……………………………………… (65)
(九)孕期不宜控制体重 ……………………………………… (65)
(十)产后不哺乳有利于保持体形 …………………………… (66)

四、孕期常见病的食疗方

(一)妊娠呕吐 ………………………………………………… (67)
　1. 概述 …………………………………………………… (67)
　2. 辨证施食 ……………………………………………… (68)
　　(1)肝胃不和型 ……………………………………… (68)

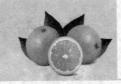

孕产妇宜吃的食物

柿蒂二花饮……………（68）	梅花姜半夏粥………（70）
柴胡枳壳蜜饮………（68）	佛手粥………………（70）
连苏芦根竹茹饮……（69）	青陈皮糯米粥………（71）
陈皮半夏茶…………（69）	砂仁藕粉……………（71）
陈皮乌梅茶…………（69）	青柑皮粉……………（71）
陈皮姜汁粟米粥……（70）	嚼食橘饼方…………（71）

(2) 脾胃虚弱型……………………………………………（72）

参乳雪梨饮…………（72）	姜糖饮………………（74）
参术五汁饮…………（72）	红枣五汁茶…………（74）
姜汁牛奶饮…………（73）	生姜粥………………（74）
生姜蜂蜜糯米饮……（73）	艾叶粥………………（75）
鲜姜蜂蜜饮…………（73）	良姜粥………………（75）
姜汁红糖饮…………（73）	桂圆干姜粉…………（75）
韭姜饮………………（73）	橘皮姜糖……………（75）

(二) 妊娠高血压综合征 ……………………………………（76）

 1. 概述 …………………………………………………（76）
 2. 辨证施食 ……………………………………………（76）
  (1) 脾虚湿阻型…………………………………………（76）

莼菜蜜饮……………（76）	什锦杂粮饭…………（80）
白茯苓甜粥…………（77）	红枣茶………………（80）
山药粥………………（77）	香菇茶………………（80）
绿豆山药粥…………（77）	灵芝茶………………（80）
豌豆粥………………（78）	绞股蓝茶……………（81）
三豆粥………………（78）	山药扁豆薏苡
黄豆芽粥……………（78）	仁羹……………（81）
健脾八宝粥…………（79）	鲫鱼赤豆羹…………（81）
白术猪肚姜粥 ………（79）	豆沙山药糕…………（82）
香菇牛肉饭…………（79）	八宝山药泥…………（82）

目 录

香菇牛奶……………（83）	冬瓜三豆汤…………（84）
胚芽豆浆……………（83）	牛肉薏苡仁汤………（84）
绿豆红枣饮…………（83）	冬瓜鲤鱼汤…………（84）
(2)肾虚水泛型……………………………………………（85）	
菟丝子二苓蜜饮……（85）	核桃仁豆腐…………（87）
洋葱蜂蜜饮…………（85）	双味素虾仁…………（88）
附片茯苓粥…………（85）	鲤鱼黑豆干姜汤……（88）
荠菜黑豆粥…………（86）	桂附鲫鱼汤…………（89）
紫皮大蒜粥…………（86）	砂锅鹿肉……………（89）
香菇海参羹…………（86）	白参鹿肉汤…………（89）
青蒜腐竹……………（87）	
(3)阴虚肝旺型……………………………………………（90）	
海带枸杞决明茶……（90）	银耳豆浆……………（94）
苦瓜绿茶……………（90）	苦瓜牛奶……………（95）
二头茶………………（90）	番茄酸奶……………（95）
芦笋绿茶……………（91）	黑芝麻虾皮饮………（95）
黑芝麻绿茶…………（91）	绿豆菊花饮…………（96）
鲜花生叶茶…………（91）	枸杞叶绿豆粥………（96）
枸杞菊花茶…………（91）	绿豆银耳粥…………（96）
枸杞叶茶……………（92）	芝麻桑葚粥…………（97）
柿叶蜜茶……………（92）	粟米牡蛎粥…………（97）
双花茶………………（92）	绿豆芝麻羹…………（97）
白菊花茶……………（93）	柿饼银耳羹…………（98）
冰镇樱桃汁…………（93）	芝麻荞麦煎饼………（98）
芹菜荠菜汁…………（93）	豌豆核桃仁泥………（98）
芹菜豆奶汁…………（93）	槐花包子……………（99）
枸杞头荠菜汁………（94）	香菇海参包…………（99）
绿豆香蕉汁…………（94）	玉米须炖乌龟 ……（100）

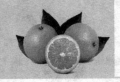

孕产妇宜吃的食物

黑芝麻拌枸杞叶 …（100） 甲鱼菊花滋阴汤 …（102）
虾仁拌马兰头 ……（101） 鸭肝菊花汤 ………（102）
黑木耳拌芹菜 ……（101） 灵芝黑木耳汤 ……（103）
银耳干贝 …………（101） 蘑菇干贝汤 ………（103）
海蜇皮荸荠汤 ……（102） 海带豆腐汤 ………（103）

(三)妊娠水肿……………………………………………（104）
  1. 概述 …………………………………………（104）
  2. 辨证施食 ……………………………………（104）
    (1)脾气虚弱型 ………………………………（104）

参苓白术葫芦饮 …（105） 赤豆葫芦羹 ………（110）
香菜浮萍饮 ………（105） 术豆米饭 …………（110）
黄芪三皮饮 ………（105） 茯苓皮陈皮饼 ……（111）
乌鱼茶 ……………（105） 苍白术红枣饼 ……（111）
蚕豆壳红茶 ………（106） 白术茯苓糕 ………（111）
茯苓奶茶 …………（106） 补脾八仙糕 ………（112）
赤豆鲤鱼粥 ………（106） 大豆方 ……………（112）
黄芪薏苡仁粥 ……（106） 煮鲤鱼方 …………（112）
茯苓栗子粥 ………（107） 葡萄干生姜皮方 …（112）
玉米须粥 …………（107） 北芪炖鲈鱼 ………（113）
燕麦赤豆粥 ………（107） 黄精炖鸭 …………（113）
蚕豆冬瓜皮汤 ……（108） 豆蔻蒸鲫鱼 ………（113）
鲫鱼生姜枣粥 ……（108） 黄芪桂圆红枣汤 …（114）
冬瓜鸭粥 …………（108） 黄豆芽鲫鱼汤 ……（114）
小豆冬瓜粥 ………（109） 赤豆鲫鱼汤 ………（114）
蚕豆粥 ……………（109） 利水消肿汤 ………（115）
大麦赤豆粥 ………（109） 鸡鱼汤 ……………（115）
八宝青梅粥 ………（109） 参芪冬瓜鸡丝汤 …（115）
玉米扁豆粥 ………（110） 冬瓜皮蚕豆汤 ……（116）

目 录

千金鲤鱼汤 …………… (116)　茯苓鲤鱼汤 ………… (117)
五皮肉汤 ……………… (116)　茯苓黑鱼汤 ………… (117)
(2)肾阳虚弱型 ………………………………………………… (117)
山药黑豆苡仁粥 … (117)　菟丝子炖羊肉 …… (120)
山药黑豆粥 ………… (118)　附片蒸羊肉 ………… (120)
杜仲茯苓皮粥 …… (118)　核桃仁冬瓜皮黑
草果炖青鸭 ………… (118)　　鱼汤 ………………… (121)
豆蔻姜皮红糖饼 … (118)　二豆车前汤 ………… (121)
益智仁白术饼 …… (119)　何首乌鲫鱼汤 …… (121)
茯苓核桃饼 ………… (119)　补骨脂冬瓜鲤鱼
芡实玉米须煮
　老鸭 ………………… (119)　　头汤 ………………… (122)
(四)妊娠缺钙 ……………………………………………………… (122)
　1. 概述 …………………………………………………………… (122)
　2. 辨证施食 …………………………………………………… (123)
　　(1)肾阴不足型 ……………………………………………… (123)
牛奶蛋黄果汁 …… (123)　鸭蛋黄拌豆腐 …… (127)
牛奶葡萄汁 ………… (123)　干贝鲜奶 …………… (128)
刺梨奶蛋蜜汁 …… (123)　芝麻豆奶 …………… (128)
牛奶珍珠鲜果露 … (124)　黑豆红枣粥 ………… (129)
牛奶蜂蜜芝麻羹 … (124)　海参豆腐 …………… (129)
牛奶花生酪 ………… (125)　甲鱼腐竹煲 ………… (129)
鸡蛋牛奶面包 …… (125)　黑木耳拌芝麻 …… (130)
花生冰淇淋 ………… (125)　口蘑烩牛脊髓 …… (130)
酸奶什锦果 ………… (126)　银鱼海带羹 ………… (131)
奶油芝麻茄子 …… (126)　黑芝麻拌菠菜 …… (131)
蛋肉鲍鱼 …………… (126)　八宝全鸭 …………… (131)
海带蛎黄鸡蛋 …… (127)

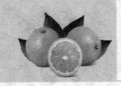

(2) 肾阳虚弱型 ……………………………………………	(132)
核桃牛奶茶 ……… (132)	蘑菇核桃仁 ……… (137)
姜韭牛奶羹 ……… (133)	香菇淡菜 ………… (138)
羊肉牛奶山药羹 … (133)	黑木耳海米 ……… (138)
奶汁洋葱头 ……… (133)	黑木耳芝麻虾仁 … (139)
羊奶冬瓜 ………… (134)	虾肉羊肉羹 ……… (139)
虾蟹鲜奶 ………… (134)	海参虾仁猪肉羹 … (140)
药制黑豆 ………… (135)	虾仁鳝鱼汤面 …… (140)
腊八豆 …………… (135)	大虾浸酒 ………… (140)
什锦美味豆腐 …… (135)	海马酒 …………… (141)
香菇羊肉饺 ……… (136)	韭菜虾皮水饺 …… (141)
鲜菇蟹肉 ………… (136)	三鲜虾仁面 ……… (141)
蘑菇焖鹿筋 ……… (137)	红白萝卜炖羊肉 … (142)
(3) 气血两虚型 ……………………………………………	(142)
牛奶煎肉饺 ……… (143)	菠菜猪血汤 ……… (148)
牛奶枣粥 ………… (143)	银鱼炒菠菜 ……… (148)
牛奶鸡蛋糕 ……… (144)	白菜豆腐卷 ……… (148)
鸡丝豆腐脑 ……… (144)	菠菜黄鳝 ………… (149)
红豆花生米粥 …… (144)	猪肉卷心菜 ……… (149)
牛肉末豆腐羹 …… (145)	猪皮红枣羹 ……… (150)
咸酥黄豆 ………… (145)	猪肉鳝鱼羹 ……… (150)
枣泥豆腐 ………… (146)	鸡肉麦仁粥 ……… (150)
瘦肉猪血豆腐 …… (146)	枣泥桃酥 ………… (151)
黑木耳红枣粥 …… (146)	胎盘龟版阿胶膏 … (151)
香菇鸡蛋面 ……… (147)	五圆全鸡 ………… (152)
黑木耳鸡肉豆腐 … (147)	桂圆纸包鸡 ……… (152)
(五) 妊娠咳嗽 ………………………………………………	(153)
1. 概述 ……………………………………………………	(153)

目 录

2. 辨证施食 …………………………………………… (153)
   (1)阴虚肺燥型 ……………………………………… (153)

橄榄石斛梨藕饮 … (153)	生津茶 ……………… (156)
灵芝沙参百合饮 … (153)	百合葡萄汁 ………… (156)
秋梨鲜藕饮 ………… (154)	牛奶橘汁 …………… (157)
参麦桔梗蜜饮 ……… (154)	百合荸荠梨羹 ……… (157)
雪梨百合饮 ………… (154)	百合花鸡蛋羹 ……… (157)
五汁饮 ……………… (154)	杏子羹 ……………… (158)
西瓜雪梨饮 ………… (155)	芝麻杏仁蜜糊 ……… (158)
荸荠甘蔗汁 ………… (155)	鸭梨粥 ……………… (158)
菠萝梨汁 …………… (155)	蜂蜜炖川贝 ………… (158)
橘子鲜藕汁 ………… (155)	糖汁蜜梨 …………… (159)
百合蜜茶 …………… (156)	蜜饯百合 …………… (159)
银耳糖茶 …………… (156)	六汁柿霜膏 ………… (159)

   (2)痰火犯肺型 ……………………………………… (160)

萝卜川贝蜜饮 ……… (160)	丝瓜猕猴桃汁 ……… (163)
桑菊枇杷叶饮 ……… (160)	橘红竹沥茶 ………… (163)
瓜蒌饮 ……………… (160)	鱼腥草连翘茶 ……… (164)
菊花双叶饮 ………… (161)	枇杷竹叶茶 ………… (164)
三豆金银花饮 ……… (161)	冰糖萝卜汁 ………… (164)
银花杏仁饮 ………… (161)	罗汉白果羹 ………… (164)
橄榄萝卜饮 ………… (161)	鱼腥草杏仁鸡
芦根百合饮 ………… (162)	蛋羹 ………… (165)
八汁饮 ……………… (162)	贝母枇杷叶粥 ……… (165)
荸荠无花果饮 ……… (162)	竹叶瓜蒌粥 ………… (165)
藕节柏叶饮 ………… (162)	鸭梨冰淇淋 ………… (165)
桑杏饮 ……………… (163)	复方川贝梨 ………… (166)
金银花雪梨汁 ……… (163)	

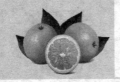

```
(3) 脾虚痰湿型 …………………………………… (166)
三子饮 …………… (166)      冰糖炖金橘 ……… (169)
橘红茯苓生姜饮 … (167)      开洋萝卜 ………… (170)
陈皮大贝饮 ……… (167)      奶油萝卜球 ……… (170)
荷叶橘皮饮 ……… (167)      三色萝卜球 ……… (170)
丝瓜花蜜饮 ……… (167)      橘汁鱼卷 ………… (171)
陈皮茶 …………… (168)      橘味海带丝 ……… (171)
橘红姜半夏茶 …… (168)      绣球萝卜 ………… (172)
橘味海带茶 ……… (168)      枇杷叶炖莲子 …… (172)
莱菔子粥 ………… (169)      橘子糖糕 ………… (173)
红橘羹 …………… (169)      糖熘橘瓣 ………… (173)
蜜饯橘皮 ………… (169)      干贝萝卜球 ……… (173)
```

(六) 妊娠合并糖尿病………………………………………… (174)
　1. 概述 ……………………………………………………… (174)
　2. 辨证施食 ………………………………………………… (175)
```
(1) 肺胃燥热型 …………………………………… (175)
二皮茶 …………… (175)      凉拌鱼腥草 ……… (178)
三冬消渴茶 ……… (175)      魔芋拌黄瓜 ……… (178)
葛根芹菜茶 ……… (176)      干煸苦瓜 ………… (178)
芦笋麦冬茶 ……… (176)      芹菜豆奶 ………… (179)
芦笋冬瓜饮 ……… (176)      黄瓜豆浆 ………… (179)
芦笋番茄汁 ……… (177)      绿豆银花茶 ……… (179)
蕹菜二冬汁 ……… (177)      海带绿豆饮 ……… (179)
(2) 脾胃气虚型 …………………………………… (180)
山药茶 …………… (180)      山药猪肚粥 ……… (181)
山药天花粉茶 …… (180)      山药玉米粥 ……… (181)
山药麦麸粥 ……… (181)      山药薏苡仁粥 …… (182)
南瓜莜麦粥 ……… (181)      丝瓜粟米粥 ……… (182)
```

目 录

南瓜饭 …………… (182)　　冬瓜鸡块 …………… (184)
山药饼 …………… (183)　　黄瓜卷 ……………… (184)
魔芋红豆糕 ……… (183)　　山药卷 ……………… (185)
山药枸杞炒苦瓜 … (183)
(3)肝肾阴虚型 …………………………………………… (185)
玉竹番茄汁 ……… (185)　　山药玉竹鸽肉汤 … (188)
南瓜海参粥 ……… (186)　　黑芝麻粟米粥 …… (188)
芦笋苡仁羹 ……… (186)　　黑豆苡仁粥 ……… (189)
拌枸杞叶胡萝　　　　　　　芝麻山药降糖糕 … (189)
　卜丝 …………… (186)　　玉米须龟肉汤 …… (189)
山药炒腰花 ……… (187)　　桑葚芝麻散 ……… (190)
马兰春笋 ………… (187)　　枸杞粟米粥 ……… (190)
山药煲猪胰 ……… (188)　　桑葚里脊 ………… (190)
(4)气阴两虚型 …………………………………………… (191)

苦瓜玉竹粥 ……… (191)　　山药兔肉汤
百合葛根粥 ……… (191)　　苦瓜洋参胶囊 …… (195)
山药烧甲鱼 ……… (192)　　绞股蓝南瓜粉 …… (195)
蒜瓣黄鳝煲 ……… (192)　　绞股蓝苦瓜粉 …… (195)
南瓜山药汤 ……… (193)　　洋参赤小豆茶 …… (196)
百合猪肚汤 ……… (193)　　西洋参毛豆浆 …… (196)
山药排骨汤 ……… (194)　　黄精莜麦面 ……… (196)
白鸭冬瓜汤 ……… (194)　　黑芝麻麦麸饼 …… (197)
苦瓜猪肉汤 ……… (194)　　枸杞豆腐炖鱼头 … (197)
(七)妊娠合并心脏病 …………………………………………… (198)
　1. 概述 ……………………………………………………… (198)
　2. 辨证施食 ……………………………………………… (199)
　　(1)阴血亏虚型 ………………………………………… (199)
生脉饮 …………… (199)　　桂圆枣仁饮 ……… (199)

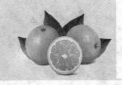

孕产妇宜吃的食物

参竹茶 …………… （199）
百龙茶 …………… （200）
桂圆莲子粥 ……… （200）
山药桂圆粥 ……… （200）
何首乌粥 ………… （201）
龟肉粥 …………… （201）
地黄粥 …………… （201）
地黄双仁粥 ……… （202）
黄精粟米粥 ……… （202）
双玉粥 …………… （202）
参芪桂圆鸭心粥 … （202）
熟地黄粥 ………… （203）

参枣米饭 ………… （203）
玉竹枣参粉 ……… （203）
樱桃桂圆肉 ……… （204）
蜜饯红枣桂圆 …… （204）
桂圆党参炖鸽肉 … （204）
红枣松针汤 ……… （205）
百合枣龟汤 ……… （205）
牛肝大枣汤 ……… （205）
鸡肝熟地黄 ……… （205）
参归猪肝汤 ……… （206）
桂圆松子仁汤 …… （206）

（2）心脾两虚型 ……………………………………… （206）

人参阿胶饮 ……… （207）
人参红枣饮 ……… （207）
桂圆饮 …………… （207）
归芪鸡血藤蜜汁 … （207）
人参茶 …………… （208）
山药葡萄羹 ……… （208）
桂圆荔枝粥 ……… （208）
黄芪姜枣粥 ……… （209）
红枣花生赤豆羹 … （209）

鹌鹑脯桂圆羹 …… （209）
灵芝粉蒸肉饼 …… （210）
桂圆山药饼 ……… （210）
茯苓包子 ………… （210）
丹参猪心 ………… （211）
黄芪炖花生仁 …… （211）
归芪炖乌鸡 ……… （212）
人参炖鸡 ………… （212）

（3）脾肾阳虚型 ……………………………………… （212）

薤白细辛干姜饮 … （213）
茯苓肉桂蜜饮 …… （213）
参枣桂姜粥 ……… （213）
栗子桂圆粳米粥 … （214）
参枣薤白粥 ……… （214）

桂枝红枣粥 ……… （214）
胎盘补骨脂粥 …… （215）
芝麻核桃苁蓉粥 … （215）
沉香胎盘粥 ……… （215）
肉桂桂圆羹 ……… （216）

目 录

党参核桃粉 ……… (216)　炸核桃猪肾 ……… (217)
韭菜炒核桃仁 …… (216)　核桃枸杞鸡丁 …… (218)
茴香腰子 ………… (216)　参归山药猪肾汤 … (218)
参芪胎盘膏 ……… (217)　公鸡蛇床子白
党参苁蓉蜜膏 …… (217)　　果汤 ………… (219)
(八)妊娠合并急性肾盂肾炎…………………………… (219)
　1. 概述 ………………………………………………… (219)
　2. 辨证施食 …………………………………………… (220)
　　(1)湿热下注型 …………………………………… (220)
　　双花茶 …………… (220)　绿豆芽白菜根汤 … (222)
　　鲜白茅根茶 ……… (220)　绿豆冬瓜汤 ……… (223)
　　车前草蒲公英汁 … (221)　冬瓜蚌肉陈皮汤 … (223)
　　冬瓜皮玉米须饮 … (221)　鲫鱼荸荠汤 ……… (223)
　　西瓜皮香蕉皮茶 … (221)　二皮赤豆汤 ……… (224)
　　茅根荸荠茶 ……… (222)　三鲜冬瓜汤 ……… (224)
　　苋菜苡仁豆豉饮 … (222)
　　(2)阴虚火旺型 …………………………………… (225)
　　黑鱼冬瓜汤 ……… (225)　薏苡仁甲鱼汤 …… (226)
　　山药银耳大枣汤 … (225)　墨旱莲白茅根汁 … (227)
　　薏苡仁鲫鱼汤 …… (226)　山药枸杞子饮 …… (227)
　　乌龟玉米须汤 …… (226)
(九)妊娠合并贫血…………………………………………… (227)
　1. 概述 ………………………………………………… (227)
　2. 辨证施食 …………………………………………… (228)
　　(1)气血两虚型 …………………………………… (228)
　　香菇红枣牛奶饮 … (229)　荔枝红枣茶 ……… (230)
　　桂圆肉阿胶饮 …… (229)　西洋参阿胶茶 …… (230)
　　阿胶牛奶 ………… (229)　桂圆粥 …………… (230)

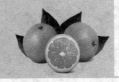

孕产妇宜吃的食物

当归芪枣粥 ……… (231)	果汁荔枝肉 ……… (234)
参枣猪肝粥 ……… (231)	白参乌骨鸡 ……… (235)
桂圆肉粟米粥 ……… (231)	归芪墨鱼片 ……… (235)
葡萄莲枣粥 ……… (232)	熟地黄猪肉丸 ……… (235)
阿胶鸭肝粥 ……… (232)	桂圆肉蒸童子鸡 … (236)
黄芪红花补血粥 … (232)	香菇炒猪肝 ……… (236)
猪肝鸡蛋粥 ……… (233)	炒苋菜 ……… (237)
黄芪乌骨鸡粥 ……… (233)	香菇仔鸡 ……… (237)
鸽肉红枣饭 ……… (233)	八珍猪肉墨鱼汤 … (238)
猪血烧豆腐 ……… (234)	美味鸭血汤 ……… (238)

(2) 脾肾阳虚型 ……………………………………………… (239)

羊肾粥 ……… (239)	杜仲腰花 ……… (243)
鹿肉粥 ……… (239)	大葱爆炒羊肉丁 … (243)
羊脊苁蓉粥 ……… (239)	姜附烧狗肉 ……… (244)
锁阳羊肉粥 ……… (240)	红烧鹿肉 ……… (244)
当归红枣羊肉羹 … (240)	蘑菇羊血汤 ……… (245)
猪肾黑豆羹 ……… (240)	当归生姜羊肉汤 … (245)
参芪当归羊血羹 … (241)	羊肉山药虫草汤 … (245)
参归鳝鱼羹 ……… (241)	归芪烧羊肉 ……… (246)
人参鹿角霜粉 ……… (242)	归参山药炖猪肾 … (246)
胎盘鹿角胶粉 ……… (242)	虫草炖胎盘 ……… (247)
洋葱土豆炒猪肝 … (242)	白参补骨脂炖肉 … (247)
砂锅牛肾 ……… (242)	鸭血虾米汤 ……… (247)

(3) 肝肾阴虚型 ……………………………………………… (248)

猪蹄红枣阿胶饮 … (248)	桑葚牛奶 ……… (249)
淡菜当归红枣饮 … (248)	紫菜枸杞茶 ……… (250)
咸黑豆汁 ……… (249)	桂圆枸杞茶 ……… (250)
黑芝麻豆奶 ……… (249)	当归枸杞养血茶 … (250)

目 录

何首乌茶 ………… (250)
海藻枸杞茶 ………… (251)
葡萄枸杞茶 ………… (251)
桑葚茶 ………… (251)
红糖枸杞茶 ………… (252)
淡菜粥 ………… (252)
枸杞子粥 ………… (252)
海藻红枣粥 ………… (253)
参归海参羹 ………… (253)
枸杞银耳羹 ………… (253)
二胶膏 ………… (254)
桑葚红花补血膏 … (254)
首乌芝麻山药粉 … (254)
凉拌羊栖菜 ………… (255)
熟地黄肝片 ………… (255)
淡菜炖鸡蛋 ………… (256)
杞子黑豆炖猪骨 … (256)
虫草煲骨髓 ………… (256)
虫草炖乌鸡 ………… (257)
虫草生地炖鱼鳔 … (257)
虫草枸杞煲鲍鱼 … (257)
猪蹄汤 ………… (257)
香菇纯菜汤 ………… (258)
紫菜鸡蛋汤 ………… (258)
牛髓地黄当归汤 … (259)

(十)先兆流产 ………………………………………… (259)
 1. 概述 ………………………………………… (259)
 2. 辨证施食 ………………………………………… (260)
 (1)气血两虚型 ………………………………………… (260)

莲子白术茯苓羹 … (261)
黄芪糯米粥 ………… (261)
苎麻根桂圆粥 ………… (261)
莲子阿胶糯米饭 … (262)
阿胶蛋汤冲服白参
粉 ………… (262)
阿胶桂圆红枣汤 … (262)
阿胶蛋花汤 ………… (263)
莲子阿胶葡萄
干汤 ………… (263)

(2)肾虚型 ………………………………………… (263)

鲤鱼阿胶粥 ………… (263)
菟丝子艾叶粥 ………… (264)
山茱萸莲子糯
米粥 ………… (264)
黑豆川断糯米粥 … (264)
枣泥山药糕 ………… (265)
杜仲阿胶煎 ………… (265)
杜仲煨黑豆 ………… (265)
桑寄生炖猪肚 ………… (265)
杜仲炖母鸡 ………… (266)

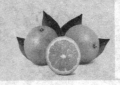

(3)血热型 …………………………………………………（266）
黄芩苎麻根蜜饮 …（267）　　黄芩川断粥 …………（268）
荸荠豆奶 …………（267）　　鲜荷叶苎麻根粥 …（268）
瓜蒂芦根藕粉羹 …（267）　　凉拌苦瓜 ……………（268）
生地黄苎麻根粥 …（267）　　苜蓿子鸡蛋汤 ………（269）

(十一)习惯性流产…………………………………………（269）
1. 概述 ……………………………………………………（269）
2. 辨证施食 ………………………………………………（270）
(1)气血两虚型 …………………………………………（270）
参芪南瓜蒂饮 ……（271）　　阿胶炖肉 ……………（272）
白术茯苓阿胶羹 …（271）　　桂圆红枣蛋花汤 ……（272）
苎麻根莲子桂　　　　　　　　鸽肉参芪汤 …………（272）
　圆粥 ……………（271）　　猪肉参枣汤 …………（272）
(2)肾气虚弱型 …………………………………………（273）
寿胎蜜饮 …………（273）　　猪肚 …………………（274）
羊肉苁蓉羹 ………（273）　　川断杜仲煨牛
川断菟丝子艾　　　　　　　　　鼻子 …………………（275）
　叶粥 ……………（274）　　杜仲苎麻根炖
黑豆菟丝子米粥 …（274）　　　母鸡 …………………（275）
桑寄生升麻炖　　　　　　　　山药牛肾枸杞汤 ……（276）
(3)阴虚内热型 …………………………………………（276）
生地黄芩蜜饮 ……（276）　　生地黄枸杞子粥 ……（277）
墨旱莲鲜汁 ………（277）　　荸荠鸭汤 ……………（278）
双蒂莲须羹 ………（277）　　双耳甲鱼汤 …………（278）

五、产妇常见病的食疗方

(一)子宫复旧不全………………………………………（279）
1. 概述 ……………………………………………………（279）

目 录

2. 辨证施食 …………………………………… (280)
(1) 气虚型 ……………………………………… (280)
参芪白术粥 ……… (280)　黄芪升麻红枣鸡 … (281)
人参莲子粥 ……… (281)　黄芪三七炖仔鸡 … (282)
果汁蛋奶 ………… (281)　清蒸白参鸡 ……… (282)
归芪红糖蛋 ……… (281)　猪肉参枣汤 ……… (283)
(2) 血瘀型 ……………………………………… (283)
艾叶红花蜜饮 …… (283)　益母草粥 ………… (284)
益母草红糖饮 …… (283)　鲜山楂桃仁粥 …… (285)
山楂红糖饮 ……… (284)　鸡冠花鲜藕羹 …… (285)
生藕红花丹参饮 … (284)
(3) 血热型 ……………………………………… (285)
生地黄墨旱莲　　　　　　赤豆荸荠羹 ……… (286)
　蜜饮 …………… (285)　凉拌香干马兰头 … (287)
生藕汁豆浆 ……… (286)　芹菜拌苦瓜 ……… (287)
益母草黑木耳饮 … (286)

(二) 产后缺乳 ………………………………………… (287)
1. 概述 ………………………………………………… (287)
2. 辨证施食 …………………………………………… (288)
(1) 气血虚弱型 ………………………………… (288)
红枣甜酒饮 ……… (289)　茭白猪蹄汤 ……… (291)
鲫鱼通草粥 ……… (289)　王不留行猪蹄汤 … (292)
金针菜猪肉饼 …… (289)　猪蹄花生香菇汤 … (292)
鲜奶虾仁 ………… (290)　归芪猪蹄汤 ……… (292)
糯米红枣炖鲤鱼 … (290)　豆腐丝瓜猪蹄汤 … (293)
通草炖猪蹄 ……… (290)　金针根牛鼻子汤 … (293)
金针菜炖母鸡 …… (291)
(2) 肝郁气滞型 ………………………………… (293)

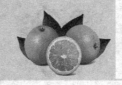

橘皮橘络饮 ……… (294)	青陈皮黄酒炖
香附通草花生粥 … (294)	活虾 ……… (295)
荷叶小米粥 ……… (294)	双花通乳汤 ……… (295)
木瓜通草粥 ……… (295)	荞麦花鸡蛋汤 …… (295)

(三)急性乳腺炎 ……………………………………………… (296)
  1. 概述 ……………………………………………………… (296)
  2. 辨证施食 ………………………………………………… (297)
    (1)热毒内结型 ………………………………………… (297)

蒲公英皂角刺	鹿角粉黄酒饮 …… (299)
蜜饮 ……… (297)	银花大黄黄酒饮 … (299)
蒲公英路路通	垂盆草芹菜汁 …… (299)
蜜饮 ……… (298)	紫花地丁黄酒 …… (299)
蚤休丹皮蜜饮 …… (298)	清拌绿豆芽 ……… (300)
露蜂房甘草饮 …… (298)	

    (2)肝气郁结型 ………………………………………… (300)

二皮银花蜜饮 …… (300)	金橘蒲公英粉 …… (302)
金橘叶茶 ……… (301)	萝卜蒲公英饼 …… (302)
香橼佛手煎 ……… (301)	玫瑰花封缸酒 …… (302)
莱菔子二头粥 …… (301)	

    (3)溃后气虚型 ………………………………………… (303)

归参鳝鱼羹 ……… (303)	猪肉芪枣归杞汤 … (305)
归芪炖乳鸽 ……… (303)	党参兔肉汤 ……… (305)
鹌鹑炖豆腐 ……… (304)	泥鳅参芪汤 ……… (305)
黄芪牛肉 ……… (304)	

(四)产后自汗盗汗 ………………………………………… (306)
  1. 概述 ……………………………………………………… (306)
  2. 辨证施食 ………………………………………………… (306)
    (1)气虚自汗型 ………………………………………… (306)

目 录

参术龙牡甜饮 …… (306)
参莲饮 …………… (307)
童参糖茶 ………… (307)
麦枣糯米粥 ……… (307)
小麦粥 …………… (307)
浮小麦小米粥 …… (308)
浮小麦牡蛎蜜 …… (308)
牛肉牡蛎水饺 …… (308)
白果肉丁 ………… (309)
黄芪炸里脊 ……… (309)
(2)阴虚盗汗型 …………………………………………… (311)
复方浮小麦饮 …… (312)
麦味地黄粥 ……… (312)
羊肚黑豆粥 ……… (312)
鲜莲鸭羹 ………… (312)
黑豆生地羹 ……… (313)
玉颜膏 …………… (313)
荷花螺蛳肉 ……… (313)
(3)气阴两虚型 …………………………………………… (315)
黑豆小麦煎 ……… (316)
白果银耳汤 ……… (316)
枣泥山药糕 ……… (316)
糖醋山药 ………… (317)
北芪杞子炖乳鸽 … (317)
黑豆小麦莲心汤 … (317)

白果莲子乌骨鸡 … (310)
酿羊肚 …………… (310)
浮小麦五味子炖鸡肉 …………… (310)
肉末扁豆山药鲫鱼 …………… (310)
麦枣桂圆汤 ……… (311)
小麦红枣桂圆汤 … (311)
牛肉红枣汤 ……… (311)

沙参冬虫草炖龟肉 …………… (314)
枸杞子煨龟肉 …… (314)
乌豆豆腐皮汤 …… (314)
山萸黄汤 ………… (315)
沙参梨皮汤 ……… (315)
糯稻根泥鳅汤 …… (315)

黑豆桂圆芡枣汤 … (317)
人参银耳汤 ……… (318)
黑豆枣芪汤 ……… (318)
豆麦汤 …………… (318)
牛肉芪麦汤 ……… (319)
绿豆百合荷叶汤 … (319)

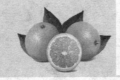

孕产妇宜吃的食物

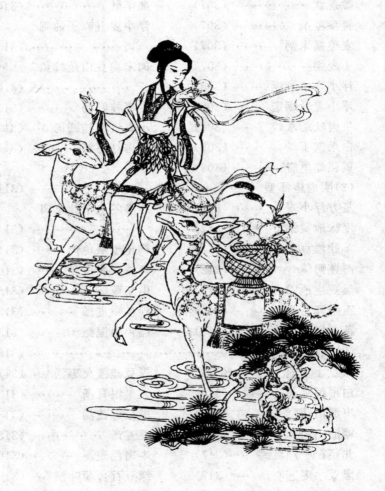

一、孕妇的饮食营养与食物选择

一、孕妇的饮食营养与食物选择

(一)孕妇饮食的营养要点

由于胎儿的发育和母体代谢的需要,孕妇的膳食应有足够的营养,特别是应充分供给蛋白质、各种维生素和钙、铁等无机盐。一方面,饮食要多样化,要避免偏食,鼓励多吃水果、蔬菜和杂粮。另一方面,也要防止饮食过量,特别要避免脂肪和糖过多摄入,以免孕妇过于肥胖或胎儿过大,对母婴都不利。

1. 妊娠期饮食营养特点 ①摄入充足的热能。从妊娠进入中期以后,对热能的需要量增多,应随之增加饮食的摄入量。②摄入足量的优质蛋白质。蛋白质是人体重要的营养素,参与构成胎儿的组织和器官,调节生理功能,增强母体的抵抗力,维持胎儿脑的发育,因此应从饮食中增加肉、蛋、奶、豆类食物的摄入,保证优质蛋白质的供给。③摄入适量的脂肪,以植物性油脂为主。在妊娠期,脂肪除了供给孕妇能量外,还参与构成人体组织,尤其是提供胎儿生长发育所必需的磷脂、胆固醇。但是,过多的脂肪可能产生高热能而导致孕妇肥胖,动物脂肪所含的较多的饱和脂肪酸可能导致心脑血管硬化,因此应摄入适量的植物脂肪。④糖类不能少。糖类作为供给能量的最主要来源,应保证摄入占所需总热能的55%～60%,以节约蛋白质,让其发挥更佳的作用。同时糖类还是构成神经组织与细胞核的主要成分,也是心、脑等主要器官不可缺少的营养物质,具有保肝、解毒的作用。⑤维生素要适量。维生素能调节人体内的物质代谢,需要量很小,但与人体健康密切相关。怀孕时对维生素的需要量增多,应在饮食中增加摄入量。但

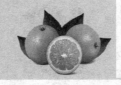

孕产妇宜吃的食物

是脂溶性维生素(A、D、E、K)摄入过多可能发生中毒,反而对胎儿不利,因此应注意适量摄入。⑥注意合理的营养搭配,平衡膳食。孕妇的饮食必须富含各种营养素,营养合理搭配,既无不足,也不过剩。营养不良会导致胎儿发育迟缓或流产,营养过剩也可能导致胎儿巨大及各种并发症,造成难产。合理的营养应当使饮食在质和量上都能满足孕产需要。同时注意饮食的多样化,做到粗细搭配,荤素搭配,既不偏食,也不挑食。

2. 孕妇营养丰富全面的主要食物 ①食用蛋白质含量丰富的食物,如瘦肉、肝、鸡、鱼、虾、奶、蛋、大豆及豆制品等,蛋白质的摄入量宜保持在每日80～100克。②保证充足的糖类,这类食品包括五谷和土豆、红薯、玉米等杂粮。③保证适量的脂肪,植物性脂肪更适应孕妇食用,如豆油、菜油、花生油和橄榄油。④适量增加无机盐的摄取,如钙、铁、锌、铜、锰、镁等,其中钙和铁非常重要。食物中含钙多的是牛奶、蛋黄、大豆、鱼、虾。⑤补充维生素,多吃蔬菜和水果。注意蔬菜一定要食用新鲜的,干菜、腌菜和煮得过烂的蔬菜中,维生素大多已被破坏。⑥尽量少食刺激性食物,如辣椒、浓茶、咖啡等;不宜多吃过咸、过甜及过于油腻的食物;绝对禁止饮酒吸烟。⑦少食多餐,以避免过饥或过饱。

(二)孕妇选择食物的原则

在我国旧的风俗习惯中,妇女妊娠后很少注意营养,只求吃饱,不求吃好。近年来,由于生活水平提高,妇女怀孕后又大吃营养品,鸡鸭鱼肉不断,吃得肥肥胖胖的。这些做法都是不科学的,对孕妇、胎儿及分娩后的婴儿均是不利的。孕妇选择食物时特别要注意,吃什么,如何吃,都要有一定原则。

1. 摄取平衡膳食 摄取平衡膳食是一个重要问题,营养就是通过摄入身体内所需的物质来维护机体的健康和正常功能的。人体是一个由许多器官、组织构成的复杂的有机体,包括骨骼、内脏、

一、孕妇的饮食营养与食物选择

肌肉、血液、毛发、指甲等,其功能不同,成分不一样,其所需的营养物质也各异。这也就决定了人必须吃多种食物,并通过不同食物所含成分来形成和补充身体的各种成分。孕妇对食物的要求亦是如此。

2. 注意食物的多样化和适当搭配 由于吃东西有个人的爱好,如有人爱吃大米,而有人却喜吃面制品,有的不吃蔬菜,有的不吃肉,这样从客观和主观上,形成了偏食,也就是自己限制了食物的选择范围。各种食物都有自己特殊的营养成分,吃不同的食物,就能获得不同的营养成分,吃的食物品种越少,所获得的营养成分就越单调,越易造成营养不良而患病。选择多样化的食物还可进行营养价值的互补,例如,只食大米,则缺乏赖氨酸(一种人体必需氨基酸),而肉类中含有大量赖氨酸,可补充大米中的不足,从而提高大米的营养作用。又如,当缺钙而补钙时如不同时补充维生素D,则钙不能被很好地吸收。食物的适当搭配还可调节食欲,增进营养。如香芋扣肉,既可减少猪肉的油腻,又可获得香芋中的营养成分。瘦肉粥,既可增加粥的香味,又增加主食的进食量,何乐而不为呢?在食物多样化和适当搭配中,可概括出一般规律:动植物搭配,主副食搭配,粗细粮搭配,粮豆类搭配。

3. 多食清淡食物,避免刺激性食物 以清淡食物为主,增加食物中植物性食物的食用,有利于胎儿的生长发育;而刺激性食物,如辣椒、浓咖啡、浓茶、酒等,均不利于胎儿的生长发育。

4. 注意摄取微量元素 由于微量元素不像普通食物一样显而易见,因而极易受到忽视。但微量元素在人体内具有非常重要的作用,在代谢、维持机体正常功能,以及增进智力方面都有特殊功用。吃过分加工的食物,极易造成微量元素的缺乏。所以,孕妇应吃一些粗粮、粗加工的米和比较完整的蔬菜和水果,以多供应人体一些微量元素。

5. 饮食做到定时适量 有的孕妇是在凭自己的感觉吃饭。

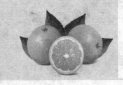

今天饭好,心情好时,可能多吃一些,打麻将时,甚至可以不吃饭。这些都是对孕妇自身和胎儿很不利的因素,就如同人们上班、下班一样,人体内胃肠道的活动也是有相应的规律的。孕妇只有遵循代谢规律,定时适量进餐,才能满足胎儿的物质需要。

(三)妊娠期应讲究营养均衡

在妊娠期间,由于胎儿生长发育和孕妇自身的需要,必须从饮食中获得足够的营养物质。尤其是头3个月,受精卵处在分化最旺盛的时期,各种器官系统尚未形成,这时孕妇所需的宏量营养素和微量营养素越来越多。如果孕妇挑食,身体所需的各种营养得不到及时补充,导致营养素缺乏,危害胎儿。反之,孕妇只管满足食欲的需要,大吃特吃,不加节制,造成孕妇和胎儿的营养过剩,胎儿过大,生产时困难不说,还容易为孩子以后肥胖打下"基础"。

孕妇缺碘会造成胎儿大脑皮质中主管语言、听觉和智力的部分发育不完全,胎儿出生后可能表现为不同程度的聋哑、痴呆、身材矮小、智力低下、小头等畸形,治疗效果不佳;缺锌不仅会导致孕妇机体免疫能力低下,味觉失常,伤口不易愈合,流产、死胎,而且还会导致胎儿发育迟缓,体重不足,智力下降等危害;缺钙则会影响胎儿骨骼的生长发育,这些对优生优育是极为不利的。

调配妊娠期的膳食,要考虑到蛋白质、脂肪和糖的适量摄入,孕妇需要的热能比非妊娠期高25%左右,每日所需的热能应在10 000~11 000千焦,多进食富含碘、锌、铜、钙、铁等微量元素的食物。在天然食品中,含锌较多的食物有牡蛎、扇贝、牛肉、花生、芝麻、核桃、黄豆等。在各类蔬菜、大豆及豆制品、猪肝等食品中,都含有丰富的铁,芝麻、黑木耳中含铁量更高。含碘丰富的食物有海带、海鱼及紫菜等。只要多吃这类食品,营养缺乏是基本可以避免的。

反之,在饮食上千方百计让孕妇多吃大鱼大肉,认为营养好,

一、孕妇的饮食营养与食物选择

胎儿长得大一些,胖一些,其实这是不对的,偏吃鱼肉也会造成营养不平衡,可发生维生素缺乏症。营养过剩,不但会使孕妇身体过分肥胖,而且胎儿生长过大,易造成难产。所以,在妊娠期间,讲究营养均衡是第一位的。

(四)孕妇缺锌缺铜的危害

被誉为"生命之花"的微量元素锌是体内100多种酶的组成成分之一,一旦机体缺锌,众多酶不能发挥其作用,易造成生命代谢障碍。锌对促进智力发育作用重大。大脑神经细胞从胚胎10~18周开始到胎儿发育8个月,神经细胞的增殖基本结束,新生儿出生时脑神经细胞的数目与成年人大致相同。众所周知,智力的物质基础是大脑中的神经细胞,而锌在促进脑神经细胞核酸的复制与蛋白质的合成中扮演重要角色,如若锌缺乏,不仅影响脑细胞的分裂与数量,并对胎儿的视觉、性器官的发育也有影响。研究发现,如给血浆锌水平低的孕妇补锌,则婴儿出生的体重与头围均可增加。据对国内8个省市4 000多名孕妇、乳母的调查发现,他们对锌摄入量无一人达到中国营养学会推荐的供给标准(孕妇、乳母每天锌摄入量应达到20毫克),缺锌发生率达30%左右。此与我国膳食以植物性食物为主,锌含量较低及谷物、蔬菜含草酸、植酸干扰锌吸收有关。有关专家建议妊娠妇女应注意从食物中补锌。一般来说,动物性食物含锌较植物性食物为多,含锌量高的食物有牡蛎、蛏子、扇贝、海螺、海蚌、动物肝、禽肉、瘦肉、蛋黄及蘑菇、豆类、小麦芽、酵母、干酪、海带、坚果等。

胎膜由羊膜和绒毛膜组成,羊膜中有胶原纤维和弹性物质,它们决定了羊膜的弹性、脆性和厚薄。近年来,随着对微量元素的重视和检测方法的改进,发现胎膜早破产妇的血清铜值均低于正常破膜的产妇。这说明胎膜早破可能与血清铜减少有关。铜在胶原纤维的胶原和弹性蛋白的成熟过程中起关键作用,而胶原和弹性

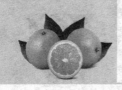

蛋白又为胎膜提供了特殊的弹性与可塑性。如果铜元素低就极易导致胎膜变薄,脆性增加,弹性和韧性降低,从而发生胎膜早破。胎膜早破对胎儿的影响很大。首先,胎膜早破可引起早产;其次,可直接导致胎儿子宫内缺氧。这是因为胎膜破裂羊水流尽后导致子宫直接作用于胎儿,易引起胎儿缺氧。如果胎膜破裂时间较长,胎膜绒毛发生炎症,也极易导致胎儿窘迫。胎膜早破还可增加新生儿感染的机会,破膜时间越长,胎儿感染的机会越多,出生后最常见的感染为肺炎。最后,胎膜早破可导致体重低,这可能与营养不良、代谢缺陷导致铜不足有关。由此可见,铜对孕妇来说是至关重要的。人体内的铜通常以食物摄入为主。含铜量高的食物有肝、豆类、海产类、贝壳类水产品、蔬菜、水果等。若孕妇不偏食,多吃上述食物是不会发生缺铜症的,也就可以减少发生胎膜早破的机会。

(五)孕妇需要的维生素

妊娠期许多维生素在血液中的浓度是降低的,这与妊娠期的正常生理调整有关,并不一定反映需要量的增加。妊娠期需特别注意维生素 A、维生素 D 及 B 族维生素的变化。

1. 维生素 A 妊娠期母体血清维生素 A 水平降低不明显,而且有些研究资料报告妊娠期血清维生素 A 较孕前的水平高,认为与孕激素促进肝脏贮存的维生素 A 释放入血有关。虽然维生素 A 是胎儿所必需,但孕妇不可摄入大量维生素 A,过量维生素 A 不仅可引起中毒,而且有导致先天性畸形胎儿的可能。我国营养学会建议妊娠早期(孕 1~3 月)每日维生素 A 摄入量为 800 微克(2 640 国际单位);孕中、晚期(4~10 个月)每日维生素 A 摄入量为 900 微克(2 970 国际单位)。

2. 维生素 D 妊娠期维生素 D 缺乏可影响胎儿的骨骼发育,也能导致新生儿的低钙血症,造成胎儿牙齿发育缺陷,但妊娠期维

一、孕妇的饮食营养与食物选择

生素 D 缺乏一般较少见,主要发生在北方日照不足的地区,而且常伴有钙摄入量不足。由于过量摄入维生素 D 可引起中毒,故妊娠期补充维生素 D 亦需慎重。我国营养学会推荐的孕早期维生素 D 的供应量为 5 微克(200 国际单位);孕妇中晚期每日饮食维生素 D 供给量为 10 微克(400 国际单位)。

3. 维生素 E 妊娠期血清维生素 E 水平升高,至孕晚期可达非妊娠时的 2 倍。母血维生素 E 含量高于新生儿脐带血的含量。血清维生素 E 浓度与血清脂质的浓度密切相关。孕妇饮食维生素 E 的推荐供给量我国定为每日 14 毫克。

4. 维生素 B_1 由于维生素 B_1 主要参与糖代谢,且不能在体内长期贮存,因此足够的摄入量十分重要。孕妇缺乏维生素 B_1 时母体可能没有明显的症状,但胎儿出生后却可能出现先天性脚气病。近年来我国南方一些农村地区单纯食用精白米的情况增多,使孕妇发生维生素 B_1 缺乏的情况有所增加。我国推荐妊娠期饮食维生素 B_1 的供给量为每日 1.5 毫克。

5. 维生素 B_2 妊娠期维生素 B_2 需要量增加,若摄入不足可出现维生素 B_2 缺乏。有人报告从妊娠第 7~42 周,维生素 B_2 缺乏的人数从 20% 增至 40%。我国推荐妊娠期饮食维生素 B_2 的供给量为每日 1.7 毫克。

6. 烟酸 对烟酸的需要可通过饮食中色氨酸的代谢转换而获得一部分,在妊娠期这种转换率增高。烟酸的饮食供给量应与维生素 B_1 保持合适比例,孕妇每日饮食烟酸供给量应为 15 毫克。

7. 维生素 B_6 维生素 B_6 在体内组织中经磷酸化后成为其活性形式磷酸吡哆醛,影响核酸代谢及蛋白质合成。妊娠期血液中维生素 B_6 的浓度降低,对维生素 B_6 的需要量增加。不同国家推荐的饮食供给量大致比非孕妇女增加 0.5 毫克,当蛋白质摄入量增多时,维生素 B_6 的供给量亦应增加。美国推荐孕妇每日饮食维生素 B_6 的供给量为 2.2 毫克,我国推荐量为 1.9 毫克。

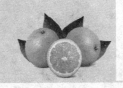

孕产妇宜吃的食物

8. 叶酸 为满足快速生长的胎儿DNA的合成,胎盘、母体组织和红细胞增加等所需的叶酸,孕妇对叶酸的需要量大大增加。虽然因叶酸缺乏所致的巨幼红细胞贫血并不普遍,但由于叶酸摄入量不足,早孕期可导致胎儿脑神经管闭合不全,成为无脑儿或脊柱裂,出生后即死亡。怀孕中后期,血清叶酸和红细胞叶酸水平随着妊娠进展逐渐降低的现象也很多见,叶酸缺乏还可使尿中组氨酸的代谢产物亚胺甲基谷氨酸的排出量增加。孕早期如果服用叶酸拮抗药可引起胎儿脑神经管畸形。但叶酸缺乏是否可导致流产、死产、未成熟儿、胎盘早剥或低出生体重儿尚有争论。推荐孕妇每日增加的叶酸摄入量各国变动范围很大,从补充100～400微克。世界卫生组织提出为满足孕妇的叶酸需要,每日补充量应为200～300微克,我国推荐孕妇每日补充量应为600微克。

9. 维生素C 妊娠期母血维生素C水平下降50%左右,为了保证胎儿的需要,即使当母血维生素C含量很低时,新生儿脐带血清维生素C水平仍可高于母血含量的2～4倍。因此,我国推荐孕妇饮食维生素C的供给量由非孕妇女的每日100毫克增至130毫克,以满足母体和胎儿的需要。

(六)孕妇补充维生素A过多对胎儿的危害

胎儿早期发育离不开维生素A,但维生素A过多也不利于胎儿健康,如每日超过1万国际单位,可引起先天性畸形。因此,育龄妇女尤其是孕妇不宜摄入过多的维生素A。

维生素A有几种生理功能,对视力、生长、上皮组织及骨的发育,以及精子的发生和胎儿的发育都是需要的。饮食可以保证维生素A的所需量,通常是不需要额外补充的。维生素A缺乏有致畸作用,维生素A过多也与致畸有关。据报道:孕妇服用大量维生素A后新生儿可有肾和中枢神经系统畸形。最常见的畸形有唇裂、腭裂、脑积水、颅骨缝早闭及心脏缺陷。

一、孕妇的饮食营养与食物选择

动物肝脏含有丰富的维生素A,孕妇食用过多动物肝脏对胎儿的危害不容忽视。维生素A可以长期贮存在人体里,不是现吃现用,所以有人认为妊娠前6个月就要避免过多摄入含维生素A的动物肝脏。每天膳食中维生素A供给量成年妇女为2 300国际单位。除动物肝脏含有大量维生素A外,其他含维生素A的食品尚有牛奶及乳制品、蛋类、猪肉、鸡肉和鱼肉等,孕妇进食时最好查查书或问问医生,知道其维生素A含量,做到对维生素A摄入量有一基本了解,慎防过量。

多进食含β胡萝卜素丰富的食品不失为一种安全补充维生素A的好办法。β-胡萝卜素在人体内吸收率平均为摄入量的1/3,吸收后的β胡萝卜素在体内转变为维生素A,转换率为吸收量的1/2,其转换率随膳食中β胡萝卜素水平的升高而降低。因此,即使大量摄入β胡萝卜素也不会引起维生素A过多而危及胎儿,是相对安全的。瓜果蔬菜尤其是有色蔬菜、南瓜、红心甜薯、胡萝卜、柑橘、杏子、柿子等,含β胡萝卜素丰富,可选用。

(七)维生素E有助于安胎

维生素E又称生育酚。它有两大功能:①促进脑垂体前叶促性腺分泌细胞功能,使卵泡数量增多,黄体细胞增大,增强黄体酮的值,促进精子的生成及增强其活力。所以,医学上常采用维生素E治疗男女不孕症及先兆流产,生育酚由此得名。②具有抗氧化作用。在体内,它能保护红细胞及其他易氧化的物质不被氧化,从而保证各组织器官的供氧。研究表明:维生素E有中和有害胆固醇的作用。

如果孕妇缺乏维生素E,容易引起胎动不安或流产后不易再受精怀孕,还可致毛发脱落,皮肤早衰多皱等。因此,孕妇要多吃一些富含维生素E的食品。

葵花子富维生素E。孕妇只要每天吃2勺葵花子油,即可以

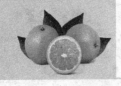

孕产妇宜吃的食物

满足所需。富含维生素 E 的食品还有：坚果类、谷类、豆类、牛奶、鱼。

（八）维生素 B_{12} 对孕妇的作用

维生素 B_{12} 是人体三大造血原料之一，它是惟一含有金属元素钴的维生素，故又称为钴胺素。维生素 B_{12} 与四氢叶酸的作用是相互联系的。如果孕妇身体内缺乏维生素 B_{12}，就会降低四氢叶酸的利用率，从而导致"妊娠巨幼红细胞性贫血"。这种病可以引起胎儿最严重的缺陷。

维生素 B_{12} 缺乏的原因有 3 种：①食物中维生素 B_{12} 的供应不足，多发生在长期习惯于吃素食的人中。②"内因子"的缺乏，这种内因子是胃贲门和胃底部黏膜分泌的一种糖蛋白，可以由先天缺乏或者全胃切除术造成。③某些传染病可以影响肠道对维生素 B_{12} 的吸收。

维生素 B_{12} 除了对血细胞的生成及中枢神经系统的完整起很大的作用之外，还有消除疲劳、恐惧、气馁等不良情绪的作用，更可以防治口腔炎等疾病。维生素 B_{12} 只存在于动物的食品、奶、肉类、鸡蛋等。180 克软干奶酪或 225 克牛奶中所含的维生素 B_{12} 就可以满足人体每日所需。只要不偏食，孕妇一般不会缺乏维生素 B_{12}。

（九）孕妇要注意补充叶酸

20 世纪 90 年代初，英国等 7 个国家试验研究表明，在妊娠 3 个月以内，正值胎儿神经管发育关键期，给孕妇补充足量的叶酸，可明显降低神经管畸形，使无脑儿与先天性脊柱裂发生率大大下降。新近美国加利福尼亚研究人员发现在妊娠前或孕早期补充叶酸，可使出生的婴儿发生唇裂或腭裂的危险减少 50%，并且可降低发生早产及低体重新生儿的危险性。所以，准备结婚的女性及

一、孕妇的饮食营养与食物选择

孕早期时,注意摄食富含叶酸的食物十分必要。富含叶酸的食物有红苋菜、菠菜、生菜、芦笋、龙须菜、豆类、酵母、动物肝及苹果、柑橘、橙汁等。

叶酸是一种水溶性B族维生素,孕妇对叶酸的需求量比正常人高4倍。孕早期是胎儿器官系统分化,胎盘形成的关键时期,细胞生长,分裂十分旺盛。此时叶酸缺乏可导致胎儿畸形,如在我国发生率约为3.8‰的神经管畸形,包括无脑儿、脊柱裂等。另外还可引起早期的自然流产。

到了孕中、晚期,除了胎儿生长发育外,母体的血容量,乳房,胎盘的发育使得叶酸的需要量大增。叶酸不足,孕妇易发生胎盘早剥,妊娠高血压综合征,巨幼红细胞性贫血;胎儿易发生宫内发育迟缓,早产和出生低体重,而且这样的胎儿出生后的生长发育和智力发育都会受到影响。

膳食中叶酸的来源主要是各种蔬菜、动物肝脏、蛋黄等,食物中的天然叶酸的吸收率较低,加上烹调过程中损失,育龄妇女叶酸缺乏较为普遍,初步估计大约有1/3的妇女有不同程度的缺乏,这种状况可以通过叶酸补充剂的方法得到纠正和改善。妇女在孕前3个月开始,每日补充400微克的叶酸是比较适宜的量,过量的叶酸会掩盖维生素B_{12}缺乏的症状,干扰锌的代谢,引起孕妇锌缺乏。每日最大补充量不能超过1 000微克即1毫克。

(十)孕妇的食物禁忌

孕妇的饮食营养问题不但关系到孕妇本身的生理需要,而且还关系着胎儿的发育。除增加必要的营养物质之外,孕妇还应注意以下禁忌:①忌过量食用咸味食物,禁食咸鱼。②忌过量饮食辣椒、生葱、姜、芥末、咖喱、麻辣食品。③忌食大量香精和色素食品。④忌食受重金属污染的粮食、蔬菜和水果,以防胎儿畸形。⑤忌食

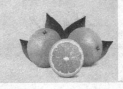

孕产妇宜吃的食物

有毒农药污染的食物。有毒农药如有机磷、有机氯、有机汞等,对孕妇及胎儿可以致癌、致畸、致突变,有损胎儿大脑发育。⑥其他禁忌食用的还有霉变食品、酒、水果罐头,以及中药的人参、鹿茸、鹿胎、巴豆、牵牛、大戟、斑蝥、商陆、麝香、三棱、莪术、水蛭、虻虫等。

(十一)孕妇并非吃得越多越好

有些妇女一旦怀孕,就倾其所能,使劲加餐,拼命吃,结果是孕妇体重大增,营养过剩。其实,这样做对孕妇和胎儿都没有好处。

首先,吃得过多将导致孕妇体重剧增。由于体内脂肪蓄积,导致组织弹性减弱,分娩时容易造成滞产或大出血,而且这些肥胖孕妇最有可能发生妊娠高血压综合征、合并妊娠期糖尿病、肾炎等病症。其次,胎儿也身受其害。一是容易发生难产。据统计,目前国内孕妇难产率达20%~30%,婴儿体重越重,难产率越高。二是容易出现巨大儿(胎儿体重超过4 000 克)。分娩巨大儿可使产程延长而影响胎儿心跳,甚至发生胎儿窒息。而且出生后,由于胎儿期身体脂肪细胞的大量增殖,引起终生肥胖。三是围生期胎儿死亡率高。统计资料表明,孕妇体重增加超过13千克时,围生期胎儿的死亡率比普通孕妇高2~5倍。因此,孕妇应合理安排饮食,不可无休止地过度进食。

一般来说,妇女怀孕后,每天需要9 660 千焦(2 300 千卡)热能,也就是说,比以前增加840千焦(200千卡)热能,并不需要太多的营养。关键是要搭配均衡,防止偏食,而不必过多地进食。判断孕妇是否营养过剩,最好的办法是观察其体重增加的情况。

在正常情况下,孕早期,孕妇体重最好增加0.75~1.5千克,以后每周增加0.4千克,至足月妊娠时,体重增加总数以12.5千克为宜。有人设计了这样一个公式来帮助判断孕妇是否营养过剩:肥胖度%=(实际体重-标准体重)÷标准体重×100%。标准

一、孕妇的饮食营养与食物选择

体重(千克)为本人身高(厘米)-100。如发现体重增长过快,就应及时调整饮食结构,适当限制主食,少吃甜食及脂肪类食品,并适当增加活动量,尽量把体重控制在合理的水平线上。

(十二)孕妇不能营养过剩

妇女怀孕后,适当补充营养,既有利于胎儿,又有利于孕妇本身。但是现在出现了这样一种情况,随着人们物质生活水平的大幅度提高,出于对婴儿的营养、健康和聪明的渴望,孕妇往往大力改善膳食营养,终日高营养饮食不断,致使营养过剩,反而起到了适得其反的作用。这种情况是十分普遍的。

单纯地追求营养,使得营养过剩,会使孕妇出现高血压现象和胎儿过大。我国孕产妇死亡率为0.049%,其主要原因是妊娠高血压引起的,另一原因是"巨大儿"造成的难产,使分娩期延长,引起产后大出血。

妊娠期营养过剩,包括摄入维生素量过多。维生素对人体生理过程起着不可替代的巨大作用,但摄入过多也是无益的,因为它毕竟不是补品。比如服用维生素A过量,会引起胎儿骨骼异常,或发生腭裂、眼脑畸形,出生后食欲缺乏、体重轻;服用维生素B_6或维生素C过量,可以影响胚胎的正常发育;服用维生素D过量,可使胎儿出生后血钙过高,智力低下,食欲缺乏,便秘,还可能使硬脑膜裂开;服用维生素K过量,可引起新生儿腹泻、腹痛和乏力等。

有些孕妇唯恐胎儿缺钙,每天大量服用含钙多的牛奶,或直接服钙片,并同时服用维生素A、维生素D丸等。这样做的结果,也可使胎儿发生高钙血症,出生后的婴儿自然就囟门关闭过早,腭骨变宽而突出,鼻梁前倾,主动脉缩窄等,严重时可导致幼儿发育不良、智能低下。

因此,孕妇不宜大温大补、营养过剩。摄入营养素较平时适当

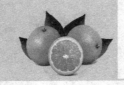

孕产妇宜吃的食物

多一些,即可确保婴儿营养充足、体质强健。

(十三)孕妇合理饮食才有利于优生

首先,应明白健脑食物虽然重要,但绝不能离开要满足孕妇的基本需要这个基础。所以,不能单纯以补脑而补脑,忽视了其他方面。其次,在满足了基本需要后,我们应恰当地选择特殊的食物以达到更好的效果,即起到健脑的作用。所以,在优生优育方面,应做到以均衡饮食为基础,多选用,或在平时加用健脑食物。选用食谱如下。

早餐:50 克米粥,肉包 1 个。

早点:9:00 牛奶 1 瓶,花生 15 克(随时吃)。

午餐:12:00,饭 100 克,鱼(连骨、清蒸)400 克,炒青菜 250 克,紫菜蛋花汤,花生油 1 匙。

午点:3:00 牛奶 1 瓶、干枣几粒或苹果 1 个。

晚餐:5:30 饭 100 克,豆腐鱼头汤,豆豉蒸排骨,炒青菜 250 克,油 1 匙

晚点:9:00 水果 1 只,核桃几粒。

食谱中全日提供总热能为 11 304 千焦,其中蛋白质 104 克,植物脂肪占 61%(多为不饱和脂肪),膳食纤维 21.22 克,维生素 B_1 2.12 毫克,维生素 C 173 毫克,钙 1 380 毫克,铁 21.8 毫克,锌 22.5 毫克,碘 6 429 毫克,均达到了前述孕妇每日的推荐需要量。

这样安排一日的进食量,既达到了满足孕妇营养的基本需求,又加进了健脑食物,如花生、鱼、紫菜、豆腐、核桃等,既安全又营养,充分体现了食物在优生优育中的重要作用。

(十四)孕妇吃酸的讲究

怀孕后的妇女在一个时期内,常常想吃酸味食物,这往往与生理变化有一定关系。

一、孕妇的饮食营养与食物选择

妇女怀孕后,胎盘会分泌一种叫做绒毛膜促性腺激素的物质,这种物质有抑制胃酸分泌的作用,能使胃酸显著减少,消化酶活性降低,并会影响胃肠的消化吸收功能,从而使孕妇产生恶心呕吐、食欲下降、肢软乏力等症状。由于酸味能刺激胃分泌胃液,且能提高消化酶的活性,促进胃肠蠕动,增加食欲,有利于食物的消化与吸收,所以,多数孕妇都爱吃酸味食物。

孕妇吃些酸性食物有助于满足母亲和胎儿的营养需要。一般怀孕2~3个月后,胎儿骨骼开始形成。构成骨骼的主要成分是钙,但是要使游离钙形成钙盐在骨骼中沉积下来,必须有酸性物质参加。孕妇多吃酸性食物能够帮助胎儿骨骼生长发育。此外,孕妇吃酸性食物有利于铁的吸收,促进血红蛋白的生成。维生素C也是孕妇和胎儿所必需的营养物质,对胎儿形成细胞基质、产生结缔组织、心血管的生长发育、造血系统的健全都有着重要的作用;维生素C还可增强母体的抵抗力,促进孕妇对铁质的吸收利用,而富含维生素C的食物大多呈酸性,因此,孕妇吃些酸性食物可以为自身和胎儿提供较多的维生素C。

由此可见,孕妇喜食酸性食物是符合生理及营养需要的。然而,孕妇食酸应讲究科学。有的孕妇喜欢吃人工腌制的酸菜、醋制品,此类食物虽有一定的酸味,但维生素、蛋白质、无机盐、糖分等多种营养几乎丧失殆尽,而且腌菜中的致癌物质亚硝酸盐含量较高,过多食用显然对母体、胎儿健康无益。所以,喜吃酸食的孕妇,最好选择既有酸味又营养丰富的番茄、樱桃、杨梅、石榴、海棠、橘子、酸枣、葡萄、青苹果等新鲜水果,这样既能改善胃肠道不适症状,也可增进食欲,增加营养。

(十五)孕期的合理饮食结构

胎儿生长所需营养都来自孕妇。孕妇必须从食物中获得足够的营养,以满足自身和胎儿生长发育的需要。

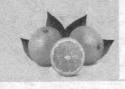

孕产妇宜吃的食物

孕妇的进食量要适当,比平时应增加 25%,工作繁重者还可适当多吃。但孕末期要适当控制进食量,防止营养过剩,因进食过多可导致消化不良、妊娠糖尿病及妊娠高血压综合征等,尤其脂肪过多易使分娩时发生难产。同时要防止孕妇营养不良,主要是严重的早孕反应、孕妇偏食或怕影响美观而节食造成的,应注意纠正。

妊娠期理想的体重是总体重增加 12 千克左右。最初 3 个月由于早孕反应可能会消瘦 1~2 千克;第四个月开始,每周体重增加不超过 350 克;最后 3 个月每周体重增加 500 克左右。若体重增加过多,应考虑是否有水肿。若整个妊娠期体重增加不到 6 千克,会导致一些不良后果,如贫血、骨质疏松,甚至可引起流产、早产,以及婴儿出生后发育不良、体弱多病、智力低下等。

妊娠期的平衡膳食非常重要。各种营养素搭配合理,可以保证孕妇及胎儿的全面营养需求。一个孕妇一天的进食量与选用食品举例如下,以供参考。

粮食:300~500 克。

瘦肉、鸡、鱼、虾:150~200 克。

豆类食品:100~200 克。

鲜奶:250~500 克。

鸡蛋:1~2 个。

水果:200~250 克。

糖:20 克(尽量少吃,多吃会破坏膳食平衡)。

蔬菜:500 克。

(1)孕早期:此期孕妇多有"早孕反应",食欲缺乏,出现呕吐等,此时胚胎发育较缓慢,故孕妇对热能、蛋白质、无机盐等营养素的需要量增加不明显,基本同孕前。此期首先应考虑提高食欲,选食清淡的、清凉的、爽口的及水分多的食物,如新鲜蔬菜、水果等,以调节消化功能的改变。进食的嗜好有改变不必忌讳,选食富含

一、孕妇的饮食营养与食物选择

B族维生素的食物如动物内脏、坚果类等来缓解呕吐,同时设法摄取一定量的谷类食物,以防体重下降。

(2)孕中期:此期孕吐已消失,食欲较好,胎儿生长发育快,孕妇体形也开始有所变化,此期孕妇需足够的热能、蛋白质、脂质、无机盐及维生素。如果热能、蛋白质及脂质等缺乏,可影响胎儿脑组织的发育。此期胎儿需要大量的钙,对铁的需要也显著增高,应强调选择优质蛋白质,如豆及豆制品、动物内脏、瘦肉、乳品、鱼及蛋类。为补充维生素,应选食动物内脏、瘦肉及新鲜蔬菜、水果等。

(3)孕晚期:此期胎儿继续发育成熟,胎儿迅速成长,如果孕妇活动明显减少,热能的供应量可视情况适当减少或保持妊娠中期的水平,蛋白质的供给要适当增加。为满足后期胎儿发育对多种无机盐及维生素A、维生素E等脂溶性维生素的需要,应做到膳食多样化,扩大营养素的来源,保证营养的供给。

孕妇对各种营养素的需求是全面的,只有做到食物多样化才能保证各种营养素的需求,才能满足胎儿生长发育,为培养高智商的儿童打下坚实的基础。

(十六)孕妇要保证一定的饮水量

孕妇承担着母子两人的代谢任务,新陈代谢旺盛,主要表现为心跳加速、呼吸急促、容易出汗、排泄增加等,机体的物质消耗量大大增加,因此不能忽视饮水。

孕妇的阴道分泌物增多,给细菌繁殖创造了有利环境;女性尿道口距阴道口很近,易被细菌污染,如果饮水量不足会使尿量减少,不能及时冲洗尿道,细菌很容易进入泌尿系统,导致泌尿系统感染,重者可损害肾脏。多饮水、多排尿有助于保持泌尿系统洁净。部分孕妇会因便秘导致痔疮和脱肛,过度用力地排便还会增加流产和早产的可能,而多饮水能及时补充丢失的体液,是治疗便秘、防止脱肛和减少流产、早产的有效方法。

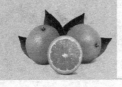

孕产妇宜吃的食物

是否需要饮水,单以口渴与否来衡量是靠不住的。因为人感到口渴时已缺水十分明显,再说人的个体差异很大,对缺水的耐受性不尽相同,如不渴就不饮水,会一直处于缺水状态中。当然,饮水过量也会增加身体负担,不能从一个极端走向另一个极端。正常成年人每昼夜尿量是1 000~2 000毫升,孕妇每日的饮水量和尿量都稍多于一般人,孕妇每日的饮水量应以保证尿量不少于2 000毫升为佳,所以每日约需摄入水分3 000毫升。孕妇可根据季节及自身情况加以调整。通常饮用白开水就可以了,不习惯者可饮淡茶水、糖水或果汁对水,便秘者最好饮用蜂蜜水。但不可过量饮用浓茶和咖啡等。

(十七)孕妇要多吃鱼

要想宝宝在胎内发育好,孕妇的营养很重要,膳食要富有蛋白质、维生素、无机盐,摄入的热能要足够,由于胎儿发育需要的营养是全面的,因而孕妇的营养也要全面,不要挑食、偏食,应该平衡膳食。

鱼的蛋白质丰富,远远高于肉类,含有人类需要的各种必需氨基酸,属优质蛋白,而且易消化,其消化率高达85%~95%。鱼还含有丰富的维生素A、维生素D,无机盐含量也高,常见的钙、磷、铁、锌、碘、钾、镁、氟化物等均很多。鱼的脂肪含量不多,但质量高,其他动物脂肪多是饱和脂肪酸,而鱼油多为不饱和脂肪酸,不仅可以预防心血管病,而且有利于神经系统发育。因此,孕妇应多吃鱼。

近年来,营养学的一大进展是发现鱼油中大量的多烯不饱和脂肪酸具有健脑补脑,促进智力发育的作用。这些多烯不饱和脂肪酸主要为DHA,DHA的全称是二十二碳六烯酸,是一种长链多不饱和脂肪酸,主要出现在脑部和神经系统,是脑和神经系统细胞膜的重要组成成分,占大脑总脂肪酸的35%~45%,胎儿脑和

一、孕妇的饮食营养与食物选择

神经细胞的发育离不开 DHA。DHA 由于具有特异的健脑和补脑作用,被称为"脑黄金"。DHA 在植物油中含量较少,糙米、全麦粉、蛋黄中也含有一些,但海水鱼却含有大量的 DHA。为什么深海冷水鱼含 DHA 多呢?这是因为海中有大量海藻,它们在日光下可以合成 DHA,这些海藻被海鱼吞食,因而海水鱼体内的 DHA 含量就多了。

人的大脑分灰质和白质,灰质主要由脑细胞构成,白质多为脑细胞伸出来的突起(树突、轴突)构成的神经纤维。这些脑细胞含有大量的脑磷脂,DHA 就存在于脑磷脂中,它们能活跃脑细胞,增强记忆力、推理能力和判断能力,从而提高智力。此外,DHA 还存在于视网膜中、增进视觉功能。除了提高智力外,DHA 还具有抑制血液凝固、降血脂、清除动脉管壁内粥样硬化斑块等作用,具有预防脑血管病及冠心病的效果。

脑细胞的发育有两个高峰期,一个是孕早期(孕 10~18 周),另一个是孕后期至出生后 2 周岁。研究显示:这段时期是宝宝脑部发育最快的时期,被称为脑部发育"黄金期"。胎儿期的脑部发育主要是脑细胞数量快速增长,脑细胞每分钟增长高达约 25 万个。到出生时,脑细胞数量达到千亿个,和成年人脑细胞非常接近。最新研究发现,高水平的 DHA 有助于宝宝的呼吸系统健康,而怀孕和哺乳期内,母体内 DHA 水平会急剧下降。所以孕产期是补充 DHA 的良好时机。可以说,孕妇多吃鱼对胎儿脑发育和身体健康有极大的好处,在婴儿期,妈妈进行母乳喂养也会使宝宝获得更多的脑营养物质。

(十八)孕妇要喝牛奶

怀孕是母体的一个特殊生理调整过程,一个微小的受精卵,在 280 天左右长成一个 3 000~3 500 克重的胎儿。在整个妊娠期,母体约需要贮存钙 50 克,其中供给胎儿 30 克。母体如钙摄入不

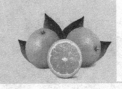

孕产妇宜吃的食物

足,胎儿需要时会从母体的骨髓、牙齿中夺取,以满足生长的需要,这样就使母体血钙降低,发生小腿抽筋或手足抽搐。由于许多因素会影响钙质被母体吸收。因此,营养学家认为,孕妇补钙的最好方法是每天喝200～400克牛奶,每100克牛奶中含钙约120毫克,牛奶中的钙最容易被孕妇所吸收,而且磷、钾、镁等多种无机盐也十分合理。

牛奶是营养成分齐全,容易消化吸收的天然食物。孕前不习惯喝牛奶的孕妇为了胎儿的健康成长,应养成每天吃奶的习惯,可以从少量开始,逐渐增加。如饮用牛奶后出现腹胀、腹泻等乳糖不耐受的情况,可饮用酸奶,孕妇奶粉中富含钙、铁、锌、叶酸和DHA,比普通牛奶营养更为全面,缺钙严重或胎儿偏小的准妈妈可以适当饮用。

(十九)超重孕妇的食物选择

一般来说,妊娠期孕妇增加总体重为9～13.5千克,这与孕妇的原来体重和身高有关,孕前体重偏高,妊娠期可能增加稍少点。身体高者可增加多些。如果孕前体重过重,妊娠期增加又超过13.5千克,那么可以认为这位孕妇体重过重。体重过重会增加患高血压病、糖尿病和其他妊娠并发症的危险,还会因母亲肥胖而产生巨大胎儿,导致难产。

通常有的孕妇觉得自己过胖,就控制饮食,以求减肥,这样做没有必要。不要节食,仍按自己的食欲进食,但是应控制那些热能高的食物,对精制、热能高的食物要排除或少用,如白糖、糖果、软饮料、巧克力、糕点及肥肉等。节食等于控制营养,对本身和胎儿都不利,特别在孕后期几个月内,要注意自己的饮食,一定要吃好,要打消任何减肥的念头,想减肥等分娩以后再考虑。这里提出肥胖的孕妇应注意的几个问题。

(1)在肥胖孕妇中,有一部分人可能是营养失调,摄入了过多

一、孕妇的饮食营养与食物选择

热能,但蛋白质却不足,造成血管内血浆胶体渗透压下降,导致体内液体潴留而增重。这种情况严重者,应在营养师指导下调整对食物的选择,改变饮食结构。

(2)有的肥胖孕妇在妊娠期体重不增,反而减轻,但仍能维持胎儿体重正常增长,说明肥胖孕妇体内储存有足够数量的"燃料"。肥胖妇女每日营养成分一定要合理,既不过分限制饮食,也不要过量饮食。例如,每天低脂牛奶 300 克。瘦肉 100 克,鲜鱼 100 克,鸡蛋 60 克,优质蛋白质共 47 克。不足部分可从植物蛋白、豆类及其制品中补足。这样才能保证胎儿身体和大脑的正常发育。

(3)为避免意外,肥胖妇女应定期做产前检查,及时发现和治疗妊娠并发症。胎儿宫内窘迫、胎儿慢性缺氧、胎盘功能不全均与孕妇肥胖有关,应特别注意胎儿监测。

(二十)有利于胎儿发育的食物

1. 谷类 主要指大米、小麦、小米、玉米、糯米等。谷类由谷皮、糊粉层、胚乳和谷胚四部分组成。谷皮主要是纤维素、半纤维素和少部分蛋白质、脂肪和维生素,糊粉层 B 族维生素含量最多,胚乳及谷胚才是整个谷粒的主体部分。胚的主体是淀粉,胚乳含少量脂肪、蛋白质及丰富的 B 族维生素和无机盐。大米蛋白的营养价值较高,但大米不能向人提供所需的全部 8 种氨基酸。因此,以大米为主食者必须配合其他食物。

2. 豆类 大豆中含有相当多的必需氨基酸,在脑发育中极为重要的营养物质如谷氨酸、天冬氨酸、赖氨酸在大豆中的含量分别是大米的 6、12、10 倍,可见其在脑发育中的重要作用。

大豆含蛋白质 35%~40%,而且是适合人体智力活动需要的植物蛋白。其中谷氨酸含量非常高,100 克中约含 6.61 克,脂肪含量约占 20%,富含油酸、亚油酸、亚麻酸等,均是大脑发育所需的不饱和脂肪酸。此外,还含钙 240 毫克,铁 9.4 毫克,维生素 B_1 0.85 毫

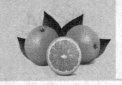

孕产妇宜吃的食物

克,这些都是神经系统发育和智力活动所必需的营养素。

豆制品中,首先值得提倡的是发酵大豆,未经发酵的整粒大豆中每 100 克含维生素 B_2 0.3 毫克,在 100 克发酵大豆中含 0.56 毫克,含量提高近 1 倍。维生素 B_2 在谷氨酸代谢中起非常重要的作用,而谷氨酸是人脑的重要物质,可提高人的记忆力,因此说,发酵大豆是很重要的健脑物质。

豆浆和豆乳,它们含的亚油酸、亚麻酸、油酸等相当多,是比牛奶更好的健脑食物,孕妇应坚持经常喝豆浆或与牛奶交替饮用。

蛋白质是脑细胞的主要成分之一,占脑比重的 30%~35%,在促进语言中枢发育方面起着极其重要的作用。如果孕妇蛋白质摄入不足,不仅使胎儿脑发生重大障碍,还会影响到乳汁蛋白质含量及氨基酸组成,导致乳汁减少;婴幼儿蛋白质摄入不足,还会直接影响到脑神经细胞发育。因此,孕妇及婴幼儿要摄入足够的优质蛋白质食物。大豆富含优质蛋白质(含量高达 40%),是植物中惟一类似于动物蛋白质的完全蛋白质,并且大豆蛋白不含胆固醇,可降低人体血清中的胆固醇,这一点又优于动物蛋白。大豆蛋白中人体必需的 8 种氨基酸配比均衡,非常适合人体的需要。人体对大豆蛋白的吸收多少与食用方式有关,其中,干炒大豆的蛋白消化率不超过 50%,煮大豆也仅为 65%,而制成豆浆的蛋白消化率则高达 95% 左右。因此,每天喝一杯豆浆不失为摄取优质蛋白的一个有效途径。

3. 干果类 100 克核桃仁中含蛋白质 15.4 克,脂肪 63 克。在脂肪酸的组成中,亚油酸占 63%,油酸占 16%,不饱和脂肪酸含量相当高,维生素 B_6 含量也相当高。

板栗与红枣、柿子一起被称为"三大木本粮食"。板栗富含蛋白质、脂肪、糖类、钙、磷、铁、锌、多种维生素等营养成分,蛋白质中氨基酸的组成如天冬氨酸、谷氨酸的含量很高,这些都是健脑成分。板栗有健脾养胃、补肾强筋、活血止血之功效。孕妇常吃板栗

一、孕妇的饮食营养与食物选择

不仅可以健身壮骨,而且有利于骨盆的发育成熟,还有消除疲劳的作用。

银杏俗称白果,是银杏树的果实。干白果100克中含蛋白质13.4克、脂肪3克,钙19.6毫克,铁2.9毫克,胡萝卜素0.22毫克,有重要健脑作用的卵磷脂含量也相当高。

干莲子100克中含蛋白质16.6克,脂肪2.0克,粗纤维2.2克,钙89毫克。

银杏、莲子都不是稀有食物,但其所含营养成分确实对健脑有利,孕妇可适当吃些,将有利于胎儿的智力发展。

饭后嗑瓜子好,因为葵花子与西瓜子都富含脂肪、蛋白质、锌等微量元素及多种维生素,可增强消化功能。嗑瓜子能够使整个消化系统活跃起来。瓜子的香味刺激舌头上的味蕾,味蕾将这种神经冲动传导给大脑,大脑又反作用于唾液腺等消化器官,使含有多种消化酶的唾液、胃液等的分泌相对旺盛。因此,孕妇在饭前或饭后嗑点瓜子,消化液就随之不断地分泌,这样对于消化与吸收十分有利。饭前嗑点瓜子能够促进食欲,饭后嗑点瓜子能够帮助消化。如果混合嗑数种瓜子效果更佳。

其他如松子、榛子,其脂肪组成及其他营养素含量均有益于胎儿脑发育。当然,每天孕妇吃干果类也不宜过量,以1~2小把为宜。因为干果、坚果的热能很高,准妈妈吃得过多容易发胖。

4. 水产品类 鱼对人脑发育有重要作用,大多数营养专家指出:对脑营养来说,海产品有非常重要的价值,属于冷血动物的鱼类,在接近冰点的温度活动,它的身体组织和细胞结构有较高比率的长链多聚不饱和脂肪酸。除鱼之外,墨鱼、淡菜、牡蛎等也是人获得不饱和脂肪酸的重要营养源。

鱼脂肪主要是长链不饱和脂肪,鱼含钙是猪肉的几十倍,即使不吃鱼骨,钙也比猪肉高10倍左右。

吃鱼时,要尽量利用好鱼头和内脏,可获得更多营养物质,如

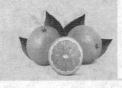

孕产妇宜吃的食物

沙丁鱼的眼球中脂肪量占 20%～45%，还含大量的维生素 A、维生素 E，是肌肉中含量的 10 000 倍。鱼头中含有大量的钙，鱼脑中有多种营养物质，都对脑有益。

鱼体中还有多种重要营养物质是人脑发育所必需的，牛磺酸就是其中一种。牛磺酸有促进大脑发育的作用，人体内有足量牛磺酸可对体内的微量元素起促进代谢的作用；如果体内的牛磺酸含量不足，则大脑及智力发育会受到不良影响，表现为学习能力特别是记忆能力的不足，这就证明鱼类食物富含的特殊营养成分，可促进脑及智力发育。

除鱼类外，其他海产品也有健脑作用。

（1）虾、贝、牡蛎、墨鱼等海产品：虾每 100 克中含蛋白质 20.6 克，脂肪 0.7 克，还含有钙、磷、铁等无机盐及几种维生素，其中维生素 A 占 360 国际单位，虾米和小虾皮蛋白质含量也很高，占 39%～47%，特别应注意的是，100 克虾米中含钙 882 毫克，磷 695 毫克，铁 6.7 毫克。而小虾皮含钙 2 000 毫克，磷 1 005 毫克，铁 5.5 毫克。所以，虾肉和小虾皮都是上等的健脑益智、强身健体的食物。贝类、牡蛎、墨鱼也是理想的健脑食物。以上食物除上述优点外，还有两个特点：一是所含脂肪中不饱和脂肪酸含量高；二是它们大都含有一种对大脑非常重要的氨基酸——牛磺酸。

（2）紫菜、海带等海产植物：是维生素和无机盐的重要来源，它们的健脑作用就表现在它们含有丰富的无机盐，如海带中含有大量的碘。孕妇有意识地补碘，可使孩子出生后的智力明显提高，其道理是：胎儿处于 3～5 个月的脑发育临界期时，一定要依赖母体充足的甲状腺素，若此时母体缺碘，即可导致胎儿甲状腺素合成不足，严重影响胎儿大脑的正常发育。据调查，在我国几百万痴呆人中约 90% 是因缺碘造成的，而孕妇补碘的方法很简单，只要在孕妇的膳食中多安排一些海带及其他海产品，即可保证妊娠期每天所需的碘。

一、孕妇的饮食营养与食物选择

(二十一)孕妇的营养与胎儿发育的关系

妇女一旦妊娠,其体内各器官系统和各种代谢发生了很大的变化。孕妇不仅要满足自身营养及胎儿生长所需的营养物质,还要为产后的哺乳储备各种必要的营养素。所以,为了保证孕妇和胎儿的健康,孕妇要有特殊的饮食供给。

1. 孕期营养不良对孕妇的影响 以一个轻体力劳动的成年妇女为例,每天所需的热能是8 820千焦,而妊娠妇女自孕4个月后就应增加836.8千焦热能,就是说其总的摄入量比平时要多1/10。蛋白质供给应增加,原来每天所需70克,随孕周的增加,需增加5~20克,摄入总的蛋白质要比平时增加1/3左右。妊娠期营养摄入不足,孕妇可出现营养缺乏病,较常见的有如下。

(1)营养性贫血:包括缺铁性贫血和叶酸、维生素 B_{12} 缺乏引起的巨幼红细胞性贫血,以缺铁性贫血占多数。我国一些调查报告显示,孕妇贫血患病率为30%左右,孕末期更高。贫血原因主要是在妊娠期生理性贫血的基础上,饮食铁摄入量不足,或某些因素引起失血等,造成铁的缺乏,使血红蛋白低于110克/升,而发生贫血。巨幼红细胞贫血在我国的患病率尚不明。在妊娠期容易出现缺铁性贫血,需铁量较多。孕中期每天需铁为25毫克,孕晚期为35毫克。可通过吃含铁的生物利用率高的食物如肝、动物血、肉类、家禽、鱼及含维生素C较高的水果及蔬菜。世界卫生组织建议,从妊娠第二个月开始,所有孕妇均应每天补充硫酸亚铁30毫克,分3次口服,以预防孕妇缺铁性贫血。

(2)骨质软化症:主要由于维生素D缺乏引起血钙浓度下降,为了满足胎儿生长的需要不得不动用母体骨钙,致使母体骨质钙不足。孕妇常出现腰痛,甚至脊柱、骨盆变形,可造成难产。多见于日照较少的北方地区。所以每天钙的供给量孕中期为1 000毫克,孕后期为1 200毫克,比非妊娠妇女每天所需800毫克多增加

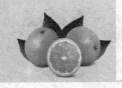

孕产妇宜吃的食物

200～400毫克,虽然每天可饮牛奶或豆浆,但其量通过膳食补充是满足不了的,需另外每天补充钙剂。

(3)营养不良性水肿:由于妊娠期蛋白质严重缺乏或维生素B_1缺乏所致。轻度蛋白质缺乏仅出现下肢水肿;当血浆总蛋白降至5克以下,白蛋白降至2克以下,则可出现全身水肿。维生素B_1严重缺乏引起的水肿多见于南方单纯食精白米地区的脚气病患者。

(4)维生素缺乏症:妊娠期对维生素的需要量增加,当饮食维生素的摄入量不能满足需要时,可出现维生素缺乏症。研究表明,维生素A、维生素D、维生素B_1、维生素B_2、维生素B_6、维生素C、叶酸及维生素B_{12}等在妊娠期较易缺乏。维生素的摄入如维生素A、维生素B等均要比平时增加些,但特别提出需补充叶酸。叶酸的补充应在妊娠前2个月开始到妊娠第3个月,每日为0.4～1.0毫克,其目的是预防神经管发育的畸形(如无脑儿、脊柱裂等)。另外,应增加维生素D,每天应多晒晒太阳,帮助钙的吸收。

此外,锌最重要的生理作用是促进人体中核酸和蛋白质的合成,妊娠期缺锌可能影响胎儿脑及体格的发育。整个妊娠期间需要量为100毫克,每天需锌摄入量比平时多5毫克,含锌量较高的食物如瘦肉、鱼类、动物肝脏及蛋类。

2. 孕妇营养不良对胎儿的影响

(1)低出生体重儿:低出生体重系指新生儿出生时体重小于2 500克。低出生体重的影响因素很多,大致可归纳为:①与母亲妊娠期的体重增长有关,妊娠期的体重增长少者,低体重儿的可能性增加。②孕妇血浆总蛋白和白蛋白低者低出生体重儿的发生率高。③贫血孕妇产低体重儿的发生率较高。④饮食因素中,妊娠期的热能摄入量与婴儿出生体重关系最密切,补充热能可增加新生儿的出生体重。⑤吸烟、酗酒可能是低出生体重儿的一个重要因素。有人报告相当数量的低体重儿出生于每日吸烟20支或20支以上的孕妇。亦有报告过量饮酒的孕妇,其新生儿低体重的发

一、孕妇的饮食营养与食物选择

生率可增加 2.7 倍。

(2)早产儿及小于胎龄儿:早产儿系指妊娠期少于 37 周即出生的婴儿;小于胎龄儿系指胎儿的大小与妊娠月份不符。在西方发达国家中,低出生体重儿中约 2/3 是由于早产,其余 1/3 为小于胎龄儿;而发展中国家则多数低出生体重儿属于与妊娠月份不符的小于胎龄儿,即小于其应有的体重,反映胎儿在母体内生长停滞,宫内发育迟缓。

(3)围生期新生儿死亡率增高:调查资料表明,低出生体重儿的围生期死亡率明显高于正常出生体重的婴儿,约占新生儿死亡数的 70%。

(4)脑发育受损:胎儿脑细胞数的快速增殖期是从孕 30 周至出生后 1 年,随后脑细胞数量不再增加而只是细胞体积增大、重量增加。因此,妊娠期间的营养状况,特别是孕晚期母亲蛋白质的摄入量是否充足,关系到胎儿脑细胞的增殖数量和大脑发育,并影响到日后的智力发育。

(5)先天畸形:妊娠期某些营养素缺乏或过多,可能导致婴儿的先天畸形,其中报道较多的有锌、维生素 A、叶酸等。孕早期锌或叶酸缺乏可造成胎儿神经管畸形,其中尤以无脑儿和脊柱裂最为多见。妊娠期摄入维生素 A 过多,亦可导致先天畸形,故妊娠期维生素 A 的补充必须慎重。

(6)其他:孕妇缺乏维生素 B_1 可使婴儿脚气病多发。孕妇贫血可导致新生儿贫血。钙摄入量低或钙吸收不好致血钙降低,其本身就会出现手足搐搦症和骨软化症,并直接影响到胎儿。

一般来说,妇女从怀孕第四个月起,必须增加能量和各种营养素。营养素除能量和蛋白质外,需要增加钙、铁、碘、锌及维生素 A、维生素 D、维生素 E、维生素 B_1、维生素 B_2、维生素 C 等。但要注意营养素补充不能过多,过多也是不利的。产后每个母亲每天分泌 600~800 毫升乳汁来喂养孩子,当营养供应不足时,即会破

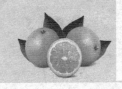

孕产妇宜吃的食物

坏本身的组织来满足婴儿对乳汁的需要,如调用母体骨骼中的钙等。为了保护母亲分泌乳汁的需要,必须供给乳母充足的营养。

(二十二)孕期营养好胎儿牙齿先天强壮

早在妊娠第七周,胎儿的乳牙胚即开始形成了。到了4~5个月就开始钙化、变硬。到了婴儿出生时,15%~20%的乳牙已经钙化,埋伏在颌骨里。即使是恒牙,也会在妊娠4~5个月时,于乳牙胚胎后侧发育成恒牙胚。牙胚发育得好坏、与儿童牙齿的萌出、乳牙的脱落、牙间距的大小及牙病的发生与否都有直接的关系。

影响胎儿牙胚发育的原因除母亲自身的健康状况外,妊娠期的饮食质量也十分重要。孕妇注意饮食品种的多样化,还要保持食物的酸碱平衡、钙磷平衡。米饭、面食、肉类、蛋类、虾贝等食物属于酸性食物,蔬菜、水果、牛奶等食物属于碱性食品。如果进食酸性食品过多,可导致血液酸度增高,这对胎儿牙胚的发育、钙化不利。日本学者指出,妊娠期食糖过多,会消耗大量母体内的钙质,并累及胎儿,使其牙胚发育障碍,钙化不全,将来易患各种牙病。因此,孕妇每日进糖量应控制在50克以下。

妊娠期还应避免服用四环素类药物,学龄前儿童也需禁用此类药物,以防造成四环素牙。

(二十三)孕妇进补的注意事项

妊娠期进补应注意缺什么补什么。首先应了解妊娠期对各种营养素的需求,主要是对热能、蛋白质、脂肪、微量元素和维生素的需要量增加。然而目前市场上多数补品并不以补充蛋白质、维生素为主。孕妇应全面了解补品的有效成分是属于补血的、补铁的、补钙的,还是补充维生素的,再进行有针对性的补充。应注意的是人参、桂圆之类的补品,对孕妇和胎儿弊多利少。但有很多人却希望通过它们补中益气。然而从中医角度说,妊娠期母体处于阴血

一、孕妇的饮食营养与食物选择

偏虚、阳气相对偏盛的状态,而人参属于大补元气的营养品,如果孕妇长期大量食用,可能加重阴虚火旺,很多人表现为兴奋、激动、躁狂、血压升高等不良反应。此外,服用人参过多可产生抗利尿作用,易引起水肿,可能加重妊娠呕吐、水肿和高血压,甚至可能导致流产。从胎儿的角度来看,对人参的耐受性很低,母亲吃太多人参补品可能会导致死胎。除了人参外,鹿茸、鹿角胶、胎盘等食品都应避免。此外,孕妇补充脂溶性维生素时应注意不要过量,过多的鱼肝油、维生素 D 等都会引起食欲缺乏、毛发脱落、维生素 C 代谢障碍等,如果需要补充也一定要在医生的指导下进行。

(二十四)孕早期的营养特点及食物选择

孕早期在营养需要上与孕前没有太大的区别,胎儿尚小,对各种营养素的需求都不大,但为了保证胚胎发育和孕妇生理变化的需要,应合理调配膳食以保证热能和营养素的供给。在这时期中,孕妇由于内分泌及精神因素的影响,往往有轻度恶心、呕吐、食欲缺乏等现象出现,影响食物的消化吸收。因此,食物要以健脾和胃,易消化的清淡食物为主,避免油腻,少食多餐,要求糖类一天不少于 150 克,即 200 克左右的主食。主食可用干品:大麦、饼干、面包、干烤馒头等。其他如豆腐干、苹果、番茄、卷心菜、茄子等均含有丰富的蛋白质及 B 族维生素、维生素 C,可减轻恶心呕吐。水果、蔬菜还可防止呕吐而引起的脱水。如恶心严重,还可口含姜片或闻柠檬,用以止呕。

同时必须讲究全面营养和饮食卫生,防止因孕妇营养不良造成胎儿的先天缺陷和发育不良。例如孕妇缺乏维生素 D 和钙质而容易患骨质软化症,婴儿易患先天性佝偻病。此外,许多食品添加剂,如色素、香精、防腐剂、漂白剂等,以及被污染的食物等都有毒性作用,不利于胎儿发育,并且可能致畸。所以,孕早期妇女应少吃或不吃可乐型饮料、罐头食品、腌制品、熏制品及发霉的花生、

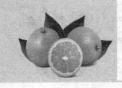

孕产妇宜吃的食物

玉米、土豆等。在妊娠早期,家里还应当根据孕妇的饮食爱好,多调整花样与口味,可用少量酸、辣味食品增加食物的色、香、味,做到多品种、少用油。也可多选择清淡而富有营养的小吃。

(二十五)早孕反应严重时的饮食

早孕反应严重时,临床上叫做妊娠剧吐。如孕妇出现妊娠剧吐时,不再是利用食物可以解决的问题,应及时到医院求治,以得到妥善处理。现给轻、中度呕吐的孕妇设计了一日少吃多餐的食谱如下。

清晨起床前:干烤面包片或苏打饼干,清晨醒来未坐起时吃,吃完过几分钟再起床。

早餐:粥和麦片、水煮苹果或其他水果,烤面包片拌果汤。

上午(9:30~10:00):烤面包片、苏打饼干或其他饼干,或者几个干果,如核桃、栗子。

午餐(12:00):番茄汤或其他菜汤,一个鸡蛋,肉或鱼,加苏打饼干或面条汤,也可吃点奶类食物,如蛋糕或冰淇淋,水果。

下午(4:00):烤面包片、苏打饼干、水果或干果。

傍晚:面包或烤面包加果酱。

晚餐:如果有食欲的话,可吃一小份正餐,如蔬菜汤面,一小份鱼、鸡或肉,大米、小米或粗面粉馒头加水果。

晚9:00左右:干烤面包片、饼干或水果。

睡觉前:麦片加牛奶、烤面包片或香蕉,不一定吃得多,少吃点对缓解次日晨吐有好处。

半夜:床头放些饼干或一小份面包、水果或一杯饮料,以备醒来感到恶心时食用。

另外,介绍一些有利于缓解孕妇呕吐的如下食物。

(1)饮料:盐水冲酵母精,强酸饮料(如柠檬汁、姜汁酒),苏打水,白水,姜糖水,牛奶,纯果汁(如橙汁、苹果汁、柠檬汁),淡茶。

一、孕妇的饮食营养与食物选择

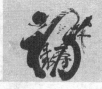

(2)肉类及代用品:清炖肉或鸡鸭,嫩煮鸡蛋,简单烹制的豆类食物。

(3)主食:面包直接食用,烤过吃或做成三明治,也可拌果汤、夹番茄、沙拉吃;饼干点心:粗粉饼、苏打饼;米面类:大米、小米、粗面粉。

(4)蔬菜水果类:鲜橙、柚、橘子、脆苹果、葡萄、香蕉及果脯。有些孕妇吃些蔬菜也有缓解呕吐的作用,如番茄、生胡萝卜、芹菜、土豆等。用蔬菜做汤,较清淡时可止呕,如番茄汤、鲜蘑菇汤等。

(5)牛奶和奶制品:如果不能直接喝牛奶,可把蛋糕泡在牛奶里吃。奶酪是高营养密度的食物,多吃些,不但可以缓解呕吐,而且能补充较全面的营养素。

(二十六)孕中期的营养特点及食物选择

此时早孕反应已过,孕妇食欲大增,胃口极佳。胎儿生长的速度加快,胎儿体重每日可增10克,所以孕妇应进食更多的营养丰富的食物,以保证各种营养素的需要。除了每日固定的三餐外,下午加一餐也是非常必要的。

在这一段时期,孕妇因子宫逐渐增大,肠道受压,肠管又较松弛、蠕动差,容易发生便秘。为此,孕妇除了增加各种营养素外,还要多吃些富含纤维素和果胶的蔬菜,如芋头、蒜苗、鲜黄花菜、雪里蕻、香菜、油菜、韭菜、芹菜、大白菜等。水果中以桃、橄榄、鲜椰子肉、海棠、沙棘等纤维素及果胶的含量为多。

从此时起,孕妇血容量及心脏负担明显增加,所以一定要防止水、钠潴留引起的水肿。这期间的食物稍偏淡些也是有益的。

不论母亲营养状况如何,胎儿总是不断地从母体摄取各种营养素,以满足生长发育的需要。如果母体不能及时地从饮食中补充蛋白质、维生素、无机盐,就可能动用自己体内的肌肉、骨骼等组织的营养储备保证胎儿的需要。这样,母亲就可能发生妊娠期贫血、甲状腺肿大、骨质疏松等疾病,以及体重锐减等现象;而胎儿则

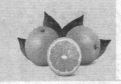

孕产妇宜吃的食物

有早产、死胎等危险,而且其智力发育也会受影响。

那么,孕妇的饮食怎样才算合理呢?食品要多样化,食物要荤素、粗细搭配。必须注意补充的食物是蛋白质、糖类、无机盐和维生素。具体地说,孕妇每天的主食400~500克,肉食100克,牛奶及豆适量,鸡蛋1~2个,平时多吃蔬菜、水果等。要避免孕妇偏食或过多进食脂肪和糖。孕妇过瘦或过胖均对胎儿不利。

随着胎儿的生长增速,孕妇所需的热能也应有所增加,平均每天增加800千焦左右(相当于半碗饭或100克肉的热能),主食可保持不变,增加副食。豆类、动物肉类、禽类、水产类、蛋类均应增加,以补充足够的蛋白质。这阶段还应特别补充胎儿的需要,这要求多食含铁丰富的食物。谷类、蔬菜、坚果中铁吸收率低,吸收率高的为动物血、肌肉及肝。钙、维生素D和碘,以及其他维生素需要量均增加,选择特殊食物以防止缺乏已成必要。

(二十七)孕中期的营养配餐要求

1. 增加热能　由于孕中期基础代谢加强,对糖的利用增加,应在孕前基础上增加840千焦能量,每天主食摄入量应达到或高于400克,并且精细粮与粗杂粮搭配食用。热能增加的程度可视孕妇体重的增长情况、劳动强度进行制定。

2. 保证优质足量的蛋白质　为了满足母体和胎儿组织增长的需要,并为分娩消耗及产后乳汁分泌进行适当储备,应增加蛋白质摄入量,每天比孕早期多10克蛋白质。动物蛋白质占全部蛋白质的一半以上。

3. 保证适宜的脂肪供给　脂肪开始在腹壁、背部、大腿等部位存积,为分娩和产后哺乳作必要的能量贮存。孕妇应适当增加植物油的量,也可适当选食花生仁、核桃、芝麻等含必需脂肪酸量较高的食物。

4. 多摄入无机盐和微量元素　孕中期是孕妇血容量增加速

一、孕妇的饮食营养与食物选择

度最快的时期,容易形成妊娠贫血,应当多吃含铁丰富的食物,补充动物血液、肉类、肝脏等的血红素铁,同时补充维生素 C 也能增加铁的吸收;孕妇从孕中期开始加速钙的吸收和体内钙的贮存,应多吃含钙丰富的食物,补充奶类及奶制品、豆制品、鱼、虾等食物;孕中期对碘的需要量增加,应多吃含碘的食物,及时补充海带、紫菜等各种海产品。

5. 增加维生素的摄入量 孕中期对叶酸、维生素 B_{12}、维生素 B_6、维生素 C,以及其他 B 族维生素的需要量增加,应增加食物的摄入。这要求孕中期选食米、面并搭配杂粮,保证孕妇摄入足够的热能和避免维生素 B_1 摄入不足,同时应注意烹调加工合理,少食多餐,每日 4~5 餐以满足孕妇和胎儿的需求。孕中期一日的食谱举例如下:

早餐:牛奶 300 毫升,菜包 100 克。

上午加餐:鸡蛋 1 个,米粥 1 碗(大米或小米 50 克),咸菜适量。

午餐:米饭 150 克;炒菜:猪瘦肉 50 克,鸡蛋 1 个,番茄 100 克,白菜 100 克。

下午加餐:牛奶 200 毫升。

晚餐:馒头 100 克;炒菜:豆腐 100 克,菠菜 200 克,黄瓜 200 克,鱼 50 克;紫菜汤 1 碗。

如感到饥饿时,可适量增加 50~100 克馒头或面条。

(二十八)孕中期膳食要荤素搭配

孕妇怀孕 4 个月后,妊娠反应减弱,食欲好转,体重迅速增加。这时,胎儿生长也较迅速,每日体重增加 10 克,至妊娠 7 个月,胎儿体重达到 1 000 克,大脑也进一步发育。孕妇这时要补充足够的热能和营养素,才能满足自身和胎儿迅速生长的需要。孕中期要增加蛋白质,尤其是优质蛋白质的摄入。孕妇每日应吃些豆制品。如易消化吸收的豆浆、豆腐类,也应多吃些肝、心、肾等动物内

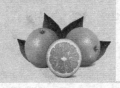

孕产妇宜吃的食物

脏,做到荤素搭配。这些食品不仅能供应优质蛋白,还能补充丰富的无机盐和维生素。热能的供应至关重要。这阶段孕妇要多进食大米、面粉等主食,每天最好能达到400克以上。并要适当吃些玉米、小米、麦片等杂粮,以做到粗细搭配。孕妇应进食足量的新鲜水果和蔬菜,以补充胡萝卜素、维生素C和维生素B_2。每天最好摄入500克蔬菜,蔬菜不足的季节可吃些豆芽,以补充维生素C。由于子宫逐渐膨大压迫肠道,容易引起便秘。蔬菜、水果富含纤维素,能增加肠蠕动,促进排便。此外,要吃些汤汁以补充水分。孕中期膳食每日应少吃多餐,注意品种多样化。妊娠5个月后,孕妇常发生小腿抽筋。主要是体内血钙水平降低。这阶段要多补充含钙丰富的食物。如每日进食牛奶、豆奶、豆制品、海带、紫菜、虾皮等。也应增加户外活动,如散步,多晒太阳,以增加体内维生素D,帮助钙的吸收。

(二十九)孕晚期营养的特点及食物选择

此阶段为临产前2个月,胎儿体重增加快,并要为哺乳做好准备。这时,孕妇对食物的选择,要求更丰富、质量更好。

孕晚期胎儿生长迅速,每月体重增加700～1 000克,细胞体积迅速增加,大脑的增长达到高峰,表现为大脑皮质增殖和髓鞘化迅速,肺部迅速发育,以适应产后血氧交换功能,皮下脂肪大量堆积,营养对于胎儿的影响较前两个妊娠期更为重要。妊娠期的母体也发生了适应性变化。孕晚期增大的子宫可能会产生压迫症状而引起母体的不适,如胃灼热、便秘,以及胃容量减少,出现饱胀等症状;在妊娠期第32～36周,血容量增长达到高峰,血液脂质水平增加;由于黄体酮及雌激素的作用,基础代谢率进一步增加,致使有些孕妇在孕晚期表现为水钠潴留,而出现轻度高血压、水肿、蛋白尿。此外,过多雌激素的作用使甲状腺素分泌进一步增加。同时孕晚期胎儿的生长迅速,对能量需要达到最高峰,胎盘分泌的激

一、孕妇的饮食营养与食物选择

素进一步增高,对母体胰岛素产生拮抗作用,使更多的血糖能够为胎儿所利用。孕晚期营养摄入不足尤其是蛋白质和热能的摄入不足会影响胎儿的正常发育,并可能产生严重的后果;母体营养不良或营养素储备过少,还可能影响分娩的过程,导致产程延长。

食物应在平衡饮食的基础上补充一些核桃、黑芝麻、花生等,这类食物含不饱和脂肪酸和锌丰富,可以减少皮肤病的发生,锌还能促进生长发育,还可多食用动物肝脏、蛋黄、黑木耳、紫菜、海带、豆制品等,以补充足够的铁和叶酸。牛奶、虾皮、豆制品等含钙食物也应增加,蔬菜、水果用于防止便秘。每周的食谱中可安排为1次海产品以补充锌和碘;1次猪肝或猪血以补充铁和维生素 A、维生素 D;每周1次芝麻或虾皮以补充钙。

(三十)孕晚期的营养原则

结合孕晚期的营养特点,应在孕中期饮食的基础上,进行相应的调整。第一,应增加蛋白质的摄入,此期是蛋白质在体内储存相对多的时期,其中胎儿约存留 170 克,母体存留约为 375 克,这要求孕妇膳食蛋白质供给比未孕时增加 20 克,应多摄入动物性食物和大豆类食物。第二,应供给充足的必需脂肪酸,此期是胎儿大脑细胞增殖的高峰,需要提供充足的必需脂肪酸如花生四烯酸,以满足大脑发育所需,多吃海鱼可利于 DHA 的供给。第三,应增加钙和铁的摄入。胎儿体内的钙一半以上是在孕后期贮存的,孕妇应每日摄入 1500 毫克的钙,同时补充适量的维生素 D。胎儿的肝脏在此期以每天 5 毫克的速度贮存铁,直至出生时达到 300~400 毫克的铁质,孕妇应每天摄入铁达到 35 毫克,且应多摄入来自于动物性食品的血色素型的铁。孕妇应经常摄取奶类、鱼和豆制品,最好将小鱼炸酥或用醋酥后连骨吃。虾皮含钙丰富,汤中可放入少许;动物的肝脏和血液含铁量很高,利用率高,应经常选用。第四,应摄入充足的维生素。孕晚期需要充足的水溶性维生素,尤其是

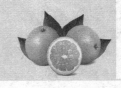

维生素B_1,如果缺乏则容易引起呕吐、倦怠,并在分娩时子宫收缩乏力,导致产程延缓。第五,热能的供给量与孕中期相同,不需要补充过多,尤其在孕晚期最后1个月,要适当限制饱和脂肪和糖类的摄入,以免胎儿过大,影响顺利分娩。

(三十一)分娩前如何选择食物

产妇在临近分娩时因子宫阵缩带来痛苦而不愿进食,这对于分娩不利。正确的处理方法应是尽量用少量多餐的方法,吃些容易消化、高热能、少脂肪的食物,如粥、面条、牛奶、鸡蛋、鱼汤等,以增加体力,还可饮一些红糖水、猪骨汤等以补充足够水分,为分娩时将失去过多水分做好储备。

现介绍一款分娩前药膳,以供参考:

临产前孕妇可准备优质羊肉1 000~2 000克,红枣250克,红糖250克,黄芪、全当归各50克,待临产期的前3天,每天取以上材料的各1/3洗净(除红糖外),加入水1 000毫升,同放在锅内煮,待剩500毫升水时,取出,分为两份,早、晚各1次,服至分娩时为止,这既可增加孕妇的体力,有利于分娩,还可以镇静安神,防止产后恶露不尽,有益产后疲劳的恢复。

(三十二)孕妇不宜多食桂圆

桂圆又名龙眼肉。从营养成分看,桂圆中含有葡萄糖、蔗糖、维生素A、B族维生素及酒石酸等物质,营养很丰富。中医学认为,桂圆有补心安神、养血益脾之效。但桂圆甘温大热,一切阴虚内热体质及患热性疾病者均不宜食用。妇女怀孕后大多阴血偏虚,阴虚则生内热,因此孕妇往往有大便干燥、口干而胎热、肝经郁热的症状。医学一贯主张怀孕前宜清热凉血。桂圆甘温大热,孕妇食后"火上加油",不仅不能保胎,反而极易出现见红、腹痛等先兆流产症状,所以孕妇不宜吃桂圆保胎。特别是怀孕8个月以内,

一、孕妇的饮食营养与食物选择

更属禁忌。但在孕妇分娩时、分娩后出现下列情况时,可考虑应用:

孕妇在分娩时要消耗较大的体力,体质虚弱的孕妇在临盆时往往会出现手足软弱无力、头晕、出虚汗等。此时喝桂圆汤(桂圆为主,加大枣、红糖、生姜,以水煎煮而成),对增加体力、稳定情绪、帮助分娩有一定的好处。

孕妇在产后如出现头晕眼花、身出虚汗、脉细舌淡等血虚气脱现象,此时服一碗桂圆汤,能起到良好的益气养血作用。若产妇有轻微水肿,常喝此汤还有积极的治疗作用。

(三十三)咖啡和茶对孕妇及胎儿的影响

茶是中国人的传统饮料。喝茶可提神、醒脑、助消化,甚至可辅助治疗某些疾病。茶还向人体提供较多的茶多酚及其他营养素等。饮茶有很多好处,但孕妇过量饮茶就不一定有利了。浓红茶中含有2%～5%的咖啡因,每500毫升浓红茶水约含咖啡因0.06毫克,每日如喝5杯浓茶,就相当于服用0.3～0.35毫克咖啡因。咖啡因有兴奋作用,过多会刺激胎动,甚至危害胎儿的生长发育。茶汁中还含有大量鞣酸,鞣酸可与孕妇食物中的铁元素结合成不能被机体吸收的复合物。实验证实用三氯化铁溶液作为铁质来源服用,饮白开水者铁的吸收率为21.7%,而饮浓茶者吸收率为6.2%,所以孕妇过多地饮浓茶,更增加了妊娠贫血的可能,也将给胎儿带来先天性缺铁性贫血的隐患。

咖啡可提神,但已证实过多地饮用咖啡对正常人身体有害,对孕妇来说,如果嗜好咖啡,危害更甚。专家指出孕妇每天喝8杯以上咖啡,她们产下的婴儿没有正常婴儿活泼,肌肉发育也不够健壮。孕妇饮咖啡,咖啡中的咖啡因可能作用于胎儿,使胎儿发育迟缓或出现其他不健康因素。有资料证明,孩子身高可能不足。

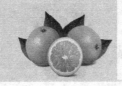

孕产妇宜吃的食物

(三十四)孕妇强化营养的常见误区

孕妇在长达近一年的强化营养的过程中或多或少会走入一些营养误区,了解这些误区将使孕妇得到事半功倍的益处。

误区之一,营养品价钱越高营养越好。营养品的价格取决于生产成本,包括原材料的价格、包装、销售、广告费等,有些原料的来源较少,如西洋参等使价格上涨。因此,在选择营养品时更应考虑自己是否需要。鲜牛奶的功效未必就比昂贵的钙剂补钙效果差。

误区之二,以零食、保健品代饭,为了加强营养每天补充很多营养品,以至于影响了正常进餐。许多孕妇认为反正已经摄入营养了不吃饭也行,这样做反而对身体不利,因为营养品大都是强化某种营养素或改善某一种功能的产品,单纯使用还不如普通膳食的营养均衡。

误区之三,水果代替蔬菜。水果口感好,食用方便,深得孕妇喜爱,并且其中含有维生素C、无机盐和膳食纤维,因此就多吃水果不再吃菜。这样做可能减少了蔬菜中不溶性膳食纤维的摄入,并诱发便秘。同时蔬菜更经济实惠,并且同肉类一起食用有助于达到平衡膳食,因此水果只是在一定程度上与蔬菜类似,但并不相等,更不能完全替代,在生活中不能放弃。

误区之四,只要是有营养的东西,摄入越多越好。在妊娠期中加强营养固然正确却绝非多多益善。太多的营养摄入会加重身体的负担,并存积过多的脂肪,导致肥胖和冠心病的发生。体重过重还限制了体育锻炼,抗病能力下降,并造成分娩困难。过多的维生素A和维生素D还能引起中毒,出现胎儿畸形。因此,孕妇仍要根据健康饮食的要求安排好一日三餐。

(三十五)孕妇要适量吃水果

细胞生长和分裂,固然需要大量热能和蛋白质,即主食和肉

一、孕妇的饮食营养与食物选择

类、豆类制品、牛奶等不可少,但合成过程的每一步,还需要一些特殊的物质来促成,或者说是催化。这些具有辅酶作用的特殊物质是一些天然的有机化合物,需要的量不很多,却是维持正常生命活动所不可缺少的,人们称它们为维生素,这些物质大量地存在于青菜、水果、肉、乳、蛋中,除非特别的情况,一般是可以依靠食物来补充的。

维生素主要有两大类:一类如维生素 A、维生素 D、维生素 E 等,是脂溶性的,在任何含脂肪的组织中都能储存;另一类是水溶性的,如 B 族维生素、维生素 C 等,大量地存在于青菜、水果及某些谷物中。

维生素 C 是细胞之间的黏合物,具有多种功能,是伤口修复所必需的,在铁的运送、吸收及使用中起重要作用。此外,它还能激活白细胞的吞噬作用,增加抗病能力。平日每位孕妇约需 60 毫克,这些都可在水果、蔬菜中得到补充。

维生素 B 是一个大族,包括多种重要的辅酶,如维生素 B_1、维生素 B_2 等,其中维生素 B_1 为重要的一种,是脂肪吸收、蛋白质代谢的连接点,正常人每日约需 1.5 毫克,孕晚期应增加为每 1.8 毫克。

严重缺乏维生素 C 时,微血管黏着力差,易有黏膜、牙龈及消化道等部位出血,同时全身抵抗力下降,易感染。缺乏维生素 B_1 则可发生多种精神、神经的异常症状,生长受抑制。水溶性的维生素,大量存在于各种食物中,但在去皮、精磨、烹饪的过程中大部分被毁,失去活性。而水果可以洗涤或去皮后生吃,维生素则大部分被保存,因而成为水溶性维生素的较好的来源。但水果也不能过度食用,因为含有较多的糖分,过量食用易导致肥胖,诱发妊娠期糖尿病的发生。

(三十六)过咸食物对孕妇的危害

盐作为调味品,孕妇是绝对可以食用的,但不可过多,以免因

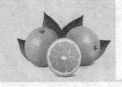

孕产妇宜吃的食物

盐摄入过多而需要大量饮水,引起不必要的水肿,加重肾脏负担。一般来说,一份正常的平衡饮食是可以提供足够数量的盐分的。如果孕妇有以下情况,就更应该限盐或忌盐:一是患有某些与妊娠有关的疾病,如心脏病、肾脏病;二是孕妇体重增加过度,同时发生水肿、血压升高等妊娠中毒症状者。否则,可进一步加重水肿、高血压,以致产生生命危险。

限盐饮食,是指限制精盐的摄取总量,一般认为,每天不超过6克。节制盐的摄入孕妇可用其他调味品代替,如香菇汁、醋、蒜、香菜等,糖醋排骨、糖醋鱼都是明智的作法,既可调节食欲,又可减少盐的食入,其他如牛奶、酸奶等奶制品均可食用。

孕妇限盐时最好不要吃咸鱼,咸鱼的鱼体内含有大量的二甲基亚硝酸盐,进入人体内转化为致癌性很强的二甲基亚硝酸胺,其危害性不仅仅是盐的问题,并且它还可通过胎盘危及胎儿。咸菜、腌肉均应限制。

(三十七)孕妇应慎食滋补品

一些妇女,尤其是平时体质较弱的妇女,怀孕后觉得自己腹中的胎儿生长发育全靠自己供给营养物质,真是"一个人吃,两个人用",怕自己的身体吃不消。同时,家庭也关心,担心胎儿长得不壮,因此便在一些滋补品上打主意,她们常自作主张,长期服用。其实,滥用滋补品是不必要的,甚至是危险的。

任何滋补品,都要在人体内分解、代谢,并有一定不良反应,包括毒性作用和过敏反应。可以说,对滋补品用之不当,对孕妇和胎儿可带来种种危害。近年来各地都有报道,蜂王浆、洋参丸等大量服用可引起孕妇中毒,蜂王浆过量服用还造成新生儿出现早熟现象;鱼肝油大量服用,会造成维生素 A、维生素 D 过量而引起中毒。妇女怀孕后,阴血偏虚,阴虚生内热,因此孕妇往往有大便干燥、口干胎热、肝经郁热的症状。如果孕妇再过多食用人参、鹿茸、

一、孕妇的饮食营养与食物选择

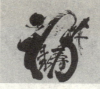

鹿胎等温热补品,不仅不利于保胎,反而易出现漏红、腹痛等先兆流产症状,严重者可造成流产。

(三十八)孕妇不宜食用过多的动物肝脏

不少人认为,为了让胎儿更好地生长发育,孕妇应当加强营养,更需要多吃些动物肝脏,以补充足够的维生素A,以致由于过量食用,产生了维生素A中毒的不良后果。

早在1857年,北极探险家大量食用熊肝,出现维生素A中毒症状,产生头痛、昏眩、视物模糊、恶心、呕吐、嗜睡、腹泻等。有专家认为,孕妇不宜多吃肝脏。因为肝脏中维生素A含量极高,可导致胎儿畸形。研究表明,妊娠期妇女要少吃或不吃动物肝脏,以防胎儿畸形。妊娠期妇女的维生素A需求量,每日为800~900微克,相当于50克猪肝的含量。过量维生素A可使胎儿致畸的现象屡有报道。不久前,有人报告两位妊娠妇女在妊娠期间,每日服用维生素A 2.5万~5.0万国际单位,孩子出生后患了生殖器畸形;据报道,4例妊娠妇女服用维生素A的衍生物13-顺黄醇酸,出生后的婴儿有脑积水,伴小耳、小眼畸形,还有的婴儿出现先天性心脏病、腭裂、外耳道闭锁等。因此,为了下一代的健康幸福,敬告妊娠期妇女不宜多吃动物肝脏。每周1次为宜,1次量小于100克。

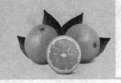

孕产妇宜吃的食物

二、产妇的饮食营养与食物选择

(一)产妇的营养特点

(1)高热能:每日所需热能要高达 10 920 千焦(2 600 千卡),基本上与男性中体力劳动者相当。如此高的热能单靠糖类是远远不能满足的,需要摄入羊肉、猪瘦肉、牛肉等动物性食品和高热能的硬果类食品,如核桃、花生、芝麻、松子等。此外,紫菜、海带等菌藻类食物,除提供热能外,还富含不饱和脂肪酸,有利于婴儿脑的发育,亦可多食。

(2)高蛋白质:这是因为每日泌乳要消耗蛋白质 10～15 克。6个月内的婴儿对 8 种必需氨基酸的消耗量很大,为成年人的 8～12 倍。所以,乳母的膳食蛋白质的质量是很重要的。此外,产后本身气血虚弱,生殖器官复原和脏腑功能康复,亦需要大量蛋白质。蛋白质是生命的物质基础,含大量氨基酸,是修复组织器官的基本物质,这些对产妇本身是十分必要的。一些食物,如小米、豆类、豆制品、猪瘦肉、牛肉、鸡肉、兔肉、鸡蛋、鱼类等食物含蛋白质丰富,每日膳食中必须搭配 2～3 种,才能满足需要。

(3)保证钙等无机盐的补充:原因是泌乳使乳母每日消耗钙约 300 毫克,为减少动用母体的储备,必须选食含钙多的食物,如牛奶、虾皮、水产品等;对于碳酸钙、乳酸钙、骨粉一些钙制剂有时亦可选用。

(4)水分要足够:水和乳汁的分泌量有关,哺乳期妇女每日应供给足够量的水,才能保证乳汁的分泌。

(5)不可缺少水溶性维生素:乳母膳食中的 B 族维生素和维

二、产妇的饮食营养与食物选择

生素C的摄入量要非常充足,原因是水溶性B族维生素、维生素C是可以通过乳腺转移至乳汁的,但转换力很低,约为50%,如补充过少,满足不了需要。

(二)产妇的膳食安排

产后的营养需要比妊娠期还要高,应努力做到饭菜的高质量,食物品种多样化,软烂可口,并多吃些汤菜,每日可吃5~6餐,做到干稀搭配、荤素搭配。具体地说,产妇应多吃下列一些食物:

1. 鸡蛋 鸡蛋中所含蛋白质数量多,营养价值高,卵磷脂的含量也高,且容易被身体吸收,对产妇健康的恢复及乳汁的分泌都有好处。但每天吃鸡蛋的数量也要适当,一般每天吃3~4个即可。一次吃得过多,会影响消化。

2. 母鸡炖汤 鸡汤味道鲜美,能促进食欲,促进乳汁分泌。在我国自古就有给产妇吃炖母鸡催乳的习惯。

3. 猪蹄炖汤 这是我国传统的下奶食品。中医在增进乳汁分泌的药方中,也常用猪蹄作药引子。

4. 面汤 是产妇适宜的饮食,既可用挂面下汤,也可自己做细面条或薄面片下汤。如果能加上2个鸡蛋和适量番茄,更有利于产妇补养。

5. 肉汤 肉汤味鲜,可刺激食欲,使乳汁分泌增多。牛肉汤、排骨汤、鸡汤皆可选用。

6. 牛奶 其蛋白质含量很高,且容易被人体吸收利用,对产妇健康恢复及乳汁分泌很有好处,每日用量250~500毫升。

7. 红糖 由于它的加工工艺不如白糖、砂糖精致,所以含铁量比白糖高1~3倍,含多种微量元素和无机盐。产妇分娩时失血较多,吃红糖能防治贫血症。产妇每天喝3~4杯红糖水大有好处。一般饮用不能超过10天,时间过长增加血性恶露,并且在夏天会使产妇出汗更多而体内少盐。

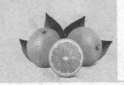

8. **小米粥** 小米的营养价值与稻米相比,铁、维生素 B_1、维生素 B_2 含量等都较高,因此产妇多吃一些小米粥比只吃大米要好。但小米的营养并不全面,在月子里也不能只吃小米粥,以免造成营养不良。

9. **挂面** 在挂面汤中加 1~2 个鸡蛋,既有营养,又适合产妇食用,有汤有水,又可口。

10. **水果** 新鲜水果,色鲜味美,能促进食欲,还能帮助消化与排泄。水果是含有维生素和无机盐较多的食品,能帮助消化、促进排泄、增加乳汁分泌,每日宜食 200~250 克。水果不同于冷饮,不伤脾胃,也不影响子宫收缩,产后吃水果对身体恢复,增加抗病能力有益。为防止过凉,可将水果在室内常温下放一段时间再吃。

11. **蔬菜** 新鲜蔬菜含有大量维生素、纤维素和微量元素,能防止产妇便秘。胡萝卜、番茄、菠菜、大白菜、柿子椒等宜配炒瘦肉、肝或鱼虾等一起吃。

(三)产后膳食营养的科学搭配

产妇坐月子期间的膳食与营养非常重要,一方面要补充分娩时的体力消耗,另一方面还要满足哺乳的需要。一般来说,产妇除了不吃生冷、强烈刺激和特别难嚼的食物外,不需要忌口。

我国有的地方讲究产后一个月内不让产妇进食鸡、鱼、虾及肉等一切荤食,只准喝红糖水和小米粥,这样不仅从饮食中摄入的热能不足,更严重的是缺乏蛋白质、脂肪、维生素和无机盐,这对产妇和宝宝都十分不利。也有的地方不但不让产妇吃荤食,连水果也不让吃,说"坐月子"期间吃荤食和瓜果会使乳汁分泌停止,造成无奶,这是没有科学依据的说法。但须注意的是,产后头几天,产妇胃肠功能尚未恢复正常,食物不能过于油腻,以清淡易消失而又营养丰富的食物为好。

产后 24 小时内,应吃流质或半流质饮食,如小米粥、大米粥、

二、产妇的饮食营养与食物选择

藕粉、鸡蛋汤、挂面、面片汤、馄饨、豆浆等。随着体力的恢复和食欲的增加,可吃些普通饮食,包括肉、蛋、鱼、乳、豆制品、新鲜蔬菜及水果,以促进乳汁的分泌。总之,产后要合理营养,膳食做到荤素搭配、干稀搭配、粗细粮搭配,满足机体对各种营养素的需要。

分娩时母体需要消耗体力、又出血,恶露亦会消耗大量的蛋白质,且加上尿量增加、出汗多,如果未能适当的补充营养及水分,会使产妇变得虚弱。因此,充分的休养、适当的营养是产妇恢复体力的要素,尤其对于自己哺乳的妈妈们需要更多的营养与精力。

分娩时的疲劳,会使肠胃的作用较弱,因此刚分娩后 1~3 天应吃些较容易消化的食物,任何油腻、粗糙的食物应避免食用(如油炸物、较粗硬的菜梗及豆、奶类易产气之食物等),以减轻肠胃之负担。3 天后再慢慢改食营养价值高之一般食物。

中国传统"坐月子"的食补,以科学观点来看,有些合理、有些则不合理,譬如,吃香油鸡、腰子、肝、枣、桂圆干等,香油含有必需脂肪酸,鸡、肝、腰子均含有丰富的蛋白质、铁、维生素 B_{12},这些都是造血的必要原料;黑枣、桂圆干亦含有丰富的铁质。而剖宫产者不宜饮酒,酒会使伤口愈合缓慢。

而对于蔬菜、水果,一般认为是"生冷"的食物,不能食用,此说并非完全合理。因为蔬菜、水果含有丰富的维生素 C、水分、无机盐及纤维素,是人体所需之营养;而维生素 C 亦是造血的要素,不仅能保护皮肤,且能促进伤口的愈合;至于多吃纤维素则可防止便秘,这些食物均须在均衡饮食的原则下变化。但若真有禁忌,则可适当选择一般人所认为较温和的蔬菜水果来吃,如菠菜、生菜、红萝卜、哈密瓜、木瓜、葡萄、苹果、桃子。而须禁忌的凉性(寒性)食物有番茄、梨、西瓜、香蕉、白萝卜、冬瓜、空心菜、白菜、茄子、海鲜及茶等。

(四)产后饮食注意事项

产妇饮食是家里人很重视的事。但营养过剩或食谱单调,营

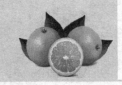

孕产妇宜吃的食物

养成分比例不当,均得不到预期的效果。为了使产妇饮食安排得科学、合理,请注意以下几点。

(1) 重视膳食中蛋白质,特别是动物蛋白的供应。每日需要蛋白质95克,但也不必过量。100克瘦肉含蛋白质17克,450克牛奶含蛋白质15克,100克豆腐含蛋白质7克,100克大米含蛋白质7克,100克面粉含蛋白质10克。应根据产妇饮食习惯,合理搭配动物蛋白和植物蛋白。

(2) 主食多样化,粗粮和细粮都要吃。小米、玉米面、糙米、标准粉中所含B族维生素要比精米、精面多出几倍。

(3) 多吃新鲜蔬菜和水果,既供应维生素C又可预防便秘。

(4) 不要忌盐。吃盐不会影响下奶,产后出汗多,尿量多,排出大量盐分,如果补充不足,会出现全身无力、头晕、食欲不好,反而影响奶量。

(5) 要适当喝汤水,如鸡汤、鱼汤、排骨汤等。

(6) 不吃酸辣食物,戒烟戒酒。

(7) 适当控制甜食,过多的甜食可影响食欲,糖过剩可在体内转化为脂肪,使人发胖。

(五) 坐月子应从食物中摄取的营养素

整个坐月子期间,产妇需要多种营养素,这些营养素可从下列食物中摄取:

1. 蛋白质 瘦肉、鱼、蛋、乳和家禽类如鸡、鸭肉等都含有大量的动物蛋白质;花生、豆类和豆类制品如豆腐等含有大量的植物蛋白质。

2. 脂肪 肉类和动物油含有动物脂肪;豆类、花生仁、核桃仁、葵花子、菜子和芝麻中含有植物脂肪。

3. 糖类 所有的谷物类、白薯、土豆、栗子、莲子、藕、菱角、蜂蜜和食糖中含有大量的糖类。

二、产妇的饮食营养与食物选择

4. 蔬菜 油菜、芹菜(尤其是芹菜叶)、雪里蕻、荠菜、莴苣和小白菜中含有铁和钙较多。猪肝、猪肾、鱼和豆芽菜中的含磷量较高。海带、虾、鱼和紫菜等含碘量较高。

5. 维生素 ①维生素A。鱼肝油、蛋、肝、乳都含有较多的维生素A;菠菜、荠菜、胡萝卜、韭菜、苋菜和莴苣叶中含胡萝卜素量较多。胡萝卜素在人体内可以转化成维生素A。②B族维生素。小米、玉米、糙米、麦粉、豆类、肝和蛋中都含有大量的B族维生素,青菜和水果中也富含B族维生素。③维生素C。各种新鲜蔬菜、柑橘、橙柚、草莓、柠檬、葡萄、苹果、番茄中都含有维生素C,尤其鲜枣中含量高。④维生素D_3。鱼肝油、蛋类和乳类中含量丰富。

为从食物中获得各种营养,一定不要偏食,少吃精米面,多吃些杂粮,更要多吃新鲜蔬菜,才能获得均衡营养。

(六)产妇饮食的禁忌

1. 产后滋补忌过量 分娩后为补充营养和有充足的奶水,一般都重视产后的饮食滋补。其实大补特补既浪费又有损健康。滋补过量容易导致肥胖。肥胖会使体内糖和脂肪代谢失调,引发各种疾病。此外营养太丰富,必然使奶水中的脂肪含量增多,如宝宝胃肠能够吸收也易造成肥胖,易患扁平足一类的疾病;若宝宝消化能力较差,不能充分吸收,就会出现脂肪泻,长期慢性腹泻,还会造成营养不良。

2. 产后忌马上节食 这样做有伤身体。哺乳的产妇更不可节食,产后所增加的体重,主要为水分和脂肪,如哺乳,这些脂肪根本就不够。产妇还要吃钙质丰富的食物,每天最少要吸收11 760千焦的热能。

3. 产妇忌久喝红糖水 只要适量对产妇宝宝都有好处。产妇精力、体力消耗很大,失血较多,产后宝宝哺乳,需要丰富的糖类

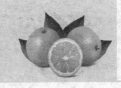

孕产妇宜吃的食物

和铁质。红糖既能补血,又能供应热能,是较好的补益佳品。但久喝对子宫复原不利。因为产后10天,恶露逐渐减少,子宫收缩也逐渐恢复正常,如果久喝红糖水,红糖的活血作用会使恶露的血量增多,造成产妇继续失血。产后喝红糖水的时间,一般以产后7~10天为宜。

4. 产后忌喝高脂肪的浓汤　易影响食欲、体形。高脂肪也会增加乳汁的脂肪含量。新生儿、宝宝不能耐受和吸收引起腹泻。因此,产妇宜喝些有营养的荤汤和素汤,如鱼汤、蔬菜汤、面汤等,以满足母婴对各种营养素的需要。

5. 产后忌吃辛辣温燥食物　因为辛辣温燥食物可助内热,而使产妇上火,出现口舌生疮,大便秘结或痔疮等症状。通过乳汁使宝宝内热加重,因此饮食宜清淡,尤其在产后5~7天,应以软饭、蛋汤等为主,不要吃过于油腻之物,特别应忌食大蒜、辣椒、胡椒、茴香、酒、韭菜等辛辣温燥食物。此外,还应忌食生冷、坚硬食品,以保护脾胃和防止牙齿松动。

（七）产后催乳的学问

为了尽快下乳,许多产妇产后都有喝催乳汤的习惯。这些"催乳汤",包括鲤鱼汤、鲫鱼汤及猪蹄汤等。但是,产后什么时候开始喝这些"催乳汤"是有讲究的。喝得过早,乳汁下来过快过多,这时新生儿又吃不了那么多,容易造成浪费。同时,由于乳汁分泌过多,会使产妇乳房血管及淋巴管扩张淤积,乳管堵塞而出现乳房胀痛,若吃得过迟,乳汁下来过慢过少,也会使产妇因"无奶"而心情紧张。产妇一紧张,就使下丘脑分泌的儿茶酚胺量增多,丘脑下部泌乳抑制因子分泌增多,使垂体催乳素相应减少,分泌乳量会进一步减少,形成恶性循环。因此,妇产科专家建议,产后喝催乳汤一般要掌握以下两点。

1. 掌握乳腺的分泌规律　一般来说,孩子生下来以后,乳腺

二、产妇的饮食营养与食物选择

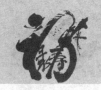

在两三天内开始分泌乳汁,但这时的母乳比较黏稠、略带黄色,这就是初乳。初乳含有大量的活性淋巴细胞,这些活性淋巴细胞在母体内能制造免疫球蛋白A,它进入婴儿体内也同样使婴儿体内产生免疫球蛋白A,从而保护婴儿免受细菌的侵害。但是,有的产妇不知道初乳有这些优点,认为它没有营养而挤掉,这是极为错误的。初乳的分泌量不很多,加之婴儿此时尚不会吮吸,所以好像无乳,可是若让婴儿反复吮吸,初乳就会"通"了。每个产妇应该知道初乳的珍贵而应尽可能地给婴儿喂初乳,以使婴儿获得"免疫力",而能健康成长。从乳腺分泌乳汁的规律中我们知道,喝"催乳汤"不宜过早,也不宜过迟。民间常在分娩后的第三天开始给产妇喝鲤鱼汤、猪蹄汤之类,这是有一定道理的。它既能为初乳过后分泌大量乳汁做好准备,又可使产妇根据下乳情况,随时进行控制进汤量,乳汁少可多喝,乳汁多可少喝。因此说,产后第三天开始喝"催乳汤"是比较合适的。

2. 注意产妇身体状况 产妇的身体状况也是一个参考条件,若是身体健壮、营养好,初乳分泌量较多的产妇,可适当推迟喝汤时间,喝的量也可相对减少,以免乳房过度充盈淤积而不适。如产妇各方面情况都比较差,就喝早些,喝的量也多些,但也要根据"耐受力"而定,以免增加胃肠的负担而出现消化不良,走向另一个极端。

除上述两方面外,妇产科医师还建议根据分娩情况而定,如为顺产者,第一天比较疲劳,需要休息才能恢复体力,不要急于喝汤;如为人工助产者,下乳的食物可适当提前供给。

总之,到医院生小孩的产妇,医护人员会正确地指导产妇喝"催乳汤"。值得指出的是,有的产妇贪图方便而要求服"催奶药"来代替"催乳汤",这是不恰当的。"药"免不了有些不良反应,对母婴都不利,而"汤"既无不良反应,又提供营养成分,还是以喝汤为佳。

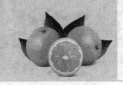

孕产妇宜吃的食物

（八）产后三天的饮食安排

分娩后的产妇，需要足够的营养补充，妊娠与分娩时的消耗、生殖器官的逐渐恢复及分泌乳汁等因素，也需要营养的额外补充。一般来说，正常分娩的产妇略事休息后，即需进食清淡易消化又营养丰富的食物。通常以糖水煮荷包蛋（卧鸡蛋）、挂面卧鸡蛋、蒸鸡蛋羹、蛋花汤或甜藕粉、小米稀饭为宜。产后3天内仍应以蔬菜、水果、鸡蛋、稀饭、挂面等为主，忌冷食。以后可根据产妇的情况进软食或普通饮食。当产妇自解大便后，即可吃炖汤、肉类等食物。有些地方的习俗要忌口，只能吃咸菜、稀饭，这是不正确的。

分娩时若有会阴撕裂并行缝合者，在自排大便后，也可给普通饮食，重度撕裂缝合者，应给少渣饮食5~6天。

行剖宫术者，术后胃肠功能已恢复（约术后24小时），应采用术后流质饮食1天（忌用牛奶、豆浆、大量蔗糖等胀气食品），情况好转后改用半流质饮食1~2天，再转为普通饮食。

由于产后需要加快增加营养，应在三餐主餐外再加餐2~3次。这样，既能较好地补充所需要营养，又可避免在一餐内摄食过多而引起消化功能失调。有些少数民族的习俗也有意思。朝鲜族产妇在分娩后的第一顿，要吃不咸不淡的海带汤，认为这样做有益于下奶。

应特别注意是，在分娩后3~4天，产妇不要急于进食炖汤类，因为炖汤类促进乳汁分泌，过早喝汤会使乳房胀痛。

产后4~5小时内应争取解1次小便。若超过6小时不解小便者可选用下方：①青小豆50克，小麦50克，通草5克。先以通草煮汁、去渣，再用此汁煮豆、麦，做成粥，早起食之。②将羊肉500克，苹果5枚，高良姜6克，熬成汤，再将葵菜500克，胡椒粉15克及葱、精盐、醋等煮成羹，和面条分顿食之。③将精盐炒热后，敷于腹部，但要防止烫伤。

二、产妇的饮食营养与食物选择

（九）产妇阳气虚弱宜选择的食物

若身体阳虚，常因产后伤气以致虚弱，主要表现为：腰膝酸软，畏寒肢冷，下肢冷痛，头晕耳鸣，尿意频数，夜间尤甚等症状，或经医师诊断为阳气虚弱者，宜选温补壮阳的食物。

肉类：如羊肉、羊蹄、羊乳、鹿肉、狗肉、鳖鱼、鱼、鲜虾、猪肝、鸡肉、鲫鱼、鳝鱼等。

糖类：宜选蔗糖、蜂蜜、白糖等。

蔬菜类：宜选葱、韭菜（青韭菜、韭黄）、蕹菜、茼蒿、大蒜、蒜薹、蒜苗、洋葱、大豆、黄豆、黑木耳、黑豆、芝麻、油菜、白萝卜、大葱、南瓜、茴香，都有温补作用。

水果类：宜选用核桃、桂圆、大枣、荔枝、甘蔗、红橘、樱桃、杨梅等。

（十）产妇的忌口

1. 忌食辛辣 辣椒、胡椒、茴香、酒等食物与饮品的性味辛辣，温燥，过食可使产妇内热上火，口舌生疮，大便秘结或痔疮发作，婴儿吃奶后会引起口腔炎、流口水等毛病。所以，以上辛辣之品作为调料是可以的，但不能多吃。

2. 忌吃冷饭 有的产妇喜欢吃冷饭是不科学的。因为冷饭易损伤脾胃，影响消化功能，造成腹泻。中医学认为"热行寒滞"，生冷之物易致瘀血滞留，而引起产后腹痛、恶露不行等疾病。

3. 忌食麦乳精 有的家庭认为麦乳精是补品，给产妇大量饮用，结果越喝麦乳精，越没有奶哺喂婴儿，这是为什么呢？因为麦乳精的主要原料麦芽糖和麦芽酚都是从麦芽中提取的，而麦芽是中医退奶的主要药物，所以坐月子期间不能饮用麦乳精。

4. 忌饮茶 产妇在喂奶期间忌饮茶，这是因为茶内的咖啡因可通过乳汁进入婴儿腹中，引起婴儿肠痉挛。常饮茶的产妇哺育

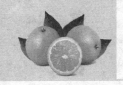

的宝宝经常无缘无故地啼哭,就是这个原因。

(十一)坐月子食补的秘诀

(1)猪肝适合在早上、中午食用。

(2)鸡蛋蛋黄中的铁质对贫血的产妇有疗效。

(3)莲藕排骨汤可治疗坐月子期间的贫血症状,莲藕具有缓和神经紧张的作用。

(4)干贝有稳定情绪作用,可治疗产后抑郁症。

(5)胡萝卜含丰富的维生素A、B族维生素、维生素C,是产妇的最佳菜肴。

(6)猪腰子有强化肾脏、促进体内新陈代谢、恢复子宫的功能、治疗腰酸背痛等功效。

(7)芝麻含钙高,多吃可预防钙质流失及便秘。

(8)猪蹄能补血通乳,可治疗产后缺乳症。

(9)花生能养血止血,可治疗贫血出血症,其有滋养作用。

(10)西芹纤维质高,多吃可预防产妇便秘。

(11)糯米性味甘平,补中益气,而红蠔油饭是一道产妇高档补品。

(12)黑豆含有丰富的植物性蛋白质及维生素A、B族维生素、维生素C,对脚气水肿、腹部和身体肌肉松弛者也有改善功效。

(13)海参是不含胆固醇的食品,蛋白质含量高,适合产后虚弱、消瘦乏力、肾虚水肿及黄疸者食用。

(14)猪心有强化心脏的功能。

(15)鱼含钙丰富,适合产妇食用。

(十二)坐月子要多吃鲤鱼

民间产妇多喜吃鲤鱼,但一般说不出吃鲤鱼的好处,有的则说"鱼能撵余血"。所谓"余血",主要是指恶露。鱼为什么能排出恶

二、产妇的饮食营养与食物选择

露?恶露的排出与子宫的收缩力关系密切,当子宫收缩时,肌纤维缩短,挤压血管,将子宫剥离面的毛细血管断端的余血挤压出去,排入宫腔内;子宫收缩时又将残留在宫腔内的坏死脱膜细胞和表皮细胞,经阴道并带着阴道内的黏液,排出体外。若子宫收缩不良,则剥离面断端的血管开放以致宫腔积血,恶露增多,时间延长。凡是营养丰富的饮食,都能提高子宫的收缩力,帮助撵余血。鱼类有丰富蛋白质,当然能促进子宫收缩,而鱼中主要是鲤鱼更能促进子宫收缩。据中医研究,鲤鱼性平味甘,有利小便解毒的功效;能治水肿胀满、肝硬化腹水、妇女血崩、产后无乳等病。有这样的单方:用活鲤鱼一尾,重约 500 克,黄酒煮熟吃下,或将鱼剖开,除内脏,焙干研细末。每日早晚用黄酒送下。文献记载表明,产后用鲤鱼确有效验,鲤鱼确实有帮助子宫收缩的功效。此外,鲤鱼还有生奶汁的作用。所以,产后适当多吃些鲤鱼是有道理的。

(十三)产后不宜立即吃老母鸡

因老母鸡营养丰富,是补虚的佳品,所以我国民间历来有产后煨老母鸡给产妇吃的习惯,以达到补益产妇身体的目的。但在生活中发现,不少产妇产后立即进补老母鸡,再加上其他营养丰富的食品,仍出现奶水不足或泌乳很少的现象,不能满足婴儿的需要。殊不知,造成奶水不足或无奶的原因之一就是产后立即吃了老母鸡的缘故。

老母鸡营养丰富,为什么吃了它反而会回奶呢?这是因为妇女分娩以后,血中雌激素与孕激素水平大大降低,这时泌乳素才能发挥始动和泌乳的作用,促进乳汁的形成。母鸡肉中含有一定量的雌激素,因此产后立即吃老母鸡,就会使产妇血中雌激素的含量增加,抑制泌乳素的效能,以致不能发挥作用,从而导致产妇乳汁不足,甚至回奶。雄激素具有对抗雌激素的作用,公鸡肉中含有少量雄激素,若产妇产后立即吃上一只清蒸小公鸡,将会使乳汁

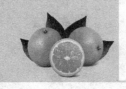

孕产妇宜吃的食物

增多。

老母鸡含有一定量的雌激素,有回奶作用,是不是产妇就不能吃老母鸡呢?这里是指产后7~10天不宜吃。当然,生产10天以后,在乳汁比较充足的情况下,可以煨老母鸡吃,对增加产妇营养、增强体质是大有好处的。

另外,因老母鸡多肥腻,产妇产后体质较差,胃肠消化功能相对较弱,如过早吃老母鸡,容易影响胃肠的消化功能,从而影响营养物质的消化吸收。

(十四)产后喝红糖水要适时适量

民间流行着产妇坐月子要吃红糖的传统习惯。产后妇女吃红糖是有道理的,只要适量饮用红糖水,对产妇、婴儿都有好处。因为产妇分娩所消耗的精力和体力都很大,失血较多,产后又要给婴儿哺乳,需要丰富的糖类和铁质,红糖既能补血,又能供给热能,是两全其美的佳品。

红糖中的葡萄糖含量比白糖高30倍,铁比白糖高1倍,还含有白糖没有的胡萝卜素、维生素B_2、烟酸及锌、锰、铬、钙、铜等多种微量元素,有助于产后营养、能量和铁质的补充,防治产后贫血。红糖还有利尿作用,有利于预防产后发生尿潴留。

红糖营养丰富,释放能量快,营养吸收利用率高,具有温补性质。产妇分娩后,由于丧失了一些血液,身体虚弱,需要大量快速补充铁、钙、锰、锌等微量元素和蛋白质。据研究测定,300克红糖含有钙质450毫克,含铁质20毫克及一些微量元素等。红糖还含有"益母草"成分,可以促进子宫收缩,排出产后宫腔内瘀血,促使子宫早日复原。产妇分娩后,元气大损,体质虚弱,吃些红糖有益气养血、健脾暖胃、驱散风寒、活血化瘀的功效。但是,产妇切不可因红糖有如此多的益处,就一味多吃,越多越好。因为过多饮用红糖水,会损坏牙齿。红糖性温,如果产妇在夏季过多喝了红糖水,

二、产妇的饮食营养与食物选择

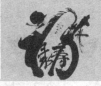

必定加速出汗,使身体更加虚弱,甚至中暑。

中医学认为,红糖性温,具有补中益气、缓中化食、养血活血等功效,所以产妇吃红糖对防御产后风寒、促进食欲、消除恶露很有好处。

一般来说,红糖应食用1周左右,如果产后无限制地食用红糖,对身体不但无益,反而有害。因为目前产妇多为初产妇,产后子宫收缩一般是良好的,恶露的色和量均正常,血性恶露一般持续时间为7~10天。如果产妇吃红糖时间过长,如达半个月至1个月以上时,阴道排出的液体多为鲜红色血液,这样,产妇就会因为出血过多而造成失血性贫血,还可影响子宫复原和身体康复。因此,产妇产后吃红糖的时间不宜太长,最好在10天左右。

(十五)产妇并非惟有食用红糖才好

一般产妇都喝红糖水,认为产妇只有喝红糖水才好,是这样吗?其实红糖、白糖都有各自的作用;有时应吃红糖,有时应吃白糖。

红糖和白糖都是从甘蔗、甜菜中提取的。红糖是一种含葡萄糖、纤维素多的食糖,具有活血化瘀的作用,对产后子宫收缩、恢复和恶露排出、乳汁分泌均有一定作用。由于含葡萄糖浓度较高,吸收入血后,还有利尿功能,利于产妇泌尿系统保持通畅,减少产妇卧床期间引起的膀胱尿潴留,从而防止泌尿系感染。在产后10日内,饮红糖水或在食物中加红糖,有益于健康。可是,红糖性温,在炎热的夏天,如果产妇过长时间食用,会使汗液增多,口渴咽干,如伴有产后感染疾病,可出现发热、头晕、心悸、阴道出血增多等病症。因而,红糖虽好,也应根据情况食用。

白糖纯度高,杂质少,性平,有润肺生津的功效。适合夏季分娩的产妇,或产褥中、后期食用。如果有发热、出汗较多、手足心潮热、阴道出血淋漓不断、咽干口渴、干咳无痰的产妇,更应多用白糖,即使在寒冷的季节分娩,也可以食用白糖。

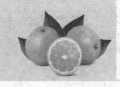

孕产妇宜吃的食物

（十六）月子里要吃蔬菜水果

有人认为，坐月子不能吃蔬菜、水果，这种说法是不科学的。

产后由于身体恢复和哺乳的需要，各种维生素的需要比平时增加1倍以上，其中维生素C每日需要150毫克。维生素C可以保持血管壁和结缔组织健康致密，减低脆性，并有止血和促进伤口愈合的作用。维生素C在新鲜蔬菜和水果中含量很丰富，如蔬菜中的油菜、苋菜、菠菜、卷心菜、白菜、白萝卜；水果中的柑橘、荔枝、鲜枣、柿子等。人体能保持一定数量的维生素C，但不能久存，过多则从尿中排出，所以必须每天不断摄入。

蔬菜、水果还含有较多的食物纤维，食物纤维不能被人体直接消化、吸收，但它的吸水性强，在肠胃里体积增大，可促进肠胃蠕动，有利于排便通畅，还能防止废物、腐物在肠道存留过久。叶菜如芹菜、油菜，根菜如萝卜、白薯，水果如柑橘、柿子、菠萝等都含有丰富的食物纤维。如果每天吃750克的蔬菜和水果，可得到8～12克的食物纤维，即能满足身体的需要。

（十七）产妇喝汤的讲究

妇女分娩以后，家里人都免不了要给产妇做些美味可口的菜肴，特别是要炖一些营养丰富的汤。这不但可以给产妇增加营养，促进产后的恢复，同时可以催乳，使孩子得到足够的母乳。但是，很多人不知道喝汤也有一些讲究。

有的人在孩子呱呱坠地后就给产妇喝大量的汤，过早催乳使乳汁分泌增多。这时宝宝刚刚出世，胃的容量小，活动量少、吸吮母乳的能力较差，吃的乳汁较少，如有过多的乳汁淤滞，会导致乳房胀痛。此时产妇乳头比较娇嫩，很容易发生破损，一旦被细菌感染，就会引起急性乳腺炎，乳房出现红、肿、热、痛，甚至化脓，增加了产妇的痛苦，还影响正常哺乳。因此，产妇喝汤，一般应在分娩

二、产妇的饮食营养与食物选择

一周后逐渐增加。以适应孩子进食量渐增需要。

有人给产妇做汤,认为越浓、脂肪越多营养就越丰富,以致常做含有大量脂肪的猪脚汤、肥鸡汤、排骨汤等,实际上这样做很不科学,因为产妇吃了过多的高脂肪食物,会增加乳汁的脂肪含量,宝宝对这种高脂肪乳汁不能很好吸收,容易引起腹泻而损害宝宝身体健康。同时,产妇吃过多高脂肪食物,很少吃含纤维素的食物,会使身体发胖,失去体型美。所以,应多喝一些含蛋白质、维生素、钙、磷、铁、锌等较丰富的汤,如精肉汤、鲜血汤、蔬菜汤和水果汁等,以满足母体和宝宝的营养需要。同时,还可防治产后便秘。

(十八)产后要注意铁和钙的供应

我国成年妇女每日需要铁15毫克,孕期及哺乳期需18毫克。一般膳食每日供给铁15毫克左右,但只能吸收其中的1/10,其余来自对破坏后红细胞中铁的再利用。妊娠由于扩充血容量及胎儿需要,约50%孕妇患缺铁性贫血,分娩时又因失血丢失约200毫克的铁,哺乳时从人乳中又要失去一些,所以产后充分补铁是很重要的。食用含铁多的食物时最好不要同时服用含草酸或鞣酸高的菠菜、苋菜、鲜笋或浓茶,以免结合成不溶解的盐类,妨碍吸收。

我国正常人每日需钙600毫克,孕期1500~2500毫克,哺乳期2000毫克。通过调查,我国孕妇在妊娠晚期几乎百分之百缺钙。100毫克的人乳中含钙34毫克,如果每日泌乳1000~1500毫升,就要失去500毫克左右的钙。产妇缺钙如得不到纠正,年轻时肌肉无力、腰酸背痛、牙齿松动,严重者骨质软化变形。

钙主要来自食物,乳、鱼、虾、豆类及其制品含钙多,海产品中虾皮、海带、发菜、紫菜等,木耳、口蘑、银耳、瓜子、核桃、葡萄干、花生米等含钙也比较丰富。牛奶中含钙也比较多,但有些人肠道内缺乏将乳糖转化为糖的酶,喝牛奶后会出现腹部不适、胀气,甚至腹泻,可以用发酵过的酸奶代替。另外,还要注意含钙多的食物不

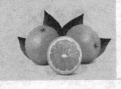

孕产妇宜吃的食物

要与含草酸高的蔬菜同时煮食,否则可使钙"皂化",不能被人体吸收,菠菜、韭菜、苋菜、蒜苗、冬笋等含草酸多,菠菜烧豆腐营养丰富的说法是不科学的。

(十九)产妇进补要恰到好处

十月怀胎打破了女性身体里的内部环境,因此月子里的调养对于每个产妇未来的健康都至关重要。如何建立身体内部环境的新秩序,重新储备营养,是每个产妇都要面对的问题。这并不意味着一定要大补,补不好不但对健康有害,而且还会让自己变成"肥妈"。怎么才能补得健康而又恰到好处呢?

1. 补充水分很重要 刚刚生完小孩的产妇,除了生殖系统变化之外,心血管系统、内分泌系统、泌尿系统都会有相应的改变。同样,消化系统也有一些特殊的变化。如产后最初几天常常感到口渴,食欲不佳,这是胃液中盐酸分泌减少、胃肠道的肌张力及蠕动能力减弱的原因;皮肤排泄功能变得极为旺盛,特别爱出汗;而且很多产妇还增加了给孩子哺乳的任务。补水不一定只喝白水,果汁、牛奶、汤等都是较好的选择。水分的补充还有助于缓解疲劳、排泄废物、使乳汁充足,好处多多。

2. 别忘了补充盐 有人说产妇在月子里不能吃盐,所以饭菜、汤里一点盐也不放。事实上,这样做只会适得其反,盐对产妇是很有益处的。由于产后出汗较多,乳腺分泌旺盛,体内的盐很容易随着汗水流失,因此适量地补充盐分有助于产后体力的恢复。

3. 不挑食比"大补"更重要 从营养的角度看,产后产妇每天需要热能 12 552~16 736 千焦,蛋白质 80 克。虽然每个人的情况不完全相同,但大致应比怀孕前的饮食量增加 30% 左右为好。无论产后怎样繁忙,也要按时吃饭,菜谱要考虑营养的均衡,尽量不挑食。主食要比孕晚期增加一些,还要多吃蛋白质和蔬菜。完全没有必要按传统的说法那样"大补",只要饮食合理、营养丰富就可

二、产妇的饮食营养与食物选择

以了。过度的加强营养只会造成体重的增加,太多的补品不仅妈妈的身体承受不了,大量的营养还会进入乳汁中,影响宝宝的内分泌等功能。

4. 喝汤有讲究 猪蹄汤、瘦肉汤、鲜鱼汤、鸡汤等含有丰富的水溶性营养,不仅利于体力恢复,而且帮助乳汁分泌,可谓最佳营养品了。但产妇喝肉汤也有学问。如果产后乳汁迟迟不下或下得很少,就应早些喝点肉汤,以促使下乳,反之就迟些喝肉汤,以免过多分泌乳汁造成乳汁淤滞。肉汤过浓,脂肪含量就越高,乳汁中的脂肪含量也就越多。含有高脂肪的乳汁不易被婴儿吸收,往往引起新生儿腹泻,因此肉汤最好不要过浓。如果产妇担心汤里的油脂会使自己发胖,可以把汤晾凉一些,然后用吸管喝,这样就可以避开浮在汤表面的油脂了。

5. 饮食对乳汁的影响 产妇产后最重要的任务就是给宝宝喂奶,要知道宝宝所有营养的来源就是你的乳汁了,所以应当多吃一些能够促进乳汁分泌、含有大量维生素、铁等微量元素的食品。由于宝宝骨骼和牙齿生长需要大量的钙,还应该多喝牛奶和骨头汤以补充钙元素。另外,尽量少吃辛辣的食品,洋葱味、大蒜味都会进入乳汁中。如果味道特别强烈,宝宝有可能会拒绝吃奶。尽管你希望尽快恢复苗条的体形,但也不应在月子里减肥,减肥不仅影响产妇自己身体的恢复,还会严重影响乳汁的营养含量,使宝宝的生长受到影响。如果实在要减肥,也应该在停止哺乳以后再实施,一般建议至少是产后 4 个月。不能减肥,但可以通过饮食控制体重,如在产褥期内,可饮用低脂奶或脱脂奶,少食肥肉、少吃糖等。

6. 最适合产妇吃的菜 产妇因为分娩丢失了一部分血液,消耗了一定的元气,生殖器官也需要修复。因此,除了多吃些肉、蛋、鱼等食品补充蛋白质外,还要多吃一些青菜、胡萝卜、西红柿等深色蔬菜,用来补充维生素、铁等营养元素。

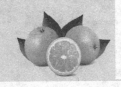

孕产妇宜吃的食物

7. 红糖要适量 很多人都认为红糖最适合产妇食用,因为它含铁量高,有助于帮助产后补血;而且红糖还含有多种微量元素和无机盐,能够利尿、防治产后尿失禁,促进恶露排出。一般喝红糖水最好不要超过10天,时间过长会增加血性恶露,并且在夏天会使产妇出汗更多而造成体内少盐。

8. 鸡蛋要限量 鸡蛋也是月子里不能少的营养,因为它富含蛋白质而且易于吸收,还含有卵磷脂、卵黄素及多种维生素和无机盐,对于体力恢复是非常有益的。但是每天吃2~3个就已经足够,过多的食用不仅会使蛋白质过剩而诱发其他营养病,而且还会影响其他营养物质的吸收。

9. 小米不是惟一选择 小米富含维生素 B_1 和维生素 B_2,纤维素含量也很高。食用后会刺激肠蠕动,增进食欲。但是不能因为小米粥营养丰富,就完全以小米为主食,这样做只会造成其他营养的缺乏。

(二十)剖宫产产妇的营养补充

有些产妇因高危妊娠、胎位不正、产道狭窄或胎儿过大、胎儿宫内窘迫等原因需要进行剖宫产手术,确保母婴安全。从营养方面来说,剖宫产比正常分娩对营养的要求更高。因为手术需要麻醉、开腹等治疗,对身体本身是一次打击,因此产后恢复也会比正常分娩者慢些。同时因手术刀口的疼痛,使食欲受到影响。需要产妇在术前禁食,要求手术后先喝点萝卜汤帮助因麻醉而停止蠕动的胃肠道保持正常蠕动功能,并以肠道排气作为开始进食的标志。术后第一天应先给予流食,每天以稀粥、米粉、藕粉、果汁、鱼汤、肉汤的流质食物为主,分6~8次给予。在术后第二天,应吃些稀、软、烂为主的半流质食物,如肉末、肝泥、鱼肉、蛋羹、烂面、烂饭等为主,每天吃4~5次,保证充足摄入。第三天就可以吃普通饮食了,每天应保证摄入热能12 500千焦,注意补充优质蛋白质,各

二、产妇的饮食营养与食物选择

种维生素和微量元素。可选用主食350～400克,牛奶250～500毫升,肉类150～200克,鸡蛋2～3个,蔬菜水果500～1000克,植物油30克左右,能够有效保证乳母和宝宝都摄入充足的营养。

(二十一)产妇分娩后不能过早节食瘦身

在正常情况下,女性怀孕后的体重是一定会增加的,通常要比怀孕前增加10～15千克,而宝宝降生后体重还要比怀孕前重5千克左右。这增加的重量包括增大的乳房、子宫和部分增加的脂肪,这些重量在度过产褥期(产后的42天)和哺乳期后会逐渐消失,所以产妇分娩后不要急于将这部分增加的体重减去。

在怀孕期间,孕妇盆腔内的韧带、肌肉、阴道黏膜等都变得拉长、松弛,以利于宝宝的分娩。宝宝出世后,这些松弛的组织可以逐渐恢复到产前的状态。如果产妇在产后早早地节食,参加运动,必然要影响母乳的质和量,从而间接地影响宝宝的健康。并且,通常健美运动主要侧重于躯干和四肢的运动,在运动的过程中,腹肌紧张增加腹压,使盆腔内的韧带、肌肉受到来自上方的压力,加剧了松弛的状态。过早、长时间的健美运动使盆腔韧带发生严重松弛后,会导致子宫、膀胱、直肠突向阴道,造成子宫脱垂、尿失禁和排便困难。这些症状在产后往往不会马上出现,而常常在10年后逐渐明显,使这些妈妈们不得不到医院就诊。

一般情况下,产后运动可以在产后7天进行(剖宫产后10天),包括臀部上提、收缩肛门、仰卧起坐等方法,每天运动1～3次,每次3～10分钟。另外,应该在怀孕后就注意自己的饮食,不要过早地进食甜食和小糕点、饼干等食品。

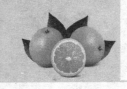

孕产妇宜吃的食物

三、孕产妇常见的营养与饮食误区

(一)胎儿越大越好

民间常有这样的说法,孩子大一点生出来好带,加上近年来生活水平提高,营养供应充分,大孩子出生的比例越来越高,近年来巨大儿(即出生体重≥4 000克)的出生率一直在10%左右,徘徊不下,与民间的错误观念不无关系。

从医学角度讲,胎儿在2 500克以上即为正常,一般在2 500～3 200克较好。如胎儿过大,首先会增加孕产妇的自身负担,易出现蛋白尿、水肿、高血压等;产妇在分娩时会阴产道可发生严重撕裂伤,严重时可发生子宫破裂;分娩困难造成第二产程延长,可致产妇产后大出血。对于胎儿来说,由于难产,可造成胎儿宫内窘迫、新生儿窒息、巨大儿常需手术助产,而且孕产巨大儿的妇女及婴儿均属糖尿病高危人群,其糖尿病患病率高于一般人群。

此外,胎儿越重,其自身含有的脂肪越多,而且多为脂肪细胞的增多,防止巨大儿出生关键在于科学合理调整孕期饮食,做到营养均衡不过量,孕妇体重增加过快时(如后期每周超过500克),即应在营养医师指导下,适当控制脂肪与甜食的摄入量,以防热能过剩,产出巨大儿。

(二)喝骨头汤补钙最好

不少孕妇及家属一提起补钙,总认为喝骨头汤最好,民间也有一种说法,吃骨头补骨头,但经有关试验证实,骨头汤中含钙量并不高,主要含胶质和脂肪。营养专家计算过,如果说一个人每天需

三、孕产妇常见的营养与饮食误区

要1 000毫克钙质的话,需要10千克骨头熬制的汤才够。在营养门诊,我们也发现,经常喝骨头汤的孕妇体重增加往往过快,这与骨头汤的高脂肪、高热能不无关系。

从营养角度讲,补钙应首选牛奶,100毫升牛奶中有120毫克钙质,每天如能饮用500毫升,即可满足孕妇每天需钙量的一半以上,还很好吸收。含钙较丰富的食品还有鱼、虾、虾皮、芝麻、豆制品、绿叶蔬菜等。尤其对于一些体重超重,肥胖,以及高血脂的孕妇来说,补钙不应首选骨头汤,而是牛奶。

(三)喝牛奶会"上火"

有不少人认为牛奶是"上火"之物,因此不敢多吃,还有些孕妇喜欢在牛奶中放入蜂蜜以达到去火的目的。其实,牛奶从中医的角度来讲,并不是上火的物质,它味甘,性平,有益胃润燥,滋养补虚的功效,中医还用于治疗大便燥结,虚损疲弱等症。

至于有些孕妇在喝过牛奶后出现鼻出血,大便燥结的情况,其实是由于加热牛奶方式不对造成的,我们现在所喝的消毒牛奶在出厂前都是经过低温巴氏消毒,不需要重新煮沸再喝,只需在火上或微波炉中温热即可,否则煮沸后,不仅营养素损失不少,牛奶的性质也会发生变化,喝了以后,反而容易出现"上火"症状。

(四)孕妇吃水果越多越好

很多人认为,孕妇多吃水果可摄取足够的维生素,会使孩子出生后皮肤白嫩,而且水果热能低,不会引起肥胖,在这种观念的驱使下,很多孕妇一天吃4~5个大苹果;1 000~1 500克葡萄的大有人在。

那么,孕妇吃水果多多益善吗? 事实并非如此,水果中主要含水分,约占90%,其次含有大量的果糖、葡萄糖、蔗糖等,这些糖类很容易消化吸收,如果消耗不掉,极易转化成中性脂肪,引起体重

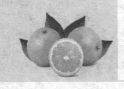

孕产妇宜吃的食物

迅速增加。对于有糖尿病高危因素的孕妇来说,如果一次大量进食甜水果的话,还可能诱发妊娠期糖尿病的发生。

一个中等大小的苹果能产生 100～120 千焦的热能,相当于小半碗米饭所产生的热量,所以孕妇每天吃水果应适量,一天最好不要超到 300 克,而且最好在两顿饭之间吃,这样既补充养分,又不会影响食欲。

(五)孕期体重增加不多,胎儿发育会迟缓

在孕中晚期,如果孕妇体重连续 1～2 周不增加,孕妇本人及产检医生均较紧张,认为体重不增加,意味着胎儿在宫内发育迟缓的可能,一般认为,只要不是因为生病引起的体重不增加,胎儿仍可很好发育。

研究证明,孕妇在营养相对不足的情况下,可通过调节营养在孕妇体内的分布,优先供给胎儿营养。同样,胎儿在营养相对不足时,通过调节胎儿体内血液分布,优先供应胎儿的主要器官如脑、肾等脏器。

另外,体重只是衡量胎儿营养的一个方面,通过定期的产前检查,即可发现胎儿发育异常,如宫高、腹围均在正常范围,稳定增加,即使孕妇体重增加不多,或短期不增,胎儿仍然发育很好,不必过于担心。

(六)孕妇吃鱼油,孩子就聪明

鱼油中含有大量的长链多不饱和脂肪酸,如二十二碳六烯酸(DHA)及二十碳五烯酸(EPA),其中 DHA 是我们俗称的"脑黄金",对胎儿的脑发育有好处。因此,有些孕妇认为,孕期多吃些鱼油,会使孩子变得更聪明。

但是,经研究证实,鱼油中一种前列腺素样的物质可能会诱发子宫收缩,引起早产。此外,鱼油中的 EPA 成分有抑制血小板凝

三、孕产妇常见的营养与饮食误区

聚,促进血管扩张的作用,可造成产后出血量大,这对产妇分娩极为不利。所以,从安全角度讲,孕妇不宜服用鱼油,特别在孕末期更不宜吃,以免发生危险。

(七)孕妇比肚子大小无意义

在产科门诊,常看到孕妇在互相比肚子大小,肚子小的孕妇会问,怎么同样的月份,我的肚子就比别人的小,是不是胎儿偏小?

实际上,每个人的身高体形都不一样,一般子宫位于前端者看起来较大,身材矮胖的人肚子较明显,而个子高挑的孕妇则不太明显。所以,通过定期产检,只要胎儿发育正常,别人赋予的印象请不要太在意,以免影响自己的情绪,比较腹部的大小没有实质上的意义。

(八)"坐月子"光吃不动

一些老的观念认为,女人"坐月子"就是要躺在床上好好休息,有的产妇遵从旧的习俗,不刷牙,不洗头,甚至连吃喝都由别人端到床头。其实,这完全是没有必要的。早期下床活动可促进身体尽快恢复,有利于子宫的复原和恶露的排出,从而减少感染机会,预防产褥期疾病的发生。

此外,产妇尽早下床活动,可使体内新陈代谢加快,增加能量消耗,减少脂肪的蓄积。所以,除了难产和手术产外,正常分娩的产妇可在产后24小时以后,开始下床活动,并根据身体恢复情况做产后体操。否则,"月子里"足吃足睡,月子过后成为"胖大嫂",想恢复体形就难了。

(九)孕期不宜控制体重

有些孕妇认为,在孕期不宜控制体重,否则营养跟不上,所以一些人放开吃,任由自己长,胎儿长,让体重过度增加而造成肥胖,

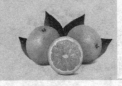

孕产妇宜吃的食物

还认为生完孩子再减肥也不迟,确实,在孕期不宜减肥,但应控制体重增加在合理范围,一般在10～15千克较好。超过上述范围,就应设法控制,因为怀孕期过胖可引起妊娠高血压综合征,糖尿病等并发症,而且肥胖度越高,发病的机会越大。过胖还是难产之源,肥胖时,体内脂肪太多,连子宫肌肉周围也充满了脂肪,造成子宫收缩时负担增加,不利于产程进展。如果胎儿也大的话,更容易发生难产,有文献报道,肥胖产妇更容易发生胎膜早破及羊膜腔感染。由于宫缩力弱,也容易发生产后出血。

可以说,孕妇超重、肥胖有百害而无一利。因此,要重视怀孕中的体重控制,选择合适的饮食,并加强运动,以防止肥胖发生。

(十)产后不哺乳有利于保持体形

有些产妇害怕给孩子喂奶不利于保持体形,因而放弃珍贵的母乳,选用替代品来喂养孩子。这样的做法不仅不明智,而且得不偿失。

孕妇在孕中末期,体内要贮存大量的脂肪,至少为3～4千克,它们分布在腹部及大腿,这些脂肪的蓄积,主要是为了产后哺乳而做的准备。如腰腹部及腿部的脂肪不太容易消耗掉,只有哺乳,才可能动用它们,通过乳汁排出。所以说,如果想尽快去除赘肉,恢复体形,喂奶是一条最好的途径,既消耗了体内多余的脂肪,又使宝宝获得充分的营养,还能预防乳腺癌、卵巢癌的发生,乳母们何乐而不为呢?

四、孕期常见病的食疗方

四、孕期常见病的食疗方

（一）妊娠呕吐

1. 概述 妊娠呕吐又称妊娠恶阻,是指妊娠3个月之内出现严重呕吐,妨碍饮食,甚至于发生营养不良的病症。约有50%孕妇在妊娠早期(5～12周),常有食欲减退,择食或轻度恶心,或清晨恶心呕吐,以及头晕、体倦等现象,在短时期即可停止,对健康影响不大,通常不需治疗而自愈。此种现象称为"妊娠反应",亦称"早孕反应",或称"妊娠呕吐"。对多数孕妇来说,这些反应在12周左右即自行消失。

但是,对于少数孕妇,如果呕吐逐渐加重,每天在清晨或进食之后,反复多次出现呕吐,且严重影响健康,甚至呕吐剧烈,饮食不进,严重者甚至出现黄疸、尿闭、神志模糊、谵妄、昏迷,有不同程度脱水、电解质紊乱及代谢性酸中毒、尿酮体阳性等,出现此类症状者,称"妊娠剧吐",或称"恶性妊娠呕吐"。一般妊娠呕吐与"恶性妊娠呕吐"(即"妊娠剧吐")虽有不同程度,但有时难以界定,因此,从一出现"妊娠呕吐"即应予以高度重视,通过有效的摄生养护,饮食调理,使孕妇安全度过这一时期。

中医学对孕妇因其恶心而阻碍饮食,甚至不能进食,食入即吐者,称之为"妊娠恶阻",又称"子病"。中医学认为,恶阻病机,主要由于胃气上逆(或谓其"胎气上逆")、胃失和降所致。临床上常见的有肝胃不和、脾胃虚弱两类证型,若呕吐频频、不能进食,可致气阴两伤,更加重本病。

西医学认为,本病的产生主要与血中绒毛膜促性腺激素水平

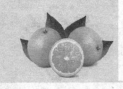

孕产妇宜吃的食物

急剧上升有关,可能与大脑皮质与皮质下中枢功能失调,以致丘脑下部自主神经系统功能紊乱有关。严重的妊娠呕吐会给孕妇的健康和胎儿的生长发育带来不良影响。这时剧烈呕吐致使孕妇得不到营养物质,但仍需供给胎儿越来越多的营养,导致母体体重下降,抵抗力降低,容易感染疾病。如果发生脱水和酸中毒时,还会威胁孕妇及胎儿的生命。因此,一旦出现剧吐证候,须及时就医,以免贻误救治时机。

妊娠呕吐需与早孕合并传染肝炎、胃炎、溃疡病、胆囊炎、阑尾炎等疾病相鉴别。根据妊娠反应症状的轻重,运用辨证施食,以调气和胃、降逆止呕,常可获得满意的效果。

2. 辨证施食

(1) 肝胃不和型

主要症状 妇女妊娠后恶心呕吐剧烈、口吐黄苦水或酸水,脘闷,嗳气,胁痛,心烦,头胀,精神抑郁,苔薄黄,脉弦滑。

食疗原则 抑肝和胃,调气止吐。

食物宜忌 宜食富含营养、易于消化的食物,如果汁、豆浆、鱼汤、新鲜蔬菜及水果,可选用橘皮、金橘叶、半夏、砂仁、木香、竹茹等具有疏肝理气、和胃止吐的食物及药食兼用品;忌食油腻、滋补食物。

柿蒂二花饮

【原　料】 柿蒂10个,佛手花5枚,白梅花5枚。

【制　作】 将柿蒂、佛手花、白梅花同入锅中,加适量水,煎煮20分钟,去渣取汁,即成。

【用　法】 早、中、晚分饮。

【功　效】 疏肝理气,和胃止呕。适用于肝胃不和型妊娠呕吐。

柴胡枳壳蜜饮

【原　料】 柴胡10克,枳壳10克,蜂蜜20克。

四、孕期常见病的食疗方

【制　作】 将以上两味中药入锅,加适量水,用小火煎煮30分钟,去渣取汁,待温后调入蜂蜜即成。

【用　法】 早晚分饮。

【功　效】 疏肝理气,和胃止呕。适用于肝胃不和型妊娠呕吐。

连苏芦根竹茹饮

【原　料】 黄连3克,紫苏叶5克,新鲜芦根60克(干品减半),竹茹20克。

【制　作】 将黄连、紫苏叶分别洗净,晾干或晒干,黄连切片,紫苏叶切碎,备用;将新鲜芦根洗净,晾干或晒干,切成碎小段(干品可在拣去杂质后切成碎小段),备用。将竹茹洗净,与黄连片、芦根碎小段及切碎的紫苏叶同放入砂锅,加水浸泡片刻,煎煮30分钟,用洁净纱布过滤,去渣取汁,盛入容器即成。

【用　法】 代茶频饮,或早晚分饮。

【功　效】 疏肝理气,清胃止呕。适用于肝胃不和型妊娠呕吐,对兼有胃热者尤为适宜。

陈皮半夏茶

【原　料】 陈皮6克,姜半夏10克。

【制　作】 将陈皮、姜半夏分别拣去杂质,洗净,晾干或晒干,切成丝或切成片,同放入砂锅,加适量水浸泡片刻,煎煮20分钟,用洁净纱布过滤,去渣取汁,盛入容器即成。

【用　法】 代茶频饮,或早晚分饮。

【功　效】 疏肝理气,清胃止呕。适用于肝胃不和型妊娠呕吐,对兼有胃热者尤为适宜。

陈皮乌梅茶

【原　料】 陈皮5克,乌梅4粒。

【制　作】 将陈皮、乌梅洗净后放入杯中,用沸水冲泡,加盖闷10分钟即成。

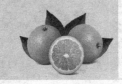

孕产妇宜吃的食物

【用　　法】　当茶频饮,可冲泡3~5次,当日饮完。

【功　　效】　疏肝理气,清胃止呕。适用于肝胃不和型妊娠呕吐,对兼有胃热者尤为适宜。

陈皮姜汁粟米粥

【原　　料】　陈皮10克,嫩生姜10克,粟米50克。

【制　　作】　将嫩生姜洗净,放入温开水中浸泡10分钟,捞出,连皮切碎,剁成生姜泥糊,用洁净纱布包裹,绞压取汁,盛入小杯中,备用。将陈皮洗净,阴干,切成细丝,与淘洗干净的粟米同放入砂锅,加适量水,大火煮沸后,改用小火煨煮1小时,待粟米熟烂即成。

【用　　法】　早晚分食,每次温食时加10滴生姜汁,拌和均匀后,嚼食咽下。

【功　　效】　疏肝和胃,止呕。适用于肝胃不和型妊娠呕吐。

梅花姜半夏粥

【原　　料】　白梅花5克,姜半夏15克,粳米100克,白糖20克。

【制　　作】　将白梅花、姜半夏、粳米洗净,放入砂锅中,加适量清水,用大火煮沸后,改小火煮至粥熟,调入白糖即成。

【用　　法】　早晚分食。

【功　　效】　疏肝和胃,止呕。适用于肝胃不和型妊娠呕吐。

佛手粥

【原　　料】　佛手20克,粳米100克,白糖15克。

【制　　作】　将佛手洗净,放入砂锅中,加适量水,用小火煮至水剩一半,去渣取汁,加入粳米,加适量水,继续用小火煮至粥熟,调入白糖即成。

【用　　法】　早晚分食。

【功　　效】　疏肝和胃,止呕。适用于肝胃不和型妊娠呕吐。

四、孕期常见病的食疗方

青陈皮糯米粥

【原　　料】　青皮、陈皮各 10 克,糯米 100 克,白糖 15 克。

【制　　作】　将青皮、陈皮洗净,切碎备用;再将糯米淘净,放入砂锅中,加适量清水,用大火煮沸,小火煮至米烂,放入青皮、陈皮再煮 15 分钟,调入白糖即成。

【用　　法】　早晚分食。

【功　　效】　理气和胃。适用于乙型肝炎肝气犯胃型恶心、呕吐。

砂仁藕粉

【原　　料】　砂仁 1.5 克,木香 1 克,藕粉 50 克,赤砂糖 30 克。

【制　　作】　将砂仁、木香拣去杂质,晒干或烘干,共研成极细末,放入盛有藕粉的瓷碗中,拌和,加赤砂糖,用刚煮沸的开水冲调成稀稠藕粉羹即成。

【用　　法】　早晚分食。

【功　　效】　理气和胃。适用于乙型肝炎肝气犯胃型恶心、呕吐。

青柑皮粉

【原　　料】　青柑皮粉 250 克。

【制　　作】　每年 5～6 月份采收自落细果,晒干,切丝或切片;或 7～8 月份采收未成熟果实,在果皮上纵剖成四瓣至基部,除尽瓤肉,晒干,切片或切丝备用。将青柑皮研成细粉即成。

【用　　法】　每次 6 克,每日 2 次,温开水送服。

【功　　效】　理气和胃。适用于乙型肝炎肝气犯胃型恶心、呕吐等。

嚼食橘饼方

【原　　料】　橘饼 30 克。

【制　　作】　将新鲜橘皮反复洗净,切碎,加少量白糖,腌制 2 小时后捣烂压制成小饼即成。

【用　　法】　分 3～4 次,缓缓嚼食。

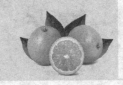

孕产妇宜吃的食物

【功　效】　理气和胃。适用于乙型肝炎肝气犯胃型恶心、呕吐。

(2)脾胃虚弱型

主要症状　妇女妊娠后脘腹胀闷,呕吐清水,不能进食,或食入即吐,头晕乏力,神疲思睡,小便黄少,舌淡苔白,脉缓滑无力。

食疗原则　健脾和胃,顺气降逆。

食物宜忌　宜食富含营养、易于消化的食物,如豆浆、牛奶、蜂蜜、果汁、肉汤、鱼汤、新鲜蔬菜及水果,以及选用人参、黄芪、白术、茯苓、生姜、红枣等药食兼用品;忌食孕妇平时不喜食的食物,忌食多油、煎炸、辛辣及难以消化的食物。

参乳雪梨饮

【原　料】　白参3克,甘蔗30克,雪梨30克,鲜牛奶50毫升。

【制　作】　将白参洗净,晒干或烘干,研成极细末,备用;将甘蔗、雪梨分别洗净,去外皮后,榨汁备用。炒锅置火上,放适量清水,加入甘蔗、雪梨汁,小火煨煮至沸,调入参末及鲜牛奶,拌匀,继续用小火煨煮至沸即成。

【用　法】　早晚分饮,每次饮用时也可调入适量蜂蜜。

【功　效】　健脾和胃,生津止吐。适用于脾胃虚弱型妊娠呕吐,对兼有气阴两虚者尤为适宜。

参术五汁饮

【原　料】　党参、白术、茯苓、姜半夏、陈皮各10克,西瓜汁、草莓汁、甘蔗汁、生梨汁、藕汁各50毫升。

【制　作】　将党参、白术、茯苓、姜半夏、陈皮分别拣去杂质,洗净,晒干,切成片或切碎,同放入砂锅,加适量水,浸泡片刻后,煎煮30分钟,用洁净纱布过滤,收取滤汁,盛入容器中,依次调入西瓜汁、草莓汁、甘蔗汁、生梨汁、藕汁,拌匀即成。

【用　法】　当作饮料,随量饮用,或早晚分饮,当日饮完。

【功　效】　健脾和胃,生津止吐。适用于脾胃虚弱型妊娠呕

四、孕期常见病的食疗方

吐,对兼有气阴两虚者尤为适宜。

姜汁牛奶饮

【原　　料】　鲜生姜30克,鲜牛奶250毫升。

【制　　作】　将鲜生姜洗净,去皮,切成细丝,放入容器中,加少许水,捣烂后取汁,加入牛奶中,用小火煮沸即成。

【用　　法】　与早点一同饮用。

【功　　效】　温补脾胃。适用于脾胃虚弱型妊娠呕吐。

生姜蜂蜜糯米饮

【原　　料】　干生姜30克,糯米20克,蜂蜜20克。

【制　　作】　将干生姜、糯米洗净,研磨成细粉,入锅,加适量水,煮30分钟,取稠汁,待温后调入蜂蜜即成。

【用　　法】　早晚分饮。

【功　　效】　温补脾胃。适用于脾胃虚弱型妊娠呕吐。

鲜姜蜂蜜饮

【原　　料】　鲜生姜30克,蜂蜜20克。

【制　　作】　将鲜生姜切成丝,放入碗中,加凉开水少许,捣烂后取汁,与蜂蜜调匀即成。

【用　　法】　早晚分饮。

【功　　效】　温补脾胃。适用于脾胃虚弱型妊娠呕吐。

姜汁红糖饮

【原　　料】　鲜生姜30克,红糖30克。

【制　　作】　将鲜生姜取汁去渣,与红糖调匀即成。

【用　　法】　当茶频饮。

【功　　效】　温补脾胃。适用于脾胃虚弱型妊娠呕吐。

韭姜饮

【原　　料】　韭菜汁100毫升,姜汁30毫升,红糖10克。

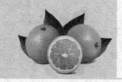

孕产妇宜吃的食物

【制　作】　将韭菜汁、姜汁、红糖,一同入锅,加适量水,小火煮沸,待红糖溶化后拌匀即成。

【用　法】　早晚分饮。

【功　效】　温补脾胃。适用于脾胃虚弱型妊娠呕吐。

姜糖饮

【原　料】　鲜嫩生姜30克,饴糖20克。

【制　作】　将生姜切成细丝,放入杯中,用沸水冲泡,加盖闷10分钟,调入饴糖即成。

【用　法】　当茶频饮,当日饮完。

【功　效】　温补脾胃。适用于脾胃虚弱型妊娠呕吐。

红枣五汁茶

【原　料】　红枣30克,鲜鸭梨250克,鲜芦根200克,荸荠100克,鲜藕100克,鲜麦冬30克。

【制　作】　将红枣洗净,放入砂锅,加适量水浓煎2次,每次40分钟,合并2次煎液,连同红枣放入2只杯中,备用。将鲜鸭梨、鲜芦根、荸荠、鲜藕、鲜麦冬分别洗净,放入温开水中浸泡片刻,再清洗一次,取出后,切碎,捣烂,一同放入家用果汁机中,快速绞取汁,用洁净纱布过滤,将收取的滤汁分放在2只盛放红枣煎液的杯中即成。

【用　法】　上下午分饮。

【功　效】　健脾养胃,和中止吐。适用于脾胃虚弱型妊娠呕吐。

生姜粥

【原　料】　鲜生姜10克,糯米100克,白糖10克。

【制　作】　将生姜洗净,切成薄片,与洗净的糯米一起放入锅中,加适量清水,先用大火煮沸,再用小火煮至粥稠,调入白糖即成。

【用　法】　早晚分食。

四、孕期常见病的食疗方

【功　效】　健脾养胃,和中止吐。适用于脾胃虚弱型妊娠呕吐。

艾叶粥

【原　料】　艾叶20克,粳米100克,白糖20克。

【制　作】　将艾叶洗净,用小火煎取浓汁,去渣留汁,把粳米放入药汁中,加适量清水,用小火煮至粥稠,调入白糖即成。

【用　法】　早晚分食。

【功　效】　健脾养胃,和中止吐。适用于脾胃虚弱型妊娠呕吐。

良姜粥

【原　料】　高良姜20克,粳米100克。

【制　作】　将高良姜洗净,去皮,切成细丝,入锅,加适量水,用小火煎煮20分钟,去渣取汁,与淘洗干净的粳米同入锅中,加适量水,先用大火煮沸,改用小火煮成稠粥即成。

【用　法】　早晚分食。

【功　效】　健脾养胃,和中止吐。适用于脾胃虚弱型妊娠呕吐。

桂圆干姜粉

【原　料】　干桂圆肉100克,干姜60克。

【制　作】　将干桂圆肉与干姜研成粗粉,混匀,瓶装备用。

【用　法】　每日3次,每次20克,温开水送服。

【功　效】　健脾养胃,和中止吐。适用于脾胃虚弱型妊娠呕吐。

橘皮姜糖

【原　料】　橘皮5克,生姜碎末50克,白糖250克。

【制　作】　将白糖放入铝锅内,加少量水,以小火煎熬至较稠厚时加入生姜碎末及橘皮,调匀,再继续煎熬至用铲挑起即成丝状而不粘手时将糖倒在表面涂过食用油的大搪瓷盆(或盘)中,待稍冷,将糖分割成条,再分割约50块即成。

【用　法】　每日2次,每次3块。

【功　效】　健脾养胃,和中止吐。适用于脾胃虚弱型妊娠呕吐。

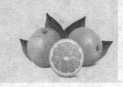

孕产妇宜吃的食物

（二）妊娠高血压综合征

1. 概述 妊娠高血压综合征，是指妊娠20周后发生高血压、水肿、蛋白尿、尿少综合征。临床可见血压增高，即收缩压≥140毫米汞柱（18.7千帕）和舒张压≥90毫米汞柱（12千帕）；小腿足踝轻度水肿，严重者可涉及全下肢，甚至全身水肿或伴腹水；尿蛋白检验可出现阳性，量多少因病情及肾功能受损程度而异；排尿减少，一般少于每24小时500毫升。如伴有明显头痛、头晕、胸闷、恶心、呕吐、视物模糊等症状时，诊为"先兆子痫"，抽搐与昏迷发生时诊断为"子痫"。对胎儿、母体危害极大，是孕妇死亡的主要原因之一。

妊娠高血压综合征属于中医"子气、子肿、子烦、子晕、女痫"等病症的范畴。食物疗法对轻度及中度妊娠高血压综合征有良好的治疗或辅助治疗作用。

2. 辨证施食

（1）脾虚湿阻型

主要症状 妊娠4～5个月后，血压超过正常值，面目水肿或遍及全身，肤色淡黄，皮薄而光亮，胸闷气短懒言，四肢不温，行走不便，食少口淡，便溏，舌淡，苔薄腻，脉细无力。

食疗原则 益气健脾，利湿消肿。

食物宜忌 宜食红枣、扁豆、薏苡仁、莲子、菱角、栗子、黄豆、粳米、芋头、荔枝、桂圆肉、牛肉、牛奶、猪肚、火腿、羊胆、兔肉、黄鳝、泥鳅、鲫鱼、鸡蛋、人参、刺五加、茯苓等食物及药食兼用品；忌食寒凉、生冷食物，摄取钠盐量应控制。

莼菜蜜饮

【原　料】 莼菜150克，蜂蜜30克。

【制　作】 将罐装莼菜倒入沸水锅中，待煮至沸即离火，调入蜂蜜，拌匀即成。

四、孕期常见病的食疗方

【用　法】　早晚分饮。

【功　效】　益气健脾，利湿消肿。适用于脾虚湿阻型妊娠高血压综合征。

白茯苓甜粥

【原　料】　白参3克，茯苓10克，粳米100克，冰糖20克。

【制　作】　将白参、茯苓研成粗粉，与淘净的粳米同入锅中，煮成稠粥，加入冰糖溶化即成。

【用　法】　早晚分食。

【功　效】　益气健脾，利湿消肿。适用于脾虚湿阻型妊娠高血压综合征。

山药粥

【原　料】　生山药60克，粳米100克。

【制　作】　将生山药和粳米淘洗干净，山药切片（捣糊更佳），一起放入锅中，加清水先以大火煮沸，继以小火煎30分钟，以熟烂为度。

【用　法】　早晚分食。

【功　效】　益气健脾，利湿消肿。适用于脾虚湿阻型妊娠高血压综合征。

绿豆山药粥

【原　料】　山药150克，绿豆30克，粳米100克。

【制　作】　将山药洗净，刮去外皮，切碎捣糜糊。绿豆洗净，温水浸泡片刻，与淘净的粳米同入砂锅，加水熬粥，粥将成时调入山药糊，拌匀，继续煨煮10分钟即成。

【用　法】　早晚分食。

【功　效】　益气健脾，利湿消肿。适用于脾虚湿阻型妊娠高血压综合征。

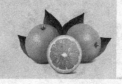

孕产妇宜吃的食物

豌豆粥

【原　料】　豌豆50克,水发腐竹150克,大枣15枚,粳米50克。

【制　作】　将腐竹切成1厘米长的小段,放入碗中,备用;将大枣拣净,用清水冲洗后,与淘净的豌豆同入砂锅,加水煨煮至豌豆熟烂,加入淘净的粳米,拌匀,继续煨煮成稀粥,加入腐竹段,用小火煨煮至沸即成。

【用　法】　早晚分食。

【功　效】　益气健脾,利湿消肿。适用于脾虚湿阻型妊娠高血压综合征。

三豆粥

【原　料】　豌豆、绿豆、红豆各50克,糯米150克,白糖适量。

【制　作】　将豌豆、绿豆、红豆放入碗内,用清水浸泡4小时备用;糯米淘洗干净。将豌豆、绿豆、红豆放锅内,加入清水适量,用大火煮沸后,改用中火煨煮30分钟,加入淘洗干净的糯米,待其煮沸10分钟,转小火熬至黏稠,加入白糖调匀即成。

【用　法】　早晚分食。

【功　效】　益气健脾,利湿消肿。适用于脾虚湿阻型妊娠高血压综合征。

黄豆芽粥

【原　料】　黄豆芽100克,大米100克。

【制　作】　将黄豆芽与大米淘洗干净,一同放入砂锅中,加水适量,用大火煮沸后转用小火熬煮成稀粥即成。

【用　法】　早晚分食。

【功　效】　益气健脾,利湿消肿。适用于脾虚湿阻型妊娠高血压综合征。

四、孕期常见病的食疗方

健脾八宝粥

【原　料】　红枣 10 枚,山药 10 克,桂圆肉 10 克,芡实 15 克,薏苡仁 15 克,白扁豆 15 克,莲子肉 15 克,赤小豆 15 克,糯米 150 克,绵白糖 50 克。

【制　作】　将红枣、山药、桂圆肉、芡实、薏苡仁、白扁豆、莲子肉、赤小豆用水浸泡 2 小时,放入锅内,用小火煮 1 小时,再放入淘洗干净的糯米,加水煮成稠粥,调入白糖即成。

【用　法】　早晚分食。

【功　效】　益气健脾,利湿消肿。适用于脾虚湿阻型妊娠高血压综合征。

白术猪肚姜粥

【原　料】　白术 30 克,猪肚 1 只,姜片 10 克,粳米 100 克。

【制　作】　将猪肚洗净,切成小块。白术、姜片放入砂锅,加水后煎取药汁,去渣后与淘洗干净的粳米和猪肚块一同煮粥即成。

【用　法】　早晚分食。

【功　效】　益气健脾,利湿消肿。适用于脾虚湿阻型妊娠高血压综合征。

香菇牛肉饭

【原　料】　新鲜香菇 30 克,嫩牛肉 50 克,粳米 200 克,面筋 50 克,葱花、精盐各适量。

【制　作】　将香菇洗净,切成碎粒;牛肉洗净,去筋膜,切成片;面筋用水浸泡,切成小块。将粳米淘洗干净,与香菇丁一同放入锅中,加水适量,煮至粳米半熟时,加入牛肉、面筋、精盐,用小火焖至饭熟即成。

【用　法】　当主食,随量食用。

【功　效】　益气健脾,利湿消肿。适用于脾虚湿阻型妊娠高血压综合征。

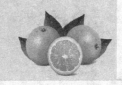

孕产妇宜吃的食物

什锦杂粮饭

【原　　料】　粟米150克,玉米、荞麦、高粱各100克。

【制　　作】　将粟米、玉米、荞麦、高粱分别洗净,先将玉米煮熟烂,再加入粟米、荞麦、高粱搅匀,倒入适量清水,用大火煮沸后,改用小火焖至香熟即成。

【用　　法】　早晚分食。

【功　　效】　益气健脾,利湿消肿。适用于脾虚湿阻型妊娠高血压综合征。

红枣茶

【原　　料】　红枣20枚。

【制　　作】　将红枣洗净,放入砂锅,加水浓煎3次,每次20分钟,合并3次煎汁,用洁净纱布过滤(红枣勿弃,另放碗中备用),将煎汁回入锅中,加适量清水,小火煮沸即成。

【用　　法】　代茶频饮,可咀嚼服食煎煮过的红枣肉。

【功　　效】　滋补脾胃,益气降压。适用于脾虚湿阻型妊娠高血压综合征。

香菇茶

【原　　料】　香菇(干品)5个。

【制　　作】　将香菇去杂质,洗净,切成细丝,放入杯中,用沸水冲泡,加盖闷15分钟即成。

【用　　法】　代茶频饮,可冲泡3~5次。

【功　　效】　益气健脾,利湿消肿。适用于脾虚湿阻型妊娠高血压综合征。

灵芝茶

【原　　料】　灵芝10克。

【制　　作】　将灵芝洗净,切成薄片,放入大杯中,用沸水冲泡,加盖闷15分钟即成。

四、孕期常见病的食疗方

【用　　法】 代茶频饮。
【功　　效】 益气除烦,利湿消肿。适用于脾虚湿阻型妊娠高血压综合征。

绞股蓝茶

【原　　料】 绞股蓝叶10克。
【制　　作】 将采收的绞股蓝叶拣去杂质后晒干或烘干,收贮备用。每次取10克,放入大杯中,用沸水冲泡,加盖闷10分钟即成。
【用　　法】 代茶频饮,可冲泡3～5次。
【功　　效】 益气健脾,利湿消肿。适用于脾虚湿阻型妊娠高血压综合征。

山药扁豆薏苡仁羹

【原　　料】 淮山药100克,扁豆100克,薏苡仁100克,白糖30克。
【制　　作】 将淮山药、扁豆、薏苡仁共研成粗粉,放入砂锅,加适量水,煮成稠羹,羹成后趁热调入白糖,搅拌均匀即成。
【用　　法】 分2次当点心食用。
【功　　效】 益气健脾,利湿消肿。适用于脾虚湿阻型妊娠高血压综合征。

鲫鱼赤豆羹

【原　　料】 鲫鱼1条(约250克),赤豆60克,葱1根,黄酒、精盐、味精、酱油各适量。
【制　　作】 将赤豆拣净杂质,清水浸泡一夜,洗净,沥干水,打烂成泥;葱洗净,切成葱花;鲫鱼去鳞、鳃及内脏,洗净,沥干,放入盘内,加入少许黄酒,上笼蒸熟,待冷后轻轻拆骨取肉。锅内洗净,置火上,加入适量清水,大火煮沸,先放入鲫鱼肉,煮沸,再放赤豆泥,并不断地搅拌,放入葱花,煮成稀糊,加入精盐、酱油、味精调味

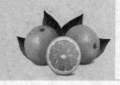

即成。

【用　　法】　佐餐，随量食用。

【功　　效】　益气健脾，利湿消肿。适用于脾虚湿阻型妊娠高血压综合征。

豆沙山药糕

【原　　料】　山药150克，面粉500克，豆沙馅250克，山楂糕250克，红糖60克，白糖50克。

【制　　作】　将山药洗净，去皮，上笼蒸烂，晾凉备用。面粉加清水，反复糅合，加入蒸烂的山药，再揉成面团，分成两块，擀成山药面饼，取一块面饼平摊开来，将豆沙馅均匀地摊在上面，然后将山楂糕切成2厘米的薄片，铺在豆沙馅上，将红糖、白糖匀撒在豆沙馅面上，再将另一块山药面饼覆盖在上方，上笼蒸30分钟即成（可随意改刀切块食用）。

【用　　法】　每次100克，每日2次。

【功　　效】　消积散瘀，滋润血脉。适用于脾虚湿阻型妊娠高血压综合征。

八宝山药泥

【原　　料】　山药500克，莲子10颗，红枣、蜜枣各3枚，樱桃3颗，松子仁、瓜子仁各5克，核桃仁25克，蜜饯青梅1颗，白糖、豆沙、植物油、湿淀粉各适量。

【制　　作】　将山药洗净，上笼蒸烂，去皮后捣成泥，加入白糖，再加入植物油少许拌匀；莲子用温水浸泡，上笼蒸透。红枣、蜜枣去核；青梅切成片；核桃仁去皮。取一大碗，里面抹上一层油，用莲子、大枣、蜜枣、樱桃、松子仁、核桃仁、青梅八宝料摆成一定的图案，先放入1/3的山药泥，后加入豆沙和剩余的八宝料，再盖上其余的山药泥抹平，入笼用大火蒸约30分钟，取出扣入另一碗内；将炒锅上中火，加入清水、白糖，煮沸后撇去浮沫，用湿淀粉勾稀芡，

四、孕期常见病的食疗方

浇在山药泥上即成。

【用　法】　佐餐，随量食用。

【功　效】　益气健脾，补肝益肾。适用于脾虚湿阻型妊娠高血压综合征。

香菇牛奶

【原　料】　香菇25克，茯苓10克，玉米须15克，鲜牛奶200毫升。

【制　作】　将香菇用温水包发，洗净切碎，与洗净的茯苓、玉米须同入砂锅，加水煎煮30分钟，收取浓汁，与牛奶拌和均匀即成。

【用　法】　早晚分食。

【功　效】　益气健脾，利湿消肿。适用于脾虚湿阻型妊娠高血压综合征。

胚芽豆浆

【原　料】　豆浆150毫升，红糖20克，小麦胚芽50克。

【制　作】　先将豆浆煮沸3～5分钟后冷却，备用。将红糖置容器中，加少许豆浆混合均匀，再加入小麦胚芽，搅匀后，倒入剩余的豆浆，混合均匀，以大火煮沸即成。

【用　法】　随早餐食用。

【功　效】　益气健脾，利湿消肿。适用于脾虚湿阻型妊娠高血压综合征。

绿豆红枣饮

【原　料】　绿豆100克，红枣15枚，红糖适量。

【制　作】　将绿豆、红枣洗净入锅，加水适量，煮至豆熟烂，调入红糖即成。

【用　法】　早晚分食豆、枣，饮汤。

【功　效】　益气健脾，利湿消肿。适用于脾虚湿阻型妊娠高

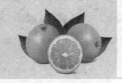

孕产妇宜吃的食物

血压综合征。

冬瓜三豆汤

【原　料】　冬瓜 250 克,赤豆 100 克,绿豆 60 克,扁豆 30 克,精盐适量。

【制　作】　将冬瓜洗净,去皮,切片,与洗净的赤豆、绿豆、扁豆同入锅中,加适量清水,用小火煮至三豆熟烂,调入精盐即成。

【用　法】　上下午分饮。

【功　效】　益气健脾,利湿消肿。适用于脾虚湿阻型妊娠高血压综合征。

牛肉薏苡仁汤

【原　料】　牛肉 250 克,薏苡仁 30 克,白鲜皮 30 克,精盐适量。

【制　作】　将白鲜皮装入纱布袋,扎紧袋口;牛肉洗净,切成小块。薏苡仁淘洗干净,与纱布袋一同放入砂锅内,加适量清水,用大火煮沸后转用小火慢炖至牛肉熟烂,去纱布袋,加入精盐调味即成。

【用　法】　佐餐,随量食用。

【功　效】　益气健脾,利湿消肿。适用于脾虚湿阻型妊娠高血压综合征。

冬瓜鲤鱼汤

【原　料】　鲤鱼 1 条(约 500 克),冬瓜 500 克,精盐、黄酒、胡椒粉、白糖、葱段、姜片、植物油各适量。

【制　作】　将冬瓜洗净,切片。鲤鱼去鳞、鳃及内脏,洗净,下油锅煎至金黄色,先加入适量清水,再加入冬瓜片、黄酒、精盐、白糖、葱段、姜片,煮至鱼熟瓜烂,拣去葱、姜,加入胡椒粉调味,再煮 2 分钟即成。

【用　法】　佐餐,随量食用。

四、孕期常见病的食疗方

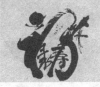

【功　效】　益气健脾,利湿消肿。适用于脾虚湿阻型妊娠高血压综合征。

(2)肾虚水泛型

主要症状　妊娠四五个月后,血压超过正常值,面部水肿,胸以下水肿明显,下肢尤甚,心慌气短,下肢发冷,面色淡白或晦暗,小便减少,神疲乏力,舌淡,苔白滑,脉沉细或沉弦。

食疗原则　温阳补肾,降压利水。

食物宜忌　宜食黄牛肉、羊肉、狗肉、鹿肉、鸡肉、鲤鱼、鲫鱼、鲳鱼、薏苡仁、茯苓、生姜、附子、肉桂、猪苓、泽泻等食物及药食兼用品;忌食生冷、寒凉、油腻食物,摄入钠盐量应控制。

菟丝子二苓蜜饮

【原　料】　菟丝子30克,巴戟天10克,猪苓10克,茯苓15克,泽泻10克,大腹皮10克,生姜皮6克,蜂蜜30克。

【制　作】　将以上7味药洗净,入锅,加适量水,煎煮2次,每次30分钟,合并药汁,待药汁转温后调入蜂蜜,搅匀即成。

【用　法】　上下午分饮。

【功　效】　温阳补肾利水。适用于肾虚水泛型妊娠高血压综合征。

洋葱蜂蜜饮

【原　料】　洋葱100克,蜂蜜20克。

【制　作】　将洋葱洗净,切成细丝,放入砂锅,加水煎煮10分钟,停火后趁温调入蜂蜜,拌匀即成。

【用　法】　早晚分饮。

【功　效】　温阳补肾利水。适用于肾虚水泛型妊娠高血压综合征。

附片茯苓粥

【原　料】　制附片3克,猪苓20克,茯苓20克,粳米100克。

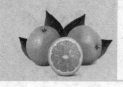

【制 作】 将制附片、猪苓、茯苓先用冷水浸泡,再用水煎煮40分钟,取浓汁与淘净的粳米,同煮成稠粥。

【用 法】 早晚分食。

【功 效】 温阳补肾,健脾利水。适用于肾虚水泛型妊娠高血压综合征,对兼有脾虚者尤为适宜。

荠菜黑豆粥

【原 料】 新鲜荠菜250克,黑豆60克,粳米15克。

【制 作】 将新鲜荠菜去杂,清水洗净,切成碎末;用温水浸泡黑豆约4小时,再用清水洗净。粳米淘净,与黑豆一同放入煮锅内,倒入适量清水,置于大火上煮沸后,转用小火继续煮至米豆熟时,加入荠菜,待米开花、黑豆熟烂即成。

【用 法】 早晚分食。

【功 效】 温阳补肾利水。适用于肾虚水泛型妊娠高血压综合征。

紫皮大蒜粥

【原 料】 紫皮大蒜30克,糯米100克。

【制 作】 将大蒜去皮,切碎,剁成糜糊。将糯米淘净,放入砂锅,加适量水,煨煮稀粥,粥成时调入大蒜糊,小火再煮沸即成。

【用 法】 早晚分食。

【功 效】 滋阴补虚,补肾利水。适用于肾虚水泛型妊娠高血压综合征。

香菇海参羹

【原 料】 水发香菇50克,水发海参100克,冬笋片20克,火腿肉10克,香油5克,黄酒、味精、葱花、姜末、精盐、鲜汤、胡椒粉各适量。

【制 作】 将海参切丁,香菇和冬笋切碎。炒锅上火,放油烧热,放入葱花、姜末、爆香,倒入鲜汤,然后加入海参、香菇、冬笋、精

四、孕期常见病的食疗方

盐、黄酒、味精等,煮沸勾芡,倒入火腿末,撒上胡椒粉,淋上香油即成。

【用　　法】　佐餐,随量食用。

【功　　效】　滋阴益精。适用于肾虚水泛型妊娠高血压综合征。

青蒜腐竹

【原　　料】　腐竹100克,青蒜50克,植物油、黄酒、精盐、味精各适量。

【制　　作】　将腐竹用温水泡软,捞出,切成8厘米长的小段,备用;将青蒜洗净,切成3厘米长的小段,盛入碗中。锅置火上,加植物油,大火烧至七成热时放入青蒜煸炒出香,盛入碗中;锅中加适量鲜汤,放入腐竹段,用中火煨炖片刻,烹入黄酒,加精盐、味精,再加入青蒜,拌匀,小火煮沸即成。

【用　　法】　佐餐,随量食用。

【功　　效】　行滞消积,温阳补肾利水。适用于肾虚水泛型妊娠高血压综合征。

核桃仁豆腐

【原　　料】　豆腐400克,核桃仁50克,虾仁30克,鸡肉80克,鸡蛋4个,猪肥肉、植物油、大米粉、黄酒、精盐、味精各适量。

【制　　作】　将核桃仁用温开水浸泡,捞出剥去外衣,然后放入烧至五成热的油锅中炸至淡黄色,捞出剁成末,放入碗内;将豆腐漂洗干净,去老皮,制成泥,用清洁纱布包起,挤去水分,然后放入盛核桃仁末的碗内;猪肥肉、虾仁分别剁成蓉,也放入盛核桃仁末的碗中,加入味精、黄酒、精盐和2个鸡蛋清,调成糊,放入抹上精制植物油的盘中,上笼蒸熟后取出,切成长方块;将另2个鸡蛋清打入碗中,加入大米粉,搅成蛋清糊。炒锅上火,放油烧热,将蒸虾仁豆腐块裹上蛋清,下入油锅中,炸至浮起即捞出,待油温升至七

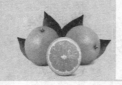

孕产妇宜吃的食物

成热时再炸至淡黄色时捞起,装入盘中即成。

【用　　法】　佐餐,随量食用。

【功　　效】　滋补肝肾,润脉降压。适用于肾虚水泛型妊娠高血压综合征。

双味素虾仁

【原　　料】　山药250克,水发香菇丁10克,青豆10克,番茄酱25克,蘑菇汤50克,植物油、精盐、味精、黄酒、葱花、淀粉、香油各适量。

【制　　作】　将山药洗净,蒸熟,取出去皮,用刀面压成泥,放入碗中,加入干淀粉、精盐、味精拌匀,搓成长条,做成虾仁形状。炒锅上火,放油烧至七成热,放入素虾仁炸约1分钟,捞出控油;炒锅留油少许,烧热后放入葱花炝锅,再放入青豆、香菇丁略炒,加入蘑菇汤、精盐、味精、黄酒煮沸,用湿淀粉勾稀芡,放入一半素虾仁炒匀后,淋上香油,颠翻几下,起锅盛入盘子一边;炒锅重上火,加入植物油少许,放入葱花炝锅,加入剩余蘑菇汤,再加精盐、味精、番茄酱、黄酒煮沸,用湿淀粉勾芡后加入剩余素虾仁炒匀,淋上香油,颠翻几下,起锅盛入盘子另一边即成。

【用　　法】　佐餐,随量食用。

【功　　效】　双补阴阳。适用于肾虚水泛型妊娠高血压综合征。

鲤鱼黑豆干姜汤

【原　　料】　鲤鱼1条(约300克),黑豆30克,干姜15克。

【制　　作】　将鲤鱼去鳞、鳃及肚肠,洗净;将黑豆、干姜洗净后与鲤鱼同入锅中,加适量水,同煮至豆烂鱼熟。

【用　　法】　早晚分饮。

【功　　效】　温阳补肾利水。适用于肾虚水泛型妊娠高血压综合征。

四、孕期常见病的食疗方

桂附鲫鱼汤

【原　料】　肉桂3克,制附片10克,薏苡仁20克,赤豆30克,鲫鱼250克,姜片、精盐、味精各适量。

【制　作】　将鲫鱼剖洗干净,与洗净的肉桂、制附片、薏苡仁、赤豆同入砂锅,加适量水,另加姜片、精盐,煨煮至薏苡仁、赤豆熟烂,再加味精即成。

【用　法】　早晚分饮。

【功　效】　温阳补肾利水。适用于肾虚水泛型妊娠高血压综合征。

砂锅鹿肉

【原　料】　鹿肉500克,猪苓、茯苓各15克,茴香、姜、葱、薤白头、黄酒、甜面酱、精盐、味精、植物油各适量。

【制　法】　猪苓、茯苓洗净,切片;鹿肉切成小方块,用沸水煮1分钟,捞出待用;姜切成丝;葱切成葱花;薤白头对剖成半。将鹿肉块、猪苓片、茯苓片、茴香、姜丝、薤白头、黄酒、甜面酱、精盐一起放入砂锅用大火煮沸,改用小火炖至熟烂,撒上葱花、味精即成。

【用　法】　佐餐,随量食用。

【功　效】　温阳补肾,健脾利水。适用于肾虚水泛型妊娠高血压综合征。

白参鹿肉汤

【原　料】　鹿肉250克,白参、黄芪各5克,白术、茯苓、肉苁蓉、肉桂、泽泻、山药各3克,姜、葱、胡椒粉、精盐、香油各适量。

【制　作】　将鹿肉除去筋膜,洗净,入沸水泡一会儿,捞出切成小块,骨头拍碎;将上8味中药放入布袋。将鹿肉、鹿骨、药袋一起放入锅中,加适量水,放入葱、姜、胡椒粉、精盐,上火煮沸,撇去浮沫,改用小火煨2～3小时,至鹿肉熟烂,淋上香油即成。

【用　法】　佐餐,随量食用。

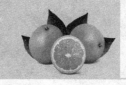

孕产妇宜吃的食物

【功　　效】　温阳补肾,健脾利水。适用于肾虚水泛型妊娠高血压综合征。

(3)阴虚肝旺型

主要症状　妊娠血压超过正常值,头晕目眩,心慌不宁,失眠多梦,易于惊醒,潮热烦躁,面红目赤,头重脚轻,舌红少苔,脉弦数。

食疗原则　滋阴平肝。

食物宜忌　宜食枸杞子、菊花、桑葚、黑芝麻、乌龟、鳖肉、龟版、鳖甲、牛肝、兔肝、鸽肉、蚌肉、蛤蜊肉、海蜇皮、泥螺、樱桃、番茄、芹菜、荠菜、苦瓜等食物;忌食辛辣、动火、刺激性及辛温燥热类食物。

海带枸杞决明茶

【原　　料】　海带 50 克,枸杞子 15 克,决明子 30 克。

【制　　作】　将海带用清水浸泡 1 小时,洗净后切丝,与洗净的枸杞子、决明子同入锅中,加水煎煮 40 分钟即成。

【用　　法】　上下午分饮。

【功　　效】　滋阴平肝降压。适用于阴虚肝旺型妊娠高血压综合征。

苦瓜绿茶

【原　　料】　苦瓜 1 个(约 100 克),绿茶 2 克。

【制　　作】　将苦瓜洗净,切片,晒干,与绿茶同入锅中,加水煎 500 毫升,煎取浓汁约 250 毫升。

【用　　法】　代茶频饮,每日 1 剂。

【功　　效】　滋阴平肝降压。适用于阴虚肝旺型妊娠高血压综合征。

二头茶

【原　　料】　枸杞头 50 克,马兰头 100 克。

【制　　作】　将新鲜枸杞头、马兰头分别拣去杂质、洗净,同入

四、孕期常见病的食疗方

砂锅,加水500毫升,煎取浓汁250毫升。

【用　　法】　代茶频饮,每日1剂。

【功　　效】　滋阴平肝降压。适用于阴虚肝旺型妊娠高血压综合征。

芦笋绿茶

【原　　料】　鲜芦笋100克,绿茶3克。

【制　　作】　将芦笋洗净,切碎,与绿茶同入砂锅,加水500毫升,煮沸10分钟后去渣留汁。

【用　　法】　代茶频饮,当日饮完。

【功　　效】　滋阴平肝降压。适用于阴虚肝旺型妊娠高血压综合征。

黑芝麻绿茶

【原　　料】　黑芝麻30克,绿茶6克。

【制　　作】　将黑芝麻微火炒熟,研碎,与茶叶混合均匀,分成2包,用沸水冲泡,加盖闷10分钟即成。

【用　　法】　每次1包,每日2次,代茶频饮。

【功　　效】　滋阴平肝降压。适用于阴虚肝旺型妊娠高血压综合征。

鲜花生叶茶

【原　　料】　鲜花生叶40克。

【制　　作】　将鲜花生叶洗净,入锅后加水适量,煎煮30分钟,去渣取汁即成。

【用　　法】　代茶频饮。

【功　　效】　滋阴平肝降压。适用于阴虚肝旺型妊娠高血压综合征。

枸杞菊花茶

【原　　料】　枸杞子20克,菊花5克。

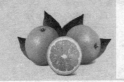

孕产妇宜吃的食物

【制　作】　将枸杞子、菊花分别拣去杂质,同放入杯中,用沸水冲泡,加盖闷15分钟即成。

【用　法】　代茶频饮,可冲泡3～5次,每日1剂。

【功　效】　滋补肝肾,平肝明目。适用于阴虚肝旺型妊娠高血压综合征。

枸杞叶茶

【原　料】　春夏季采摘的嫩枸杞叶500克。

【制　作】　将嫩枸杞叶洗净后用沸水稍烫,捞出后沥水,切细,晒干,密封保存。

【用　法】　每次6克,沸水冲泡代茶饮。

【功　效】　滋阴平肝降压。适用于阴虚肝旺型妊娠高血压综合征。

柿叶蜜茶

【原　料】　干柿叶末10克(鲜品用20克),蜂蜜5克。

【制　作】　将干柿叶末放入杯中,用沸水冲泡,加盖闷10分钟。将柿叶茶倒入另一杯中,加蜂蜜少许,搅匀即成。

【用　法】　代茶频饮,可冲泡3次,每日1剂。

【功　效】　滋阴平肝降压。适用于阴虚肝旺型妊娠高血压综合征。

双花茶

【原　料】　菊花10克,槐花5克。

【制　作】　将菊花和槐花同放入杯中,用沸水冲泡,加盖闷10分钟即成。

【用　法】　代茶频饮,可冲泡3～5次,每日1剂。

【功　效】　滋阴平肝降压。适用于阴虚肝旺型妊娠高血压综合征。

四、孕期常见病的食疗方

白菊花茶

【原　　料】 白菊花10克。

【制　　作】 将白菊花拣净,分作2包,备用。每次取1包,放入杯中,以沸水冲泡,加盖闷10分钟即成。

【用　　法】 代茶频饮,可冲泡3～5次,当日饮完。

【功　　效】 滋阴平肝降压。适用于阴虚肝旺型妊娠高血压综合征。

冰镇樱桃汁

【原　　料】 樱桃50克,白糖40克,柠檬汁10毫升。

【制　　作】 将樱桃洗净,压碎,小火煮沸15分钟后,取汁使其冷却,加入柠檬汁,加冰块制成冰镇饮料即成。

【用　　法】 上下午分饮。

【功　　效】 滋阴平肝降压。适用于阴虚肝旺型妊娠高血压综合征,尤其适宜夏季饮用。

芹菜荠菜汁

【原　　料】 新鲜芹菜(包括根、茎、叶)100克,荠菜80克,枸杞叶150克。

【制　　作】 将芹菜、荠菜去杂,保留根、茎、叶,洗净,放入温开水中浸泡10分钟,取出后切细或切成碎末,备用。新鲜枸杞叶择洗干净,放入温开水中浸泡10分钟,取出后切成碎末,与芹菜及荠菜碎末同放入家用捣汁机中,快速搅打成浆汁,用洁净纱布过滤,收取滤汁放入容器即成。

【用　　法】 早晚分饮。

【功　　效】 滋阴平肝降压。适用于阴虚肝旺型妊娠高血压综合征,尤其适宜夏季饮用。

芹菜豆奶汁

【原　　料】 新鲜芹菜500克,豆奶250毫升。

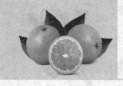

【制　作】　将新鲜芹菜择洗干净,连根、茎、叶放入温开水中浸泡 30 分钟,取出,立即切碎,投入家用榨汁机中,快速绞榨取汁,用洁净纱布过滤,收取汁液,备用。将豆奶倒入锅中,用小火或微火煮沸,随即将芹菜汁液对入,再煮至沸即成。

【用　法】　早晚分饮。

【功　效】　滋阴平肝降压。适用于阴虚肝旺型妊娠高血压综合征,尤其适宜夏季饮用。

枸杞头荠菜汁

【原　料】　鲜枸杞头 250 克,鲜荠菜 250 克。

【制　作】　将鲜枸杞头、鲜荠菜分别择洗干净,放入温开水中浸泡 15 分钟。取出,切碎,立即放入家用电动绞碎机中制成浆汁,用洁净纱布过滤取汁,用小火煮沸即成。

【用　法】　早晚分饮。

【功　效】　滋阴平肝降压。适用于阴虚肝旺型妊娠高血压综合征,尤其适宜夏季饮用。

绿豆香蕉汁

【原　料】　绿豆 60 克,香蕉 2 根。

【制　作】　将香蕉外皮反复洗净,除柄蒂后连香蕉皮切碎,放入家用果汁机中快速搅打,过滤取其汁,放入杯中,备用。绿豆淘净后放入砂锅,加适量水,大火煮沸,离火待凉,取绿豆汤汁,调入香蕉汁液,拌匀即成。

【用　法】　早晚分饮。

【功　效】　滋阴平肝降压。适用于阴虚肝旺型妊娠高血压综合征,尤其适宜夏季饮用。

银耳豆浆

【原　料】　银耳 20 克,豆浆 500 毫升,白糖 15 克,鸡蛋 1 个。

【制　作】　将银耳用清水泡发;将鸡蛋打破,倒入碗中,用筷

四、孕期常见病的食疗方

子搅匀,待用。煮豆浆时将泡发好的银耳放入,豆浆煮几沸以后,打入搅匀的蛋液,蛋熟后加入白糖即成。

【用　　法】　早晨随餐饮用。

【功　　效】　滋阴平肝降压。适用于阴虚肝旺型妊娠高血压综合征,尤其适宜夏季饮用。

苦瓜牛奶

【原　　料】　苦瓜1个(约100克),蜂蜜20克,牛奶200毫升。

【制　　作】　将苦瓜洗净,去子后切成片,或切碎,与牛奶放入家用果汁机中,快速搅拌成浆汁,放入杯中,加入蜂蜜,拌匀即成。

【用　　法】　早晚分饮。

【功　　效】　滋阴平肝降压。适用于阴虚肝旺型妊娠高血压综合征,尤其适宜夏季饮用。

番茄酸奶

【原　　料】　成熟番茄200克,酸牛奶200毫升。

【制　　作】　将番茄外表用温水浸泡片刻,反复洗净,连皮切碎,放入捣汁机中,快速捣1分钟,加酸牛奶拌匀,取番茄酸奶汁即成。

【用　　法】　上下午分饮。

【功　　效】　滋阴平肝降压。适用于阴虚肝旺型妊娠高血压综合征,尤其适宜夏季饮用。

黑芝麻虾皮饮

【原　　料】　黑芝麻15克,虾皮20克。

【制　　作】　将黑芝麻用微火炒熟,研碎,与虾皮同入砂锅,加适量水,用中火煨煮5分钟即成。

【用　　法】　早晚分饮。

【功　　效】　滋阴平肝降压。适用于阴虚肝旺型妊娠高血压综合征,尤其适宜夏季饮用。

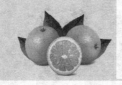

孕产妇宜吃的食物

绿豆菊花饮

【原　　料】　绿豆60克,白菊花10克。

【制　　作】　将绿豆去杂,淘洗干净,备用。白菊花去杂后放入纱布袋中,扎口,与淘洗干净的绿豆同入砂锅,加足量水,浸泡片刻后用大火煮沸,改用小火煮1小时,待绿豆熟烂,取出菊花纱布袋即成。

【用　　法】　早晚分饮。

【功　　效】　滋阴平肝降压。适用于阴虚肝旺型妊娠高血压综合征,尤其适宜夏季饮用。

枸杞叶绿豆粥

【原　　料】　枸杞叶250克,绿豆30克。

【制　　作】　将枸杞叶洗净,备用。绿豆洗净后入锅,加适量水,大火煮沸,改小火煎煮至绿豆熟烂后加入枸杞叶,再煮2沸即成。

【用　　法】　上下午分食。

【功　　效】　滋阴平肝降压。适用于阴虚肝旺型妊娠高血压综合征,尤其适宜夏季食用。

绿豆银耳粥

【原　　料】　绿豆100克,银耳30克,大米150克,白糖、山楂糕各适量。

【制　　作】　将绿豆用清水泡4小时;银耳用清水泡1.5小时,摘去硬蒂,掰成小瓣;山楂糕切成小丁。将大米淘洗干净,放入锅内,加入适量清水,倒入绿豆、银耳,用大火煮沸后,转小火煮至豆、米开花,粥黏稠即成。

【用　　法】　每日早晚分食。食用时,将粥盛入碗内,加入白糖、山楂糕丁。

【功　　效】　滋阴平肝降压。适用于阴虚肝旺型妊娠高血压综

四、孕期常见病的食疗方

合征,尤其适宜夏季食用。

芝麻桑葚粥

【原　料】　黑芝麻30克,桑葚(干品)30克,粳米100克。

【制　作】　将黑芝麻、干桑葚洗净后晒干或烘干,研成粉,备用。将粳米淘净,放入砂锅,加适量水,中火煮至粥已成时调入芝麻、桑葚粉,拌匀后改以小火煨煮1~2沸即成。

【用　法】　早晚分食。

【功　效】　滋阴平肝降压。适用于阴虚肝旺型妊娠高血压综合征,尤其适宜夏季食用。

粟米牡蛎粥

【原　料】　鲜牡蛎100克,粟米60克,大米100克,姜丝、熟猪油、酱油、精盐、味精各适量。

【制　作】　将粟米、大米拣去杂质,淘洗干净,放入砂锅内,加清水适量,煮粥。把牡蛎放入盐水中浸泡20分钟,清水洗净,待粥锅煮开后,加入牡蛎、熟猪油、酱油、姜丝、精盐、味精,拌匀,改用小火煮至牡蛎熟烂即成。

【用　法】　早晚分食。

【功　效】　滋阴平肝降压。适用于阴虚肝旺型妊娠高血压综合征,尤其适宜夏季食用。

绿豆芝麻羹

【原　料】　绿豆、黑芝麻各500克。

【制　作】　将绿豆、黑芝麻洗净,一同下锅炒熟,研粉,用沸水调成糊即成。

【用　法】　每次50克,每日2次。

【功　效】　滋阴平肝降压。适用于阴虚肝旺型妊娠高血压综合征,尤其适宜夏季食用。

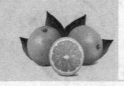

孕产妇宜吃的食物

柿饼银耳羹

【原　　料】　水发银耳25克,柿饼50克,白糖、湿淀粉各适量。

【制　　作】　将柿饼去蒂,切成丁;银耳洗净,去杂质,撕成小片。将柿丁、银耳一同放入砂锅内,加水适量,用大火煮沸后转用小火炖至银耳熟烂,加入白糖调味,用湿淀粉勾芡即成。

【用　　法】　当点心,随量食用。

【功　　效】　滋阴平肝降压。适用于阴虚肝旺型妊娠高血压综合征,尤其适宜夏季食用。

芝麻荞麦煎饼

【原　　料】　荞麦面粉500克,面肥(化开)50克,芝麻50克,鸡蛋2个,碱(用水化开)6克。

【制　　作】　取350克荞麦面粉倒入盆内,加面肥和温水,拌和均匀,和成面团,加盖拧干的湿纱布,静置发酵;芝麻拣去杂质,淘洗干净;蛋清放碗内搅匀。发酵面团放在案板上,扒开,放入碱液,揉匀揉透,去掉酸味,再扒开,分次擩入余下的荞麦面粉,边擩边揉(要用力搓揉,或用木杠压轧),成为光润面团,擀成大厚圆饼坯(直径30厘米左右,厚3.5厘米左右),用刀在饼的表面按压出浅花纹。平底锅上火烧热(以滴水有响声为准),将饼坯两面刷上蛋清液,粘匀一层芝麻,放入平底锅内,加盖用小火烙,烙约40分钟(每隔10分钟转饼一下)至饼底面硬挺、呈金黄色,翻身再烙40分钟左右,至两面均呈金黄色、外皮硬挺、里面软熟、香味溢出时即成。

【用　　法】　当主食,随量食用。

【功　　效】　滋阴平肝降压。适用于阴虚肝旺型妊娠高血压综合征,尤其适宜夏季食用。

豌豆核桃仁泥

【原　　料】　鲜豌豆750克,核桃仁100克,红糖、白糖各50克。

四、孕期常见病的食疗方

【制　作】　将鲜豌豆洗净,入锅,加适量水,煮烂,捣成浆泥,用纱布滤去皮,备用;将核桃仁用开水浸泡片刻,剥去仁膜,入油锅炸透,捞出,沥油后剁成细末。锅置火上,加适量水,加红糖、白糖,中火溶化后加入豌豆泥,拌匀后煮沸,调入适量湿淀粉(或藕粉),勾对成糊,掺入核桃仁粉,调拌均匀,晾凉后贮入冰箱即成。

【用　法】　每次100克,每日2次,嚼食慢咽。

【功　效】　滋阴平肝降压。适用于阴虚肝旺型妊娠高血压综合征,尤其适宜夏季食用。

槐花包子

【原　料】　鲜嫩槐花500克,面粉500克,猪肉250克,骨头汤、酱油、香油、葱花50克,发酵粉、食碱、糯米粉各适量。

【制　作】　将槐花和猪肉分别洗净,分别剁成碎末;肉碎末放在盆内分3次加入酱油,每次加入后要拌匀,再加上糯米粉,拌开后倒入骨头汤,放槐花碎末、葱花、香油,搅拌均匀成馅;面发好后,对碱揉匀。面团搓成约2厘米粗的条,揪成30克一个的面剂,擀成中间稍厚边缘稍薄圆皮,包上25克重的馅心,捏成包子生坯,直接放入笼内,用大火蒸10分钟左右即成。

【用　法】　当点心,随量食用。

【功　效】　滋阴平肝降压。适用于阴虚肝旺型妊娠高血压综合征,尤其适宜夏季食用。

香菇海参包

【原　料】　水发香菇、水发海参、猪肉各150克,熟鸡肉、火腿肉、玉兰片各25克,面粉1000克,面肥25克,酱油、味精、精盐、碱水、姜末、葱花、香油各适量。

【制　作】　将香菇、海参、玉兰片洗净后切成丁;熟鸡肉及火腿肉也切成丁;猪肉洗净后剁成蓉。以上各料共入盆内,加酱油、香油、精盐、味精、葱花、姜末搅拌成馅;面粉内加碱水、面肥、湿水

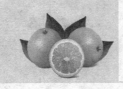

和成面团,待其发酵后搓成长条,切下一个个剂子,将剂子擀扁,包入馅,捏成包子,上笼蒸约10分钟即成。

【用　　法】　当点心,随量食用。

【功　　效】　滋阴平肝降压。适用于阴虚肝旺型妊娠高血压综合征,尤其适宜夏季食用。

玉米须炖乌龟

【原　　料】　活乌龟1只,玉米须100克,精盐、葱白、姜片、黄酒各适量。

【制　　作】　将乌龟放入冷水锅中,盖好锅盖,用大火煮沸,捞出,去龟甲,除去内脏,斩掉头、脚,剥皮去尾,切成小块。玉米须洗净,装入纱布袋,扎紧袋口,与龟肉一同放入砂锅内,加入黄酒、精盐、葱白、姜片和适量清水,用大火煮沸后转用小火煨炖2小时左右,注意加水,以防烧干,待龟肉熟烂后离火,去纱布袋即成。

【用　　法】　佐餐,随量食用。

【功　　效】　滋阴平肝,利尿降压。适用于阴虚肝旺型妊娠高血压综合征。

黑芝麻拌枸杞叶

【原　　料】　枸杞叶250克,黑芝麻50克,精盐、鸡精、红糖、香油各适量。

【制　　作】　将枸杞叶洗净后,入沸水锅焯10～15分钟,取出后沥水,备用。将黑芝麻拣净,用清水洗净,晒干,入炒锅,微火炒香,趁热研成细末,调和在枸杞叶内,加精盐、鸡精、红糖、香油,拌匀即成。

【用　　法】　佐餐,随量食用。

【功　　效】　滋阴平肝,利尿降压。适用于阴虚肝旺型妊娠高血压综合征。

四、孕期常见病的食疗方

虾仁拌马兰头

【原　料】　鲜马兰 300 克,鲜虾仁 200 克,精盐、味精、黄酒、香油各适量。

【制　作】　将鲜马兰择洗干净,放入沸水锅中焯一下,取出沥水,切成段;将虾仁洗净,放入沸水锅中焯至断生,捞出沥水。将马兰、虾仁同放一碗内,加精盐、味精、黄酒、香油,拌匀,装盘即成。

【用　法】　佐餐,随量食用。

【功　效】　滋阴平肝,利尿降压。适用于阴虚肝旺型妊娠高血压综合征。

黑木耳拌芹菜

【原　料】　水发黑木耳 100 克,芹菜 250 克。植物油、精盐、红糖、鸡精、胡椒粉、香油各适量。

【制　作】　将水发黑木耳洗净,入沸水锅中焯一下,捞出冷却后沥干,备用。芹菜拣去杂质,洗净,入沸水锅稍焯片刻,捞出,切成 2 厘米长的小段,码入菜盘,并将木耳铺放在芹菜段上;另取锅置火上,加植物油适量,烧至六成热时加少许清水,加精盐、鸡精、红糖、胡椒粉,对成调味汁,倒入木耳芹菜盘中,淋入香油即成。

【用　法】　佐餐,随量食用。

【功　效】　滋阴平肝,利尿降压。适用于阴虚肝旺型妊娠高血压综合征。

银耳干贝

【原　料】　银耳、黄瓜各 100 克,干贝 30 克,精盐、味精、葱段、姜丝、花椒、植物油各适量。

【制　作】　将银耳用温水泡发,挤去水放入盆内;干贝用水泡发,洗净,切成丝,上笼蒸透后放银耳盆内;黄瓜洗净,切片,与姜丝一同放入银耳盆内,再加精盐、味精。炒锅上火,放油烧热,下花椒、葱段,慢火烧至花椒粒、葱段呈黑红色,用漏勺滤去花椒粒、葱

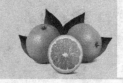

孕产妇宜吃的食物

段,将热油倒入盆内炝制后调匀即成。

【用　　法】　佐餐,随量食用。

【功　　效】　滋阴平肝,利尿降压。适用于阴虚肝旺型妊娠高血压综合征。

海蜇皮荸荠汤

【原　　料】　海蜇皮100克,荸荠200克,玉米须250克。

【制　　作】　将海蜇皮漂洗干净,切成丝;荸荠洗净,连皮切成片;番茄洗净后切片。3味同入锅中,加水适量,大火煮沸,改小火炖煮至海蜇皮熟烂即成。

【用　　法】　早晚分食。

【功　　效】　滋阴平肝。适用于阴虚肝旺型妊娠高血压综合征。

甲鱼菊花滋阴汤

【原　　料】　甲鱼1只(约500克),菊花15克,生地黄24克,精盐适量。

【制　　作】　将甲鱼剖杀,洗净,切成1厘米见方的块,与洗净的菊花、生地黄一同放入砂锅内,加适量水,用大火煮沸,转用小火炖2小时,加精盐调味即成。

【用　　法】　佐餐,随量食用。

【功　　效】　滋阴平肝降压。适用于阴虚肝旺型妊娠高血压综合征。

鸭肝菊花汤

【原　　料】　鸭肝50克,夏枯草10克,菊花10克。

【制　　作】　将鸭肝洗净,切片;夏枯草和菊花洗净。3物入砂锅加适量清水,煎煮20分钟后拣出菊花和夏枯草即成。

【用　　法】　佐餐,吃肝喝汤。

【功　　效】　滋阴平肝降压。适用于阴虚肝旺型妊娠高血压综

四、孕期常见病的食疗方

合征。

灵芝黑木耳汤

【原　料】　灵芝粉20克,黑木耳15克,银耳15克,冰糖、蜂蜜各适量。

【制　作】　将黑木耳、银耳用温水泡发,洗净后放入大蒸碗中,加适量清水,调入灵芝粉、冰糖,充分拌匀,放入蒸锅,隔水用大火蒸45分钟,取出蒸碗,稍凉后调入蜂蜜即成。

【用　法】　早晚分食。吃黑木耳、银耳,喝汤。

【功　效】　滋阴平肝,利尿降压。适用于阴虚肝旺型妊娠高血压综合征。

蘑菇干贝汤

【原　料】　鲜蘑菇250克,干贝120克,鲜汤、葱花、姜末、植物油、黄酒、精盐、味精、鸡油各适量。

【制　作】　将干贝剔去筋,洗净后放入碗内,加清水适量,上笼蒸20分钟。炒锅上火,放油烧热,下葱花、生姜末略炒,再加鲜汤、黄酒、干贝、蘑菇、精盐、味精,用小火炖约10分钟,淋上鸡油,装入汤碗即成。

【用　法】　佐餐,随量食用。

【功　效】　滋阴平肝,利尿降压。适用于阴虚肝旺型妊娠高血压综合征。

海带豆腐汤

【原　料】　豆腐400克,水发海带100克,番茄1个,葱花、青豆、香油、胡椒粉、精盐、味精、黄酒、鲜汤各适量。

【制　作】　将豆腐切成条;水发海带切成丝;番茄去子,切成丝。锅内放汤,下豆腐条、海带丝、番茄丝及青豆与葱花,一同煮3~5分钟,再放入调味料,煮3分钟,出锅前淋上香油即成。

【用　法】　佐餐,随量食用。

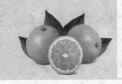

【功　效】　滋阴平肝,利尿降压。适用于阴虚肝旺型妊娠高血压综合征。

(三)妊娠水肿

1. 概述　妇女妊娠晚期足踝部常有轻度水肿,经休息多可自行消退。若水肿逐渐加重,甚至头面四肢都发生肿胀者,称为妊娠水肿。

临床所见妊娠6个月以后,孕妇常有足踝部轻度水肿,这是常有的现象,若无其他症状则不必治疗。若肿胀逐渐上升至下肢、外阴、下腹部,同时尿量减少,体重异常增加(每周超过0.5千克或每月超过2.3千克)者,称其为"妊娠肿胀"。

本病以脾虚型(即脾气虚弱型)为常见,治疗方法在于利尿消肿。一般利窍滑胎的药物必须禁用,在食疗的同时应注意适当休息及低盐饮食。

在妊娠水肿食疗中,若孕妇高度水肿,从下肢逐渐升至大腿、外阴或上肢头面,小便很少;如兼见胸闷气喘者(中医有"子满"之称),与现代医学规范定名的"羊水过多"证候相似,为病情严重表现,应及时诊疗。如孕妇在水肿的同时,并有高血压、蛋白尿、头昏、头痛、目花、胸闷、恶心等症者,为先兆子痫的临床病状,也需及时送医院诊治。

2. 辨证施食

(1)脾气虚弱型

主要症状　孕妇妊娠数月,四肢、面目肿胀,甚至遍及全身,肤色淡黄或苍白、皮薄而光亮、按之凹陷不易恢复,神疲乏力,气短懒言,口淡纳差,小便短小或便溏,舌淡苔薄,脉缓滑。

食疗原则　健脾利水。

食物宜忌　饮食宜低盐、清淡、易消化,宜选用具有健脾利湿作用的食物及药食兼用品,如鲫鱼、赤豆、黑大豆、冬瓜、白扁豆、薏

四、孕期常见病的食疗方

苡仁、红枣、生姜皮、冬瓜皮、玉米须、黄芪、白术、茯苓,以及豆制品、鱼类、肉类、蛋类、乳类等;忌食辣椒、胡椒、大葱、韭菜等辛辣、刺激性食物及河蟹等大寒食物。

参苓白术葫芦饮

【原　料】　党参10克,茯苓15克,白术10克,葫芦20克。

【制　作】　将以上4味药洗净,入锅,加适量水,煎煮2次,每次30分钟,合并滤汁即成。

【用　法】　上下午分饮。

【功　效】　健脾利水。适用于脾气虚弱型妊娠水肿。

香菜浮萍饮

【原　料】　香菜30克,浮萍30克。

【制　作】　将香菜洗净切段,与浮萍同入锅,加水3碗,煎煮20分钟,滤液弃渣即成。

【用　法】　趁热喝汤,分2~3次喝完。

【功　效】　健脾利水。适用于脾气虚弱型妊娠水肿。

黄芪三皮饮

【原　料】　冬瓜皮、茯苓皮、黄芪各30克,生姜皮10克,红糖适量。

【制　作】　将黄芪、冬瓜皮、茯苓皮、生姜皮入锅,加水500毫升,煮取300毫升,去渣,加红糖适量即成。

【用　法】　上下午分2次饮。

【功　效】　健脾利水。适用于脾气虚弱型妊娠水肿。

乌鱼茶

【原　料】　鲜乌鱼1条(约500克),茶叶200克,白茅根500克,冬瓜皮500克,生姜50克,红枣300克,冰糖250克,葱白7根。

【制　作】　将茶叶、白茅根、冬瓜皮、生姜加水适量,煎熬成

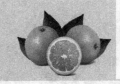

孕产妇宜吃的食物

汤,去渣后,浓缩至1000毫升左右,放入鲜乌鱼(去肠),小火煮至鱼熟烂,加入冰糖、葱白即成。

【用　法】　佐餐,随量食用,吃鱼喝汤。

【功　效】　健脾利水。适用于脾气虚弱型妊娠水肿。

蚕豆壳红茶

【原　料】　蚕豆壳15克,红茶3克。

【制　作】　将蚕豆壳、红茶放入茶杯中,用沸水冲泡即成。

【用　法】　代茶频饮。

【功　效】　健脾利水。适用于脾气虚弱型妊娠水肿。

茯苓奶茶

【原　料】　茯苓15克,鲜牛奶100毫升。

【制　作】　将茯苓研为细粉,用少量凉开水化开,再将煮沸的牛奶冲入调匀即成。

【用　法】　早晚分饮。

【功　效】　健脾利水。适用于脾气虚弱型妊娠水肿。

赤豆鲤鱼粥

【原　料】　鲤鱼1条(约500克),赤豆50克,粳米100克,葱花、姜末、胡椒粉、精盐、味精、黄酒各适量。

【制　作】　将赤豆用清水浸泡约4小时,洗净;将鲤鱼去鳞、鳃及内脏,用清水洗净;将粳米淘洗干净。将鲤鱼放入锅中,加入葱花、姜末、黄酒、胡椒粉、精盐及适量清水,用大火煮至鱼肉熟烂后,用筛过滤去刺,然后在锅中放入淘洗净的粳米、赤豆,加入清水,改用小火继续煮至米开花、豆烂时,加入味精调味即成。

【用　法】　早晚分食。

【功　效】　健脾利水。适用于脾气虚弱型妊娠水肿。

黄芪薏苡仁粥

【原　料】　黄芪30克,薏苡仁20克,赤豆15克,糯米30克,

四、孕期常见病的食疗方

红糖15克。

【制　作】　将黄芪、赤豆、薏苡仁分别拣去杂质,洗净;黄芪晾干切片后用纱布包扎好,与赤豆、薏苡仁同放入砂锅,加水煮沸,改用小火煨煮30分钟,取出黄芪药包,滤尽药汁,加淘洗干净的糯米及适量温水,继续用小火煨煮至糯米粥熟烂,调入红糖,拌匀即成。

【用　法】　早晚分食。

【功　效】　健脾利水。适用于脾气虚弱型妊娠水肿。

茯苓栗子粥

【原　料】　茯苓15克,栗子10枚,糯米50克,红糖20克。

【制　作】　将新鲜栗子用菜刀切一缺口,用沸水浸泡片刻,取出,剥壳去栗子毛衣,洗净后,剖成两半,备用。将茯苓洗净,晾干,切成片或切碎,放入砂锅,加适量水,浸泡片刻后煎煮40分钟,过滤,收取茯苓滤汁,回入砂锅,加淘洗干净的糯米、栗子肉及适量清水,大火煮沸,改用小火煨煮至栗子肉熟烂,糯米粥黏稠,加入红糖,拌匀即成。

【用　法】　早晚分食。

【功　效】　益气健脾,利湿消肿。适用于脾气虚弱型妊娠水肿。

玉米须粥

【原　料】　玉米须200克(干品100克),粟米50克,精盐适量

【制　作】　将新鲜玉米须洗净,加水适量,煎汁去渣,加粟米煮粥,粥熟时,调入精盐,再煮2沸即成。

【用　法】　早晚分食。

【功　效】　益气健脾,利湿消肿。适用于脾气虚弱型妊娠水肿。

燕麦赤豆粥

【原　料】　燕麦片100克,赤豆50克。

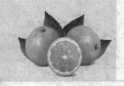

孕产妇宜吃的食物

【制　作】 将赤豆去杂,洗净,放锅内,加水适量,煮至赤豆熟而开花,下入燕麦片,搅匀即成。

【用　法】 早晚分食。

【功　效】 益气健脾,利湿消肿。适用于脾气虚弱型妊娠水肿。

蚕豆冬瓜皮汤

【原　料】 蚕豆250克,冬瓜皮100克。

【制　作】 将蚕豆、冬瓜皮洗净后,一同放入锅中,加水煮熟即成。

【用　法】 上下午分食,吃豆饮汤。

【功　效】 益气健脾,利湿消肿。适用于脾气虚弱型妊娠水肿。

鲫鱼生姜枣粥

【原　料】 鲫鱼1条(约300克),粳米100克,红枣10枚,葱白、姜末、黄酒、精盐、味精、香油各适量。

【制　作】 将鲫鱼用清水洗一遍,去鳞、鳃及内脏,再用清水洗净,切成小块;生姜去外皮,葱白去老黄叶,分别用清水洗净,生姜切成末,葱白切成小段;将粳米淘洗干净,红枣去核,用清水洗净;鲫鱼放入锅中,加入适量清水、黄酒、葱、姜末、精盐,煮至鱼肉熟烂,用汤筛过滤刚煮好的鱼汤,去刺留汁。把鱼汤及鱼肉倒入煮锅内,加入粳米、红枣、姜末,加入清水适量,置于大火上煮,水沸后,改用小火继续煮至米开花时,调入香油和味精即成。

【用　法】 早晚分食。

【功　效】 益气健脾,利湿消肿。适用于脾气虚弱型妊娠水肿。

冬瓜鸭粥

【原　料】 冬瓜1个,光鸭1只,大米300克,鲜荷叶半张,冬

四、孕期常见病的食疗方

菇5个,陈皮3克,葱、姜、香油各适量。

【制　作】　冬瓜洗净,连皮切厚块,与大米、冬菇、陈皮、鲜荷叶同煮粥。光鸭于油锅内煎爆至香,铲起加入粥内同煲,鸭肉够烂时捞起切片,用葱、姜、香油调味,和粥食之。

【用　法】　早晚餐随量食用。

【功　效】　益气健脾,利湿消肿。适用于脾气虚弱型妊娠水肿。

小豆冬瓜粥

【原　料】　赤小豆100克,冬瓜500克。

【制　作】　将上2味一并煮烂,至豆成泥即成。

【用　法】　早晚分食。

【功　效】　益气健脾,利湿消肿。适用于脾气虚弱型妊娠水肿。

蚕豆粥

【原　料】　蚕豆、粳米各50克,白糖适量。

【制　作】　将蚕豆与粳米同煮成粥,调入白糖即成。

【用　法】　早晚分食。

【功　效】　益气健脾,利湿消肿。适用于脾气虚弱型妊娠水肿。

大麦赤豆粥

【原　料】　大麦60克,赤豆30克。

【制　作】　将大麦、赤豆洗净,加水适量,煮成稀粥即成。

【用　法】　早晚分食。

【功　效】　益气健脾,利湿消肿。适用于脾气虚弱型妊娠水肿。

八宝青梅粥

【原　料】　薏苡仁15克,白扁豆15克,莲子15克,核桃仁15克,桂圆肉15克,红枣15克,糖青梅5个,糯米100克,白糖

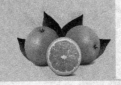

孕产妇宜吃的食物

适量。

【制　作】　将以上前3味用温水泡发,大枣洗净,以水泡发;核桃仁捣碎,糯米淘洗干净。所有备料一同入锅,加水1500毫升,用大火煮沸后转用小火熬煮成稀粥即成。

【用　法】　早晚分食。

【功　效】　益气健脾,利湿消肿。适用于脾气虚弱型妊娠水肿。

玉米扁豆粥

【原　料】　玉米50克,白扁豆25克,红枣10枚,粳米50克。

【制　作】　将以上4味洗净,同入锅中,加水适量,用小火煮成稀粥即成。

【用　法】　早晚分食。

【功　效】　益气健脾,利湿消肿。适用于脾气虚弱型妊娠水肿。

赤豆葫芦羹

【原　料】　苦葫芦1个,赤小豆50克,红枣20克,冰糖、蜂蜜各适量。

【制　作】　将苦葫芦洗净,取瓜瓤,加水煎成浓汁,再加赤小豆和红枣煮成羹,加冰糖和蜂蜜调味即成。

【用　法】　上下午分食。

【功　效】　益气健脾,利湿消肿。适用于脾气虚弱型妊娠水肿。

术豆米饭

【原　料】　白术10克,白扁豆10克,粳米100克,白糖20克。

【制　作】　将白术用纱布包好后和白扁豆一起煎取药汁,去白术纱布包,再加入淘洗干净的粳米,再加适量水,煮成稠粥,加入白糖,待糖溶化即成

【用　法】　当主食,随量食用。

四、孕期常见病的食疗方

【功　效】　益气健脾,利湿消肿。适用于脾气虚弱型妊娠水肿。

茯苓皮陈皮饼

【原　料】　茯苓皮30克,陈皮10克,面粉500克,发面150克,葱花、姜末、胡椒粉、香油各适量。

【制　作】　将茯苓、陈皮分别洗净,晾干,切成片或切碎,同放入砂锅,加水浸泡片刻,煎煮3次,每次1小时,合并3次滤汁,待用。将面粉倒在案板上,加发面及温热茯苓、陈皮煎液滤汁,糅合均匀,使成发酵面团;另取大碗1只,放入葱花、姜末、胡椒、香油等,搅拌成馅。按常规制成馅心饼,上笼用大火蒸约15分钟即成。

【用　法】　当点心,随早晚餐食用。

【功　效】　益气健脾,利湿消肿。适用于脾气虚弱型妊娠水肿。

苍白术红枣饼

【原　料】　苍术、白术各100克,红枣80克,面粉150克,鸡蛋2个。

【制　作】　将苍术、白术洗净,晒干或烘干,研成极细末,炒熟备用;红枣洗净煮熟,去核,捣烂成泥。将苍术粉、白术粉、红枣泥、面粉与打碎的鸡蛋,混合调匀,加水适量制成小饼,烘干即成。

【用　法】　当点心食用,每次30克,每日2次。

【功　效】　益气健脾,利湿消肿。适用于脾气虚弱型妊娠水肿。

白术茯苓糕

【原　料】　白术20克,白参10克,茯苓20克,糯米粉150克,白糖30克。

【制　作】　将白参、茯苓、白术研成极细粉,与糯米粉、白糖拌匀,加水适量,调匀后制成糕,上笼蒸熟即成。

【用　法】　当点心,随量食用。

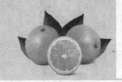

孕产妇宜吃的食物

【功　效】　益气健脾，利湿消肿。适用于脾气虚弱型妊娠水肿。

补脾八仙糕

【原　料】　苍术、白术各30克，白茯苓（去皮）、陈皮（炒）各15克，干山药30克，莲肉（去心皮）、山楂肉（去核）各40克，砂仁3克，粳米、糯米各500克，蜂蜜50克。

【制　作】　将以上前8味同研为细末，用粳米、糯米打粉，用蜜调入药末和匀，如法做糕，先就笼中划小块，蒸熟取出即成。

【用　法】　当主食，随量食用。

【功　效】　益气健脾，利湿消肿。适用于脾气虚弱型妊娠水肿。

大豆方

【原　料】　大豆500克，活鲤鱼500克，白术60克。

【制　作】　将鲤鱼去鳞、鳃及内脏，洗净备用；将白术略炒后装入布袋，加适量水，熬煮取药汁约2 000毫升。将大豆淘洗干净，与鱼同入锅内，加白术药汁，同煮直至大豆熟烂即成。

【用　法】　佐餐，吃鱼饮汤，可同时嚼食大豆。

【功　效】　益气健脾，利湿消肿。适用于脾气虚弱型妊娠水肿。

煮鲤鱼方

【原　料】　鲤鱼头1个（约150克），橘皮30克。

【制　作】　将鲤鱼头去鳃，砍开，将橘皮塞入鱼头内，放入砂锅，加适量水，炖至鱼头熟烂。

【用　法】　佐餐，随量食用。

【功　效】　益气健脾，利湿消肿。适用于脾气虚弱型妊娠水肿。

葡萄干生姜皮方

【原　料】　葡萄干30克，生姜皮10克。

【制　作】　将葡萄干、生姜皮洗净，同入锅中，加水适量，煎煮30分钟即成。

【用　法】　上下午分食。

四、孕期常见病的食疗方

【功　效】　益气健脾,利湿消肿。适用于脾气虚弱型妊娠水肿。

北芪炖鲈鱼

【原　料】　鲈鱼1条(约500克),北黄芪30克,精盐、味精、料酒、葱段、姜片各适量。

【制　作】　将鲈鱼去肠杂、鳃,洗净,与洗净湿润之黄芪共置盛器内,加水适量及各种调料,加水炖熟服食。

【用　法】　佐餐,随量食用。

【功　效】　益气健脾,利湿消肿。适用于脾气虚弱型妊娠水肿。

黄精炖鸭

【原　料】　净鸭1只(约300克),黄精30克,罐头橘子半罐(约200克),鸡汤、精盐、料酒、味精、鸡油、淀粉各适量。

【制　作】　黄精用水洗净,切片,以水煮法,提取黄精浓缩汁30毫升。将鸭子从背部劈开,洗净,放在盆内加上一半调料蒸1.5小时,捞出放底部带有竹箅的锅里,将鸭脯向下,加入原汤和橘汁、各种调料、鸡汤和黄精浓缩汁,上火烤25分钟;然后再放橘子,将鸭与竹箅一起捞出,鸭脯向上翻扣在盘内;原汤加鸡油、淀粉勾成芡汁,浇在鸭子上,然后用橘子围边即成。

【用　法】　佐餐,随量食用。

【功　效】　益气健脾,利湿消肿。适用于脾气虚弱型妊娠水肿。

豆蔻蒸鲫鱼

【原　料】　白豆蔻2粒,陈皮3克,活鲫鱼1条(约300克),葱、姜、精盐、黄酒、味精、鲜汤各适量。

【制　作】　将白豆蔻洗净,晒干或烘干,研成极细末;将陈皮洗净,切碎,剁成陈皮碎末。鲫鱼宰杀,洗净,入沸水锅焯透,捞出,

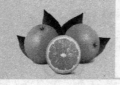

孕产妇宜吃的食物

放入蒸盘内,将豆蔻末、葱花装入鲫鱼腹内,并加黄酒、精盐、味精、姜末、陈皮碎末及鲜汤适量,上笼蒸约30分钟,待鱼肉入味,淋上香油即成。

【用　法】　佐餐,吃鱼饮汤。

【功　效】　益气健脾,利湿消肿。适用于脾气虚弱型妊娠水肿。

黄芪桂圆红枣汤

【原　料】　黄芪20克,桂圆肉30克,红枣10枚。

【制　作】　将黄芪、桂圆肉、红枣分别洗净,黄芪切成饮片,与桂圆肉、红枣同放入砂锅,加适量水,大火煮沸,改用小火煨煮至桂圆肉、红枣熟烂即成。

【用　法】　早晚分食。

【功　效】　健脾利水。适用于脾气虚弱型妊娠水肿。

黄豆芽鲫鱼汤

【原　料】　黄豆芽50克,通草3克,鲫鱼1条(约200克)。

【制　作】　将黄豆芽洗净;通草洗净,切成碎小段,放入纱布袋中,扎口备用。将鲫鱼去鳞、鳃及内脏,洗净,入沸水锅汆一下,放入砂锅,加通草纱布袋及足量清水,大火煮沸,烹入料酒,改用小火煨煮30分钟,取出药袋,滤尽药汁,加入黄豆芽,继续用小火煨炖至鲫鱼、黄豆芽熟烂即成。

【用　法】　佐餐,随量食用。

【功　效】　益气健脾,利湿消肿。适用于脾气虚弱型妊娠水肿。

赤豆鲫鱼汤

【原　料】　鲫鱼2条(约500克),赤豆90克,陈皮、生姜、香油、精盐、味精各适量。

【制　作】　将鲫鱼去鳞、鳃及内脏,洗净;赤豆用清水浸软,洗

四、孕期常见病的食疗方

净;将陈皮洗净,切成细丝;生姜去皮,洗净后切成细丝。将上述加工后的全部原料放入锅内,加适量清水,砂锅加盖,置于大火上煮沸,改用小火煮2小时,加入香油、精盐、味精调味,再煮20分钟即成。

【用　　法】　佐餐,随量食用。

【功　　效】　健脾利水。适用于脾气虚弱型妊娠水肿。

利水消肿汤

【原　　料】　鲜冬瓜皮100~150克(干者30~60克),鲜西瓜皮50~100克(干者30~60克),鲜白茅根100~150克(干者30~45克),鲜玉米须50~100克(干者30~60克),赤小豆100克。

【制　　作】　将赤小豆洗净后浸泡2~3小时。把冬瓜皮、西瓜皮、白茅根、玉米须一同用冷水洗净,再与赤小豆一起放入锅内,加水煎取浓汤即成。

【用　　法】　以上作为1日量,分3次温热饮用,饮用10~15天,直至水肿消退为止。

【功　　效】　健脾利水。适用于脾气虚弱型妊娠水肿。

鸡鱼汤

【原　　料】　净仔鸡1只,鲜鲤鱼1尾,生姜6片,白参、白术、茯苓、陈皮、当归、熟地黄、龟版、阿胶、焦麦芽、焦山楂、焦神曲各15克,川芎、砂仁、木香各10克,丹参20克。

【制　　作】　仔鸡切块,加生姜3片,白水慢火煮8小时左右,煎汤1 000~2 000毫升;鲜鲤鱼切断,加生姜3片,煮1小时,煎汤1 200~1 500毫升;上数味中药,以水煎煮即成。

【用　　法】　仔鸡汤,每次200毫升,每日2次;鲤鱼汤,每次200毫升,每日2次;另加中药汤,每日1剂。

【功　　效】　健脾利水。适用于脾气虚弱型妊娠水肿。

参芪冬瓜鸡丝汤

【原　　料】　冬瓜、鸡脯肉各200克,党参、黄芪各5克,黄酒、

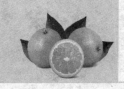

孕产妇宜吃的食物

精盐、味精、香油各适量。

【制　作】 将冬瓜去皮,洗净,切成片,备用。将鸡脯肉洗净后切成丝,与洗净的党参、黄芪一同放入砂锅内,加入清水,用小火炖熟,加入冬瓜片、精盐、黄酒、味精,待冬瓜熟透时淋入香油即成。

【用　法】 佐餐,随量食用。

【功　效】 健脾利水。适用于脾气虚弱型妊娠水肿。

冬瓜皮蚕豆汤

【原　料】 冬瓜皮60克,蚕豆60克。

【制　作】 将冬瓜皮洗净,与蚕豆一同下锅,加清水3碗,煎至约1碗,去渣饮用。

【用　法】 上下午分饮。

【功　效】 健脾利水。适用于脾气虚弱型妊娠水肿。

千金鲤鱼汤

【原　料】 鲤鱼1条(约300克),白术9克,茯苓5克,橘红2克,当归、白芍各3克,生姜3片,精盐、香油各适量。

【制　作】 将鲤鱼去鳞、腮、肠杂,洗净,与其余6味药物加水1000毫升,煮沸后改小火熬汤,汤成后入精盐、香油调味即成。

【用　法】 佐餐,食鱼饮汤。

【功　效】 健脾利水。适用于脾气虚弱型妊娠水肿。

五皮肉汤

【原　料】 沙梨皮30克,五加皮、陈皮、桑白皮、茯苓皮各10克,猪瘦肉500克。

【制　作】 将沙梨皮、五加皮、陈皮、桑白皮、茯苓皮洗净,与洗净的猪肉同入锅中,大火煮沸,改小火炖煮至肉熟烂即成。

【用　法】 佐餐,随量食用。

【功　效】 健脾利水。适用于脾气虚弱型妊娠水肿。

四、孕期常见病的食疗方

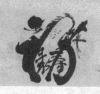

茯苓鲤鱼汤

【原　　料】　鲤鱼1条(约500克),茯苓9克,精盐、葱、姜、香油各适量。

【制　　作】　将茯苓切片塞入洗净的鲤鱼肚中入锅,加水及少许葱、姜,用大火煮沸,小火煨至鱼熟,拣取葱、姜、茯苓,加少许精盐调味,淋入香油即成。

【用　　法】　佐餐,吃鱼饮汤。

【功　　效】　健脾利水。适用于脾气虚弱型妊娠水肿。

茯苓黑鱼汤

【原　　料】　黑鱼500克,茯苓10克。

【制　　作】　将黑鱼宰杀、处理干净,加入清水和茯苓,煮沸后成厚汁浓汤即成。

【用　　法】　佐餐,食鱼饮汤。

【功　　效】　健脾利水。适用于脾气虚弱型妊娠水肿。

(2)肾阳虚弱型

主要症状　孕妇妊娠数月后面浮肢肿,下肢尤甚,按之凹陷,甚至没指,面色晦暗,头晕耳鸣,腰膝酸软,畏寒肢冷,夜尿较多,舌质淡,苔白润,脉沉细滑。

食疗原则　温肾,化气,行水。

食物宜忌　饮食宜低盐、清淡、易消化、富于营养,宜选用具有温肾、补肾、利水的食物及药食兼用之品,如黑大豆、核桃仁、羊肉、狗肉、杜仲、桑寄生、补骨脂、菟丝子等;忌食螃蟹等大寒食物。

山药黑豆苡仁粥

【原　　料】　山药100克,黑豆50克,薏苡仁60克,白糖适量。

【制　　作】　将山药洗净,去皮,切片,与洗净的黑豆、薏苡仁同入锅中,加适量水,大火煮沸,改小火煮成稠粥,加入白糖,搅匀即成。

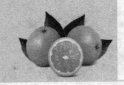

孕产妇宜吃的食物

【用　　法】　早晚分食。

【功　　效】　补肾健脾,利水消肿。适用于肾阳虚弱型妊娠水肿,对兼有脾虚者也适宜。

山药黑豆粥

【原　　料】　山药100克,黑豆50克,薏苡仁60克,白糖适量。

【制　　作】　将山药洗净,去皮,切片,与洗净的黑豆、薏苡仁同入锅中,加水适量,大火煮沸,改小火煮成稠粥,加入白糖,搅匀即成。

【用　　法】　早晚分食。

【功　　效】　补肾健脾,利水消肿。适用于肾阳虚弱型妊娠水肿,对兼有脾虚者也适宜。

杜仲茯苓皮粥

【原　　料】　杜仲30克,茯苓皮30克,粳米50克。

【制　　作】　将杜仲、茯苓皮分别洗净,晾干,切碎,同放入砂锅,加水浸泡片刻,煎煮30分钟,过滤,取汁,浓缩至100毫升,备用。将粳米淘洗干净,放入砂锅,加水煨煮成稠粥,粥成时,调入杜仲茯苓皮浓缩汁液,拌和均匀,再煨煮至沸即成。

【用　　法】　早晚分食。

【功　　效】　补肾利尿。适用于肾阳虚弱型妊娠水肿。

草果炖青鸭

【原　　料】　青头鸭1只,草果5个,赤小豆5克,五香粉适量。

【制　　作】　将鸭去毛,净肠肚,再将草果、赤小豆放入鸭腹内,缝合,入锅,加水,炖煮熟烂,加五香粉调和即成。

【用　　法】　佐餐,随量食用。

【功　　效】　补肾利尿。适用于肾阳虚弱型妊娠水肿。

豆蔻姜皮红糖饼

【原　　料】　肉豆蔻30克,面粉100克,生姜120克,红糖

四、孕期常见病的食疗方

适量。

【制　作】　将肉豆蔻去壳,然后研为极细粉末;生姜洗净后捣烂取汁。把面粉同肉豆蔻粉末及红糖,一同与姜汁和匀,如常法做成小饼,然后放入平底锅内,烙熟即成。

【用　法】　每日2～3次,每次嚼食1～2个。

【功　效】　补肾利尿。适用于肾阳虚弱型妊娠水肿。

益智仁白术饼

【原　料】　炒白术20克,益智仁20克,生姜50克,白糖、面粉各适量。

【制　作】　将炒白术和益智仁一同放入碾糟内,研成细末;把生姜洗净后捣烂绞汁。再把药末同白面粉、白糖和匀,如入姜汁、清水和匀,做成小饼,放入锅内,如常法烙熟即成。

【用　法】　早晚食用,连食7～10天。

【功　效】　补肾利尿。适用于肾阳虚弱型妊娠水肿。

茯苓核桃饼

【原　料】　茯苓粉500克,核桃仁300克,面粉1 250克,蜂蜜、桂花、淀粉、白糖各适量。

【制　作】　将面粉、茯苓粉、淀粉加水调成面浆,烘制皮子;将蜂蜜、白糖溶化,加入核桃仁、桂花拌匀成为馅。食用时,可取馅40克平摊于1张皮子上,再覆1张皮子即成。

【用　法】　当点心,随量食用。

【功　效】　补肾利尿。适用于肾阳虚弱型妊娠水肿。

芡实玉米须煮老鸭

【原　料】　芡实150克,玉米须30克,老鸭1只,姜片、葱段、精盐、味精、黄酒各适量。

【制　作】　将老鸭宰杀,去毛杂、内脏洗净;芡实洗净与玉米须同塞入鸭腹中,用线缝牢腹部切口,置于砂锅内,加入姜片、葱

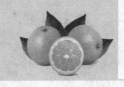

孕产妇宜吃的食物

段、黄酒,加水适量,大火煮沸后改小火炖煮至老鸭熟烂,调入精盐、味精即成。

【用　　法】　佐餐,随量食用。

【功　　效】　温肾助阳,化气利水。适用于肾阳虚弱型妊娠水肿。

菟丝子炖羊肉

【原　　料】　羊肉500克,菟丝子10克,冬笋尖100克,精盐、黄酒、花椒、大茴香、味精、葱段、生姜块、鲜汤、植物油、香油、青蒜蓉、葱花各适量。

【制　　作】　将羊肉放入清水盆,浸泡1小时去血污,然后放入锅内,加清水上火,下入黄酒、葱姜(拍松)、花椒、大茴香,煮沸后去浮沫,小火炖至熟透,取出晾干切块;菟丝子加黄酒、清水适量上笼蒸20分钟取出,用细纱布过滤出原汁;笋尖剖开,顺丝切成梳子形片。炒锅上火,烧热加底油,下葱花、姜末炒香,倒入羊肉及菟丝子原汁,加精盐、黄酒、鲜汤、笋片,烧透下入味精,淋香油起锅装盘,撒上青蒜蓉即成。

【用　　法】　佐餐,随量食用。

【功　　效】　温肾助阳,化气利水。适用于肾阳虚弱型妊娠水肿。

附片蒸羊肉

【原　　料】　鲜羊腿肉500克,制附片3克,黄酒、鲜汤、葱结、葱花、姜片、植物油、精盐、味精、胡椒粉各适量。

【制　　作】　将制附片洗净;羊腿肉洗净后下锅煮熟,捞出切成块。取大碗1只,放入羊肉块,在羊肉上放制附片、葱结、姜片、植物油、黄酒和鲜汤,上笼蒸约2小时,食时去葱结、姜片,撒上葱花、精盐、味精、胡椒粉即成。

【用　　法】　佐餐,随量食用。

【功　　效】　温肾助阳,化气利水。适用于肾阳虚弱型妊娠水肿。

四、孕期常见病的食疗方

核桃仁冬瓜皮黑鱼汤

【原　料】　核桃仁50克,冬瓜皮300克,黑鱼1条,料酒、精盐、味精各适量。

【制　作】　将冬瓜皮洗净,切成小碎片,放入砂锅,加水浓煎2次,每次30分钟,过滤,合并2次滤汁,再浓缩至200毫升,备用。将黑鱼剖杀,去鳞、鳃及内脏,洗净,入沸水锅氽透,捞出,冷水冲洗后切成段,放入砂锅,加适量水,大火煮沸,烹入料酒,加入洗净的核桃仁,改用小火煨煮至黑鱼肉熟烂,加冬瓜皮煎浓汁,拌和均匀,再煮至沸,加入精盐、味精即成。

【用　法】　佐餐,随量食用。

【功　效】　温肾助阳,化气利水。适用于肾阳虚弱型妊娠水肿。

二豆车前汤

【原　料】　黑豆50克,绿豆50克,车前子15克,蜂蜜适量。

【制　作】　将车前子浸洗一遍,用洁净的纱布袋装好,同黑豆、绿豆一同放入锅中,加适量水,煎煮至豆熟烂,离火稍凉,拣去药袋,调入蜂蜜即成。

【用　法】　上下午分食。

【功　效】　温肾助阳,化气利水。适用于肾阳虚弱型妊娠水肿。

何首乌鲫鱼汤

【原　料】　活鲫鱼2条,何首乌5克,姜1块,精盐适量。

【制　作】　活鲫鱼去鳞、鳃,剖腹去内脏,洗净;何首乌加水适量,微火熬1小时,去何首乌渣,留汁。锅内添水煮鱼,加姜、精盐,先用大火煮沸,再用微火炖至鱼脱骨,然后加入何首乌汁,煮沸出锅。

【用　法】　佐餐,吃鱼饮汤。

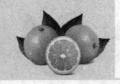

孕产妇宜吃的食物

【功　效】　温肾助阳,化气利水。适用于肾阳虚弱型妊娠水肿。

补骨脂冬瓜鲤鱼头汤

【原　料】　补骨脂15克,菟丝子15克,生姜皮10克,鲤鱼头1个,冬瓜250克。

【制　作】　将冬瓜洗净,分别将冬瓜皮切碎,冬瓜肉切成块,备用;将补骨脂、菟丝子、生姜皮分别洗净后,与切碎的冬瓜皮同放入纱布袋中,扎紧袋口,待用。将鲤鱼头去鳃,洗净,入沸水锅中氽一下,放入砂锅,加足量水,并放入补骨脂、菟丝子药袋,大火煮沸,烹入料酒,改用小火煨煮30分钟,取出药袋,加入冬瓜块,继续用小火煨煮至鲤鱼头、冬瓜熟烂即成。

【用　法】　佐餐,随量食用。

【功　效】　温肾助阳,化气利水。适用于肾阳虚弱型妊娠水肿。

(四)妊娠缺钙

1. 概述　钙质在保证胎儿骨骼及牙齿的健康发育上是很重要的。怀孕以后,孕妇对钙的需要量比以前增加1倍以上。胎儿在母亲整个妊娠期需从母体摄取30克钙,自妊娠30周起,所需钙量急骤增加。因此,孕妇须注意补充足量钙元素,每天至少需补钙1.2克以上,同时需多摄取富含维生素D的食物,以协助钙的吸收。

如果缺钙,血钙浓度降低,会出现小腿肌肉痉挛、抽搐等症状,严重缺乏时,还会引起骨质疏松症和骨质软化症。特别到了怀孕后期,会导致新生儿先天性佝偻病和缺钙性抽搐。

妊娠期补钙主要依靠食补,必要时可补充钙制品。同时要增加户外活动如散步、晒太阳,以增加体内维生素D,帮助钙的吸收。实践表明,妊娠期补钙不仅有助胎儿骨骼正常发育,并可降低妊娠

四、孕期常见病的食疗方

高血压综合征的发病率及减少产后出血量。

2. 辨证施食

(1) 肾阴不足型

主要症状 妊娠后腰背酸痛,小腿肌肉痉挛、抽搐,头晕耳鸣,手足心热,失眠,盗汗,口干咽燥,舌质红,苔少或无苔,脉细数。

食疗原则 滋补肾阴,补钙补磷,补维生素D。

食物宜忌 宜吃富钙及富含维生素D的食物,如虾皮、牡蛎、淡菜、牛奶、沙丁鱼、鲢鱼、海带、泥鳅、豆制品、香菜、荠菜、花椰菜、芝麻酱、莲子、甜杏仁及鱼肝、蛋黄、香菇等;忌偏食挑食。

牛奶蛋黄果汁

【原　料】 牛奶180毫升,苹果1个,鸡蛋黄1个,胡萝卜1根。

【制　作】 将鸡蛋黄打散,搅和在牛奶中,放入锅中,用中火煮开,再将苹果、胡萝卜等分别榨成汁调入,搅和均匀即成。

【用　法】 早晚分饮。

【功　效】 抗骨质疏松,滋阴生津。适用于肾阴不足型妊娠缺钙引起的骨质疏松症,对伴有心悸、口干咽痛者也适宜。

牛奶葡萄汁

【原　料】 牛奶500毫升,葡萄250克。

【制　作】 将洗净的葡萄入锅,加水煮开,离火凉后,装入容器内,再加入煮沸的牛奶,搅拌均匀即成。

【用　法】 早晚分饮。

【功　效】 抗骨质疏松,滋阴生津,益气养血。适用于肾阴不足型妊娠缺钙引起的骨质疏松症,对伴有心悸、健忘、口干咽痛者也适宜。

刺梨奶蛋蜜汁

【原　料】 牛奶100毫升,刺梨1个,胡萝卜1根,鸡蛋黄1

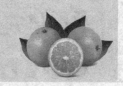

孕产妇宜吃的食物

个,蜂蜜 30 克。

【制　作】 将刺梨、胡萝卜洗净,刺梨去核,切成小块,胡萝卜切成小片,与鸡蛋黄、牛奶一同放入果汁机中搅成果蔬汁,如果太浓可加适量冷开水调稀;蜂蜜放入杯中,倒入全部果蔬汁,搅匀即成。

【用　法】 早晚分饮。

【功　效】 抗骨质疏松,滋阴生津。适用于肾阴不足型妊娠缺钙引起的骨质疏松症,对伴有心悸、健忘、口干咽痛者也适宜。

牛奶珍珠鲜果露

【原　料】 牛奶 150 毫升,小西米 80 克,鲜菠萝 50 克,苹果 50 克,白糖 50 克,椰汁 1/3 听。

【制　作】 将锅洗净上火,放入清水煮沸,再放入小西米涨发,煮 5 分钟左右,使小西米粒由白色转为透明后,即捞出放入冷水内冲凉;菠萝、苹果肉均切成小丁,用白糖腌渍片刻。锅上火放入清水,加入椰汁、鲜牛奶,煮沸后放入涨发好的小西米,再次煮沸后分别装入小碗内放入苹果丁和菠萝丁即成。

【用　法】 早晚分食。

【功　效】 抗骨质疏松,滋阴生津,益气养血。适用于肾阴不足型妊娠缺钙引起的骨质疏松症,对伴有心悸、健忘、口干咽痛者也适宜。

牛奶蜂蜜芝麻羹

【原　料】 牛奶 200 毫升,芝麻 20 克,蜂蜜 30 克。

【制　作】 将芝麻炒熟,研成末;再将牛奶煮沸,调入蜂蜜和芝麻末即成。

【用　法】 早晚分食。

【功　效】 抗骨质疏松,健脑益智,润肠通便。适用于肾阴不足型妊娠缺钙引起的骨质疏松症,对伴有健忘、脱发、习惯性便秘

四、孕期常见病的食疗方

者也适宜。

牛奶花生酪

【原　料】　花生酱30克,牛奶250毫升,面粉100克。

【制　作】　将面粉炒熟,备用;将牛奶入锅,煮沸后倒出;花生酱放入杯内,先倒入少许牛奶,将花生酱搅散,再缓慢地将牛奶注入花生酱中,边倒边搅匀,直至牛奶加完;然后放入炒熟的面粉调匀,置冰箱冷藏室内冰凉即成。

【用　法】　早晚分食。

【功　效】　抗骨质疏松,健脑降脂。适用于肾阴不足型妊娠缺钙引起的骨质疏松症,对伴有健忘、高脂血症者也适宜。

鸡蛋牛奶面包

【原　料】　鸡蛋3个,牛奶25毫升,黄油、面包、精盐各适量。

【制　作】　将面包去四边,烤成两面金黄色,涂上溶化的黄油,放在一个盆中;鸡蛋打入碗中,放入牛奶和精盐,然后搅拌均匀。将煎盘上火,放入黄油烧热,倒入鸡蛋液,边炒边搅,待其呈稠糊时即离火,盛入盘中的面包上面即成。

【用　法】　当点心,随量食用。

【功　效】　抗骨质疏松,健脑降脂。适用于肾阴不足型妊娠缺钙引起的骨质疏松症,对伴有健忘、高脂血症者也适宜。

花生冰淇淋

【原　料】　牛奶500毫升,花生酱100克,奶粉100克,鸡蛋黄2个,熟玉米粉25克,奶油、白糖、淀粉、香精各适量。

【制　作】　将白糖加入蛋黄中搅打;奶粉用少量水调和成糊,再倒入牛奶中,一起入锅煮沸;在花生酱中加入少量热牛奶,再将蛋黄和糖的混合液注入牛奶里,充分搅打均匀;最后放入玉米粉、奶油、淀粉、香精混合均匀,放入冰箱制成冰淇淋即成。

【用　法】　当冷饮,随量食用。

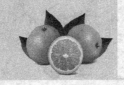

孕产妇宜吃的食物

【功 效】 抗骨质疏松,健脑降脂。适用于肾阴不足型妊娠缺钙引起的骨质疏松症,对伴有健忘、高脂血症者也适宜。

酸奶什锦果

【原 料】 酸牛奶250毫升,黄瓜、荸荠、哈密瓜、香蕉、梨、苹果、无核蜜橘、糖水菠萝各50克,精盐、白醋、白糖适量。

【制 作】 将梨、苹果、荸荠分别去皮、核后切成小方丁,并立即拌上白糖与白醋;黄瓜去子后切成小方丁,加入精盐腌渍30分钟,沥干盐水,并用冷开水冲洗,拌入苹果、梨、荸荠丁中;哈密瓜去皮、子后切丁块拌入;菠萝切成小丁块拌入;蜜橘去皮、络、衣后亦轻轻拌入;最后倒入酸牛奶与香蕉圆片,拌和即成。

【用 法】 当点心,随量食用。

【功 效】 抗骨质疏松,健脑降脂。适用于肾阴不足型妊娠缺钙引起的骨质疏松症,对伴有健忘、高脂血症者也适宜。

奶油芝麻茄子

【原 料】 茄子750克,芝麻、酸奶油、蒜泥、精盐、柠檬汁、鲜胡椒粉、辣椒粉、植物油各适量。

【制 作】 将茄子洗净,削去皮,去蒂,切成小片;用煎盘1个,下植物油烧热,下入茄子片,煎熟取出,凉后放入一容器中加奶油,捣烂,放蒜泥和鲜胡椒粉、柠檬汁、辣椒粉和精盐调好口味。用小煎盘一个,把芝麻放入,摊开,放入烤炉里,将芝麻烤黄,然后放凉,取一半芝麻,放入茄子泥中,搅拌均匀后,放入盘内,再将另一半芝麻撒在茄子的表面上即成。

【用 法】 佐餐,随量食用。

【功 效】 抗骨质疏松,降脂润肠。适用于肾阴不足型妊娠缺钙引起的骨质疏松症,对伴有高脂血症、习惯性便秘者也适宜。

蛋肉鲍鱼

【原 料】 原汁鲍鱼120克,鸡肉蓉60克,鸡蛋清60克,水

四、孕期常见病的食疗方

发香菇、水发玉兰片各15克,火腿肉、水发鱼肚各30克,豌豆30粒,鲜汤、黄酒、猪油、鸡油、湿淀粉、面粉、发菜、味精、精盐各适量。

【制　作】　将鸡蛋清同鸡肉蓉、精盐、黄酒、味精、面粉、猪油搅成糊;把水发香菇、水发玉兰片、火腿肉、鱼肚等切成丝;鲍鱼放在盘中,将鸡肉糊装入鲍鱼腹中,鲍鱼上面放豌豆与发菜,上笼蒸熟;把切好的各种丝用沸水焯一下,再用鲜汤煨一下,捞出放入盘中,将蒸好的鲍鱼码在上面。炒锅中放鲜汤煮沸,加入味精、黄酒、精盐,用湿淀粉勾成稀芡,淋上鸡油,盖于菜上即成。

【用　法】　佐餐,随量食用。

【功　效】　抗骨质疏松,滋阴益精。适用于肾阴不足型妊娠缺钙引起的骨质疏松症,对伴有低热、久咳者也适宜。

海带蛎黄鸡蛋

【原　料】　海带50克,蛎黄(牡蛎肉)100克,鸡蛋2只,植物油适量。

【制　作】　将海带泡发洗净,切成细丝,入油锅稍稍煸炒,加入打匀的鸡蛋及蛎黄,一同炒熟即成。

【用　法】　佐餐,随量食用。

【功　效】　抗骨质疏松,补碘益气。适用于肾阴不足型妊娠缺钙引起的骨质疏松症,对伴有甲状腺肿大、体质虚弱者也适宜。

鸭蛋黄拌豆腐

【原　料】　嫩豆腐300克,熟鸭蛋黄60克,冬笋、嫩黄瓜、水发口蘑各20克,素鲜汤、黄酒、湿淀粉、姜末、香油、精盐、味精各适量。

【制　作】　将嫩豆腐去掉硬皮,切成丁;冬笋、口蘑、嫩黄瓜均切成丁。炒锅上火,放入香油烧热,加入豆腐煎至色黄时下姜末、笋丁、口蘑丁、黄瓜丁炒匀,烹黄酒,加鲜汤、精盐味精调味;将鸭蛋黄用手捏成碎末,撒入豆腐中拌匀,加湿淀粉勾芡即成。

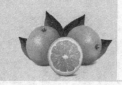

孕产妇宜吃的食物

【用　　法】　佐餐,随量食用。

【功　　效】　滋补肾阴,益气健脾,补充钙质。适用于肾阴不足型妊娠缺钙引起的骨质疏松症,对肾阴不足型骨质疏松及伴有体质虚弱者也适宜。

干贝鲜奶

【原　　料】　干贝100克,鲜牛奶150毫升,豌豆苗50克,鸡蛋清160克,葱、生姜、黄酒、味精、精盐、白糖、湿淀粉、鲜汤、鸡油、猪油各适量。

【制　　作】　将干贝去筋,洗净,放入蒸碗中,加入黄酒、葱、生姜(拍松)、鲜汤上笼蒸烂,下笼拣出葱、姜块,滗出原蒸汤留用;将鸡蛋清倒入大碗内,再倒入鲜牛奶,边倒边用筷子按顺时针方向搅拌均匀,然后加入精盐、味精、湿淀粉,调拌均匀。炒锅上大火烧热,倒入猪油烧至五成热时,倒入调好的鲜牛奶,并用手勺不停地推动,使之不粘锅底,待鲜牛奶蛋清浮出油面时,起锅倒入漏勺内,控净油;豌豆苗拣洗干净,也放在漏勺内;炒锅上大火烧热,倒入猪油,油热后下入葱、姜(拍松),炸至金黄色时烹入蒸干贝的汤,待汤开后捞出葱姜,撇尽浮沫,加入黄酒、精盐、味精、白糖,下入蒸好的干贝,稍烧片刻,用湿淀粉勾芡,然后马上倒入滑好的鲜奶及豆苗,晃动几次锅,使其入味,起锅大翻勺,使干贝朝上,淋入熟鸡油,盛于盘中即成。

【用　　法】　佐餐,随量食用。

【功　　效】　益气补血,补肾滋阴,抗骨质疏松。适用于肾阴不足型妊娠缺钙引起的骨质疏松症,对伴有眩晕腰酸、须发早白者也适宜。

芝麻豆奶

【原　　料】　黄豆40克,黑芝麻15克,白糖30克。

【制　　作】　将黄豆淘洗干净,用500毫升清水浸泡1夜,然后

四、孕期常见病的食疗方

研磨成浆,用多层洁净纱布滤去豆渣;将黑芝麻炒熟,碾末。把豆浆煮沸后,改用小火再煮20分钟,加白糖、芝麻,搅匀即成。

【用　　法】　早晚分食。

【功　　效】　抗骨质疏松,滋补肝肾,润燥滑肠。适用于肾阴不足型妊娠缺钙引起的骨质疏松症,对伴有眩晕、便秘者尤为适宜。

黑豆红枣粥

【原　　料】　黑豆50克,红枣20克,糯米200克,红糖50克。

【制　　作】　将黑豆、糯米浸泡过夜,洗净,入开水锅内小火煮熬10分钟;将红枣洗净,去核,加入粥中继续煮熬,待米烂豆熟粥成时,加入红糖,稍煮片刻即成。

【用　　法】　早晚分食,随量食用。

【功　　效】　益气养血,补肾滋阴。适用于肾阴不足型妊娠缺钙引起的骨质疏松症,对伴有眩晕、腰酸者也适宜。

海参豆腐

【原　　料】　豆腐250克,水发海参50克,鸡肉50克,鸡汤、青菜、香菇、玉兰片、火腿片、精盐、味精、花椒水、黄酒各适量。

【制　　作】　将海参、鸡肉均切成薄片,用开水烫一下,放入砂锅,再加鸡汤,上火煮;豆腐切成四大片,放入砂锅,同时放入香菇、青菜、玉兰片、火腿片,再加上各种调料炖熟即成。

【用　　法】　佐餐,随量食用。

【功　　效】　抗骨质疏松,滋阴清热。适用于肾阴不足型妊娠缺钙引起的骨质疏松症,对伴有烦躁、口干者也适宜。

甲鱼腐竹煲

【原　　料】　甲鱼1只(约500克),腐竹50克,川贝母10克,葱、姜、花椒、精盐、味精、酱油、黄酒、香油各适量。

【制　　作】　将甲鱼(鳖)宰杀,洗净,斩成块;腐竹用温水浸泡

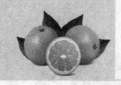

孕产妇宜吃的食物

1小时,过清水洗净,取刀切段;生姜去皮,洗净切成片;川贝母、花椒用清水反复刷洗干净,切成小块。将煮锅置于大火上,把全部用料一起放入瓦煲内,加适量清水,用大火煮沸,掀盖,加入香油、黄酒、姜片、精盐、酱油,盖好盖,改用小火煲2小时,煮至甲鱼的甲壳上硬皮脱落,放入花椒、葱段、味精调味即成。

【用　　法】　佐餐,随量食用。

【功　　效】　滋补肾阴,养血壮骨。适用于肾阴不足型妊娠缺钙引起的骨质疏松症,对伴有夜尿多者也适宜。

黑木耳拌芝麻

【原　　料】　水发黑木耳125克,白芝麻30克,香油、精盐、味精、胡椒粉各适量。

【制　　作】　将白芝麻洗净后晒干,炒熟研末;再将发好的黑木耳洗净,用开水焯一下,捞入凉水中,沥去水后装盘;取碗一个,放入精盐、味精、胡椒粉、香油各适量,用适量冷开水调匀,浇在盘中的黑木耳上,撒上白芝麻末即成。

【用　　法】　佐餐,随量食用。

【功　　效】　补充钙磷,滋阴润肠。适用于肾阴不足型妊娠缺钙引起的骨质疏松症,对伴有眩晕、习惯性便秘者也适宜。

口蘑烩牛脊髓

【原　　料】　熟白牛脊髓150克,水发口蘑100克,味精、淀粉、香油、酱油、黄酒、鲜汤、浸口蘑汤、精盐各适量。

【制　　作】　将口蘑拣洗干净,切成片;熟白牛脊髓切成段;再将口蘑片、牛脊髓段分别放入开水锅中焯透,捞出沥去水。将汤锅置于火上,加入鲜水、浸口蘑水、味精、黄酒、酱油、精盐、牛脊髓段、口蘑片,待汤煮沸时,撇去浮沫,用淀粉勾成流汁,淋上香油,出锅盛入碗中即成。

【用　　法】　佐餐,随量食用。

四、孕期常见病的食疗方

【功　效】　抗骨质疏松、补肾填精。适用于肾阴不足型妊娠缺钙引起的骨质疏松症,伴有健忘者也适宜。

银鱼海带羹

【原　料】　银鱼250克,海带150克,香油、精盐、味精、湿淀粉、鱼汤各适量。

【制　作】　将银鱼、海带分别洗净,用沸水焯过,沥去水;海带切成丝。将鲜汤倒入炒锅中煮沸,去浮沫,加入精盐调味,放入银鱼、海带丝、味精,用湿淀粉勾芡,淋上香油即成。

【用　法】　佐餐,随量食用。

【功　效】　抗骨质疏松,滋阴益精。适用于肾阴不足型妊娠缺钙引起的骨质疏松症,对伴有低热、久咳者也适宜。

黑芝麻拌菠菜

【原　料】　菠菜500克,黑芝麻20克,醋、酱油、香油、精盐、味精、蒜末各适量。

【制　作】　将菠菜择洗干净,切成段,放入沸水中略烫后,投入凉开水中过凉,捞出挤干水;黑芝麻淘洗干净,沥干水,入炒锅炒至香脆时取出。将菠菜放入盘中,加入精盐、味精、醋、酱油、香油、蒜末拌匀,上桌前撒上炒香的芝麻,拌匀即成。

【用　法】　佐餐,随量食用。

【功　效】　抗骨质疏松,补肾养血。适用于肾阴不足型妊娠缺钙引起的骨质疏松症,对伴有眩晕、贫血者也适宜。

八宝全鸭

【原　料】　净鸭1只(约2 500克),粳米150克,水发香菇15克,核桃仁10克,桂圆肉10克,莲子15克,竹笋15克,熟火腿肉30克,虾仁30克,精盐、味精、料酒、葱段、姜片、酱油各适量。

【制　作】　将鸭除去内脏,洗净,放入热水锅中汆一下,捞出后凉水洗净;粳米淘洗干净;莲子泡软,去皮和心,分成两片;香菇、

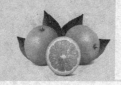

孕产妇宜吃的食物

竹笋、火腿肉切成丁。取一大碗,放入粳米、香菇、核桃仁、桂圆肉、莲子、竹笋、火腿肉丁和虾仁,加水上笼用大火蒸熟,制成八宝粳米饭;用一铝锅放入半锅水,上火煮沸,鸭子下锅,加葱段、姜片、酱油,再度煮沸时,改用小火煨炖,至鸭肉将熟时捞出,捞出原汤内的调料,撇去油沫,过箩备用;待鸭凉后,从脊骨处脱骨,脯朝下码放在一个大碗内,碎鸭肉铺放上边,最后将八宝粳米饭摊在上面,上笼用大火蒸透,合在一搪瓷盆内。炒锅上火,倒入煮鸭的原汤,加料酒、精盐、味精,煮沸后浇在鸭身上即成。

【用　法】　佐餐,随量食用。

【功　效】　益气养血,补肾养阴。适用于肾阴不足型妊娠缺钙引起的骨质疏松症,对伴有眩晕、腰酸者也适宜。

(2)肾阳虚弱型

主要症状　妊娠期出现腰骶冷痛,肢节酸软,四肢怕冷,小便频多,畏寒喜暖,遇寒加重,舌质淡,苔白腻,脉沉细弦。

食疗原则　温阳补肾,补钙补磷,补维生素 D。

食物宜忌　宜食核桃仁、韭菜、韭菜子、羊肉、羊肾、鹿肉、鹿血、牛奶、羊奶、洋葱、黑豆、海米、虾、虾皮、海参、鲍鱼、干贝、淡菜、蛤蟆油、海马等食物及药食两用之品;忌食生冷、寒凉食物。

核桃牛奶茶

【原　料】　核桃仁30克,牛奶、豆浆各150毫升,黑芝麻20克,白糖适量。

【制　作】　将牛奶和豆浆搅匀,慢慢倒在小石磨进料口中的核桃仁、黑芝麻上面,边倒边磨,磨好后倒入锅内加热煮沸,加入少许白糖即成。

【用　法】　当饮料,随量饮用。

【功　效】　抗骨质疏松,益气养血,润肠通便。适用于肾阳虚弱型妊娠缺钙引起的骨质疏松症,对伴有习惯性便秘者也适宜。

四、孕期常见病的食疗方

姜韭牛奶羹

【原　料】　韭菜250克,生姜25克,牛奶250毫升。

【制　作】　将韭菜洗净,用刀切碎,置钵中用小木棍捣烂,再用洗净纱布绞取汁液;将生姜洗净,切成细丝,用洁净纱布绞汁。将韭菜汁、生姜汁一同倒入锅中,再加入牛奶,用小火煮沸即成。

【用　法】　早晚分食。

【功　效】　抗骨质疏松,温肾壮阳。适用于肾阳虚弱型妊娠缺钙引起的骨质疏松症。

羊肉牛奶山药羹

【原　料】　羊肉250克,山药100克,牛奶250毫升,生姜适量。

【制　作】　将羊肉洗净切成小块,生姜洗净切片,共入砂锅中,加适量水,微火炖7小时,用筷子搅烂。另取砂锅1只,倒入羊肉汤1碗,加入山药(洗净切片)焖煮至烂,再倒入牛奶煮沸即成。

【用　法】　早晚分食。

【功　效】　温补肾阳,健脾利水。适用于肾阳虚弱型妊娠缺钙引起的骨质疏松症,对伴有水肿者也适宜。

奶汁洋葱头

【原　料】　洋葱头20个,牛奶250克,鲜奶油30克,黄油50克,面粉80克,精盐、胡椒粉、味精各适量。

【制　作】　将小洋葱头剥去皮,洗净,放入锅内加适量清水煮熟,捞出备用。取煎盘,加入黄油,用小火烧热,下入面粉混合拌匀,慢慢炒至出香味时,加入煮沸的牛奶将其冲开,边冲边用筷子搅动,制成稠沙司,再加入精盐、胡椒粉、味精及鲜奶油,调好口味,下入小洋葱头煮至微沸30分钟后即成。

【用　法】　佐餐,随量食用。

【功　效】　抗骨质疏松,抗动脉硬化,降胆固醇。适用于肾阳

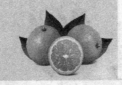

孕产妇宜吃的食物

虚弱型妊娠缺钙引起的骨质疏松症,对伴有动脉硬化症、高脂血症、冠心病者也适宜。

羊奶冬瓜

【原　料】　冬瓜400克,鲜羊奶100毫升,鲜汤、精盐、味精、白糖、生姜汁、湿淀粉、鸡油、黄酒各适量。

【制　作】　将冬瓜去皮、去子,洗净,顺瓜切成条,上笼蒸熟取出,绿皮面向下切成片,整齐地码放在盘中成两排。锅上火,放入鲜汤和鲜羊奶,加入姜汁、精盐、味精、白糖、黄酒,将切成片的冬瓜用手轻轻放入锅中,待开锅后晃锅,淋入湿淀粉勾芡,再淋入鸡油,大翻炒锅即成。

【用　法】　佐餐,随量食用。

【功　效】　抗骨质疏松,降脂利水。适用于肾阳虚弱型妊娠缺钙引起的骨质疏松症,对伴有高脂血症、水肿者也适宜。

虾蟹鲜奶

【原　料】　鲜牛奶250毫升,鸡肝、蟹肉、虾仁、炸橄榄仁各25克,熟瘦火腿肉15克,鸡蛋清250克,味精、精盐、淀粉、猪油、黄酒各适量。

【制　作】　将虾仁用黄酒、精盐、味精、淀粉腌渍上浆;火腿肉切成粒;鸡肝切成片,放入沸水锅氽至刚熟,倒入漏勺沥去水。炒锅上中火,放油烧至四成热,放入虾仁、鸡肝过油至熟,倒入笊篱沥去油。;中火烧热炒锅,下牛奶,煮至微沸盛起,将干淀粉、鸡蛋清、鸡肝、虾仁、蟹肉、火腿肉一半倒入牛奶拌匀;用中火烧热炒锅、下油滑锅后倒回油盆,再下油,放入已拌料的牛奶,边炒边翻动,边加油2次,炒成糊,再放入橄榄仁,淋少许油,炒匀上碟即成。

【用　法】　佐餐,随量食用。

【功　效】　抗骨质疏松,温补肾阳,益气养血。适用于肾阳虚弱型妊娠缺钙引起的骨质疏松症,对伴有体质虚弱、贫血者也

四、孕期常见病的食疗方

适宜。

药制黑豆

【原　料】 黑豆500克,茯苓、山茱萸、当归、桑葚、熟地黄、补骨脂、枸杞子、肉苁蓉、地骨皮、黑芝麻各10克。

【制　作】 将黑豆加水浸泡30分钟,其余原料加水煎煮3次,合并3次煎液,加入泡好的黑豆,用小火煮至药液被黑豆吸尽时停火;停火之前,可在黑豆中适当加精盐。

【用　法】 每次20克,每日2次。

【功　效】 温补肾阳,养益精血。适用于肾阳虚弱型妊娠缺钙引起的骨质疏松症。

腊八豆

【原　料】 黄豆500克,精盐、白酒、姜末各适量。

【制　作】 将黄豆洗净,放入锅内,加入清水没过黄豆,置火上焖煮至熟后捞出,沥去水,铺放在洁净的纱布或净纸上,面上盖上干净的纱布,再盖上棉絮,放在暖和处,晾10天左右,见豆子上面长出一层白毛时,将豆子放入盆中,加盐、白酒、姜末拌和均匀,装入罐内,封好罐口,放在阴凉处,约1个月即成腊八豆。食用时,舀出些腊八豆,放在小碟中,拌上点香油即成(如喜食辣味,可加入辣椒粉、红油或花椒粉,其味道更加鲜美,开胃进食)。

【用　法】 每次20克,每日2次。

【功　效】 温补肾阳,益气养血。适用于肾阳虚弱型妊娠缺钙引起的骨质疏松症。

什锦美味豆腐

【原　料】 豆腐200克,猪瘦肉、火腿肉、笋尖各25克,虾子5克,鸡肉50克,干香菇5克,干虾米10克,猪油、葱花、姜末、黄酒、酱油、肉汤、味精各适量。

【制　作】 将水发后加工好的香菇和虾米、火腿肉、笋尖、鸡

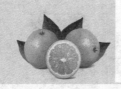

孕产妇宜吃的食物

肉、猪肉都切成片;豆腐蒸过之后切成方块。炒锅上火,加猪油烧热后,先煸姜末、虾子,煸后立即放入蒸好的豆腐和切好的肉片、鸡肉片、火腿肉片、笋片、虾米,略煮一会儿,倒入酱油、黄酒,略炒,加入肉汤,待煮沸后倒入砂锅内,放在小火上煮约10分钟,再加入味精即成。

【用　法】　佐餐,随量食用。

【功　效】　抗骨质疏松,补肾助阳。适用于肾阳虚弱型妊娠缺钙引起的骨质疏松症。

香菇羊肉饺

【原　料】　鲜香菇、韭黄、白菜心各250克,羊肉、富强粉各500克,口蘑汤、精盐、酱油、味精、葱花、姜末、香油、植物油各适量。

【制　作】　将香菇去根蒂,洗净后在沸水中焯透捞出,立即冲凉;韭黄、白菜心、羊肉分别洗净;将香菇、羊肉分别剁成小米粒大小的碎末;白菜心切成小丁,挤去水;韭黄切成细末。将香菇、菜心、羊肉末、韭黄同放入一个碗内,加精盐、酱油、葱花、姜末、植物油、香油、口蘑汤,调匀后即为馅心,放入冰箱冷冻约30分钟;将面粉用冷水和成面团并用力糅合,用擀面棍制成饺子皮,放入馅心,逐个包成饺子,锅内放水,煮沸后下入饺子,煮熟后捞出即成。

【用　法】　当主食,随量食用。

【功　效】　抗骨质疏松,降脂减肥。适用于肾阳虚弱型妊娠缺钙引起的骨质疏松症,对伴有高脂血症、单纯性肥胖症者也适宜。

鲜菇蟹肉

【原　料】　鲜蘑菇500克,蟹肉250克,鸡蛋1个,植物油、鲜汤、精盐、味精、黄酒、姜汁、胡椒粉、湿淀粉、香油各适量。

【制　作】　将蘑菇、蟹肉洗净。炒锅上中火,放油烧热,烹入黄酒,加鲜汤、精盐、蘑菇煨片刻,起锅倒入漏勺沥去汁;在锅内放

四、孕期常见病的食疗方

香油适量,烹入黄酒,加精盐、鲜汤、味精,倒入蘑菇再煨片刻,用湿淀粉勾芡炒匀,装入盆中;炒锅再上火,将香油烧热,烹黄酒,加精盐、鲜汤,倒入蟹肉煮沸,加入胡椒粉,用湿淀粉勾薄芡,倒入搅匀的鸡蛋清,淋上香油炒匀,出锅装在蘑菇上即成。

【用　　法】　佐餐,随量食用。

【功　　效】　抗骨质疏松,益气助阳。适用于肾阳虚弱型妊娠缺钙引起的骨质疏松症。

蘑菇焖鹿筋

【原　　料】　鹿筋500克,鲜蘑菇250克,冬笋50克,鲜汤、葱段、姜片、黄酒、精盐、酱油、味精、白糖、湿淀粉、香油各适量。

【制　　作】　将鹿筋洗净,用刀剖成两半,再切成段,放入盆中,加鲜汤、姜片、葱段,上笼用大火蒸20分钟。炒锅上火,放油烧热,放入葱段、姜片、酱油、黄酒、精盐、白糖及鲜汤,煮沸后先放入鹿筋,再放入鲜蘑菇、冬笋片,用大火煮几沸后转用小火焖一会儿,加入味精,用湿淀粉勾芡,再淋上适量香油即成。

【用　　法】　佐餐,随量食用。

【功　　效】　温补肾阳,强壮筋骨。适用于肾阳虚弱型妊娠缺钙引起的骨质疏松症,对伴有腰膝酸痛明显者也适宜。

蘑菇核桃仁

【原　　料】　鲜蘑菇250克,猪五花肉150克,核桃仁、雪里蕻、葱花各50克,扁豆100克,植物油、香油、酱油、黄酒、精盐、味精、白糖各适量。

【制　　作】　将罐头蘑菇去蒂,刻上十字刀纹;核桃仁放入开水中泡透,剥去皮;扁豆摘去两角,抽去筋,洗净后切成块;五花肉、雪里蕻分别洗净,沥干后剁成蓉。炒锅上大火,放植物油烧至八成热,下蘑菇炸至淡黄色,捞出,沥净油;放入核桃仁炸酥捞出,沥净油;放入扁豆块焙油至颜色碧绿时,起锅倒入漏勺沥去油。在炒锅

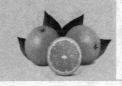

孕产妇宜吃的食物

内放入植物油烧热,下葱花炸香,倒入肉蓉煸炒至水分干时,烹入黄酒,放精盐和炸好的蘑菇,待炒出香味后,下雪里蕻末,放酱油、白糖、扁豆块、味精炒匀,淋上香油出锅装盘,将炸好的核桃仁围摆在菜的四周即成。

【用　　法】　佐餐,随量食用。

【功　　效】　温补肾阳,健脑通便。适用于肾阳虚弱型妊娠缺钙引起的骨质疏松症。

香菇淡菜

【原　　料】　水发香菇、笋片各50克,淡菜300克,精盐、黄酒、味精、酱油、湿淀粉、香油、鲜汤、植物油各适量。

【制　　作】　将淡菜用温水洗净,放入碗内,加入鲜汤,上笼蒸熟。炒锅上火,放植物油烧热,再放入鲜汤、黄酒、精盐、味精、酱油、香菇片、笋片、淡菜,煮入味后用湿淀粉勾芡即成。

【用　　法】　佐餐,随量食用。

【功　　效】　补充钙磷,益肝肾,降血压。适用于肾阳虚弱型妊娠缺钙引起的骨质疏松症,对伴有眩晕、盗汗、高血压病者也适宜。

黑木耳海米

【原　　料】　水发黑木耳250克,水发小海米25克,精盐、味精、花椒粒、蒜蓉、姜末、植物油、鲜汤、香油各适量。

【制　　作】　将黑木耳去蒂,洗净,摘成小块,入沸水锅中焯透捞出,沥净水,放入碗内,用味精、精盐、鲜汤拌匀;海米洗净,放入黑木耳碗内,再加生姜末、蒜蓉。炒锅上小火,放植物油烧热,下花椒粒炸香,捞出弃之,然后用热花椒油浇在生姜末、蒜蓉上,淋上香油即成。

【用　　法】　佐餐,随量食用。

【功　　效】　抗骨质疏松,温补肾阳,益气养血。适用于肾阳虚弱型妊娠缺钙引起的骨质疏松症,对伴有体质虚弱、贫血者也

四、孕期常见病的食疗方

适宜。

黑木耳芝麻虾仁

【原　料】　水发黑木耳 200 克,虾仁 100 克,芝麻 30 克,黄酒、姜汁、鲜汤、鸡肉茸、鲜番茄、菠菜叶、植物油、葱花、淀粉、精盐、味精各适量。

【制　作】　将虾仁用精盐、湿淀粉浆匀,放入热油锅中划开,捞出沥油;水发黑木耳漂洗干净,挤去水后剁成茸,放入碗中,加精盐、味精、芝麻、鸡肉蓉、干淀粉和鲜汤搅拌均匀,抓捏在手心,捏成每个约 10 克重的丸子,每个丸子中包入 1 粒虾仁;将鲜番茄切成块。炒锅上火,放油烧至七成热,将丸子一个个下锅,略炸一下捞出,沥干油;炒锅上火,放油烧热,下葱花、番茄块煸炒几下,加入黄酒、姜汁、鲜汤、精盐、味精、丸子煮沸,略焖入味,下菠菜叶,用湿淀粉勾芡即成。

【用　法】　佐餐,随量食用。

【功　效】　抗骨质疏松,温补肾阳,益气养血。适用于肾阳虚弱型妊娠缺钙引起的骨质疏松症,对伴有体质虚弱、贫血者也适宜。

虾肉羊肉羹

【原　料】　羊肉 150 克,虾肉 120 克,大蒜 20 克,葱、姜片、湿淀粉、精盐、味精、香油各适量。

【制　作】　将大蒜拣洗干净,切成细粒;把羊肉放入温水里烫一下,清水洗净,切成薄片;虾肉放入盐水里浸泡 10 分钟,再清水洗净,切成粒。炒锅上火,放香油烧热,用姜片爆炒羊肉,烹入清水适量,煮沸后,再放入蒜粒、虾肉粒,煮 20 分钟,加入葱花,搅拌后加入精盐、味精调味,用湿淀粉勾稀芡即成。

【用　法】　佐餐,随量食用。

【功　效】　温补肾阳,补钙养血。适用于肾阳虚弱型妊娠缺

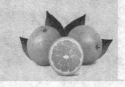

钙引起的骨质疏松症,对伴有贫血者也适宜。

海参虾仁猪肉羹

【原　料】 海参1个,虾仁200克,猪里脊肉200克,笋150克,香菇、鲜汤、淀粉、白糖、精盐、香油、黄酒各适量。

【制　作】 将海参涨发后去内脏,切成适当大小的片;虾仁加黄酒和精盐腌10分钟,再加淀粉拌匀;猪肉切片,加淀粉、精盐拌匀;笋切片;香菇泡软,切适当大小的片。煮沸鲜汤,放入香菇片、笋片与海参片煮2～3分钟后倒入里脊肉片,接着再放虾仁,加精盐、白糖调味后,用湿淀粉勾芡,淋入香油即成。

【用　法】 佐餐,随量食用。

【功　效】 滋补肾阳,助阳壮骨。适用于肾阳虚弱型妊娠缺钙引起的骨质疏松症。

虾仁鳝鱼汤面

【原　料】 面条500克,鸡蛋清30克,虾仁100克,鳝鱼片30克,葱花、姜末、酱油、黄酒、精盐、味精、香油、鲜汤、湿淀粉各适量。

【制　作】 将虾仁洗净,放入碗中,加精盐、鸡蛋清、味精、湿淀粉拌匀,放热油锅中炒熟,捞出;鳝鱼片洗净,沥干,切段。炒锅上火,放植物油烧热,下入鳝片,炸2分钟,至黄亮香脆时,捞出,沥油;锅留底油,放入葱花、姜末煸香,下入炸好的鳝鱼片和炒过的虾仁,再放入酱油、黄酒、味精,另加鲜汤和适量水煮沸,放入面条煮熟,盛入碗中,淋上香油即成。

【用　法】 当主食,随量食用。

【功　效】 抗骨质疏松,清热平肝。适用于肾阳虚弱型妊娠缺钙引起的骨质疏松症,伴有高血压病者也适宜。

大虾浸酒

【原　料】 大虾(海虾)500克,山茱萸100克,杜仲50克,低

四、孕期常见病的食疗方

度白酒 1 500 毫升。

【制　作】　将大虾洗净,切碎,山茱萸及杜仲洗净,晾干,一起入白酒中浸泡,每隔 3 天振摇 1 次,1 个月后即成。

【用　法】　每次 30 毫升(2 小盅),每日 2 次。

【功　效】　补肾阳,益精血,强筋骨。适用于肾阳虚弱型妊娠缺钙引起的骨质疏松症。

海马酒

【原　料】　海马 2 对,白酒 500 毫升。

【制　作】　将海马洗净,泡入盛酒的坛中,密封,每日振摇 1 次,15 日后即成。

【用　法】　每次饮 15 毫升(1 小盅),每日 2 次。

【功　效】　补肾阳,益精血,强筋骨。适用于肾阳虚弱型妊娠缺钙引起的骨质疏松症。

韭菜虾皮水饺

【原　料】　韭菜 500 克,虾皮 50 克,面粉 500 克,植物油、酱油、精盐、味精、葱花、姜末各适量。

【制　作】　将虾皮用温开水洗净,沥去水,韭菜洗净后沥干水,切成碎末,装入碗内,加入葱花、姜末、精盐、味精、植物油、酱油、虾皮,充分拌匀,即成饺子馅;将面粉用凉水调和,揉成光滑面团,搓成长细圆条,逐个揪成小剂子,用手按扁,擀成圆皮,放上馅心,捏成饺子。锅内加水煮沸,投入饺子,待浮起时,捞出用凉水激一下即成。

【用　法】　当主食,随量食用。

【功　效】　补肾阳,益精血,强筋骨。适用于肾阳虚弱型妊娠缺钙引起的骨质疏松症。

三鲜虾仁面

【原　料】　净虾仁、青菜、水发海参各 50 克,面粉 500 克,鸡

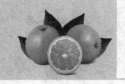

孕产妇宜吃的食物

蛋250克,熟鸡肉25克,玉兰片20克,淀粉、鲜汤、酱油、香油、味精、精盐各适量。

【制　作】　将水发海参、虾仁、熟鸡肉、玉兰片、青菜均切成小薄片;把面粉倒在案板上,鸡蛋打入碗内,用筷子搅匀,倒在面内,揉成面团,用干淀粉作铺面把面团擀成大薄片,撒少许干淀粉,前后折叠多层,用刀切成面条。锅内加水煮沸,投入面条煮熟,捞出沥干水,分为100克或150克一份装入碗内;另起锅并加鲜汤煮沸,加入海参、虾仁、鸡肉片、青菜、玉兰片、精盐和酱油,汤再沸时,撇去浮沫,加味精和香油调好口味,浇入面条碗内即成。

【用　法】　当主食,随量食用。

【功　效】　温补肾阳,抗骨质疏松。适用于肾阳虚弱型妊娠缺钙引起的骨质疏松症。

红白萝卜炖羊肉

【原　料】　白萝卜400克,胡萝卜50克,羊肉500克,桂皮10克,料酒、酱油、红糖、葱白、植物油、姜片、精盐、味精、五香粉各适量。

【制　作】　将白萝卜、胡萝卜、羊肉洗净,切块,备用。炒锅上火,放植物油烧热,先入姜片炒爆,随即倒入羊肉、白萝卜、胡萝卜翻炒5分钟,加料酒适量,再炒1分钟后,加清水、酱油、精盐、红糖、桂皮、葱白,大火煮沸后,改用小火煨煮1小时,至羊肉熟烂、水汁基本干后,调入五香粉、味精即成。

【用　法】　佐餐,随量食用。

【功　效】　抗骨质疏松,温阳散寒。适用于肾阳虚弱型妊娠缺钙引起的骨质疏松症。

(3)气血两虚型

主要症状　妊娠期缺钙引起颈背腰酸痛,活动无力,常伴有上肢或下肢麻木,手足发冷,肌肤干燥,面色苍白,四肢水肿,头晕目眩,心慌不安,舌淡苔腻,脉沉滑。

四、孕期常见病的食疗方

食疗原则 补益气血,补钙补磷,补维生素D,补充蛋白质。

食物宜忌 宜食牛奶、红枣、桂圆、荔枝、鸽蛋、鸡肉、豆腐、香干、黑木耳、蘑菇、香菇、动物血、动物肝、动物肾、菠菜、阿胶、熟地黄、何首乌、当归等食物及药食两用之品;忌食油腻、生冷食物。

牛奶煎肉饺

【原　料】 牛奶500毫升,猪肥瘦肉200克,鸡蛋4个,面粉500克,酱油、精盐、味精、葱花、姜末、猪油各适量。

【制　作】 将猪肉剁成末,放入盆内,加入葱花、姜末、酱油、精盐、味精拌匀成馅;将面粉放入盆内,打入鸡蛋,加入牛奶、水(适量)和精盐,搅拌调匀成稠糊状备用。将平锅上火烧热,加入猪油适量,烧热后舀入面糊50克,用锅铲摊成圆形薄饼,加上适量肉馅,用锅铲在半个饼面上摊匀,然后将饼皮对折,使之成半圆形肉饺,煎至上面的饺皮鼓起时再煎另一面,煎至肉饺两面均呈金黄色时,出锅装盘即成。

【用　法】 当主食,随量食用。

【功　效】 补气养血,抗骨质疏松。适用于气血两虚型妊娠缺钙引起的骨质疏松症,对伴有贫血、体质虚弱者也适宜。

牛奶枣粥

【原　料】 牛奶400毫升,红枣20枚,粳米100克,红糖20克。

【制　作】 将粳米淘洗干净,放入锅内,加水、置大火上煮沸后,用小火煮20分钟,米烂汤稠时加入牛奶、红枣,再煮10分钟。食用时可酌加红糖,再煮沸,盛入碗内即成。

【用　法】 早晚分食。

【功　效】 补充钙磷,养血安神。适用于气血两虚型妊娠缺钙引起的骨质疏松症,对伴有贫血、神经衰弱者也适宜。

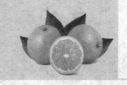

孕产妇宜吃的食物

牛奶鸡蛋糕

【原　料】　牛奶200毫升,鸡蛋4个,面粉500克,葡萄干50克,白糖、发酵粉、植物油、青梅各适量。

【制　作】　将面粉放入盆内加入发酵粉,打入鸡蛋,加入白糖,再慢慢加入牛奶、精制油、调和均匀;将葡萄干洗净,青梅切小丁。将平底锅上火烧热,倒入植物油,使锅底沾匀,倒入调好的面,摊平,上面撒上葡萄干和青梅,盖上盖,用最微的火烤10分钟即成。

【用　法】　当点心,随量食用。

【功　效】　益气养血,抗骨质疏松。适用于气血两虚型妊娠缺钙引起的骨质疏松症。

鸡丝豆腐脑

【原　料】　黄豆200克,豆芽菜100克,酥黄豆50克,仔鸡肉100克,石膏1.5克,花椒、红油、味精、胡椒、葱花、姜末、酱油、猪骨头各适量。

【制　作】　将黄豆淘洗干净,放入清水中浸泡3小时,泡透后,用清水洗净,上磨磨成豆汁,并将豆汁倒入锅内煮沸,待起泡时,滤去豆渣,将豆浆盛入缸内;将石膏用冷水溶化,尽快冲入浆内,用布捂住缸口稍许即成豆腐脑。鸡肉洗净,放入锅中加水,上火煮熟,捞出,撕成鸡丝备用;将猪骨洗净,砸断,放入煮鸡汤内煮沸,然后把豆腐脑薄薄铲入,用微火煨起;把红油、酱油、花椒、胡椒、味精、葱花、姜末、酥黄豆、豆芽菜等放入碗底,舀进豆腐脑,撒上鸡丝拣去花椒、胡椒粒即可进食。

【用　法】　当早餐,随量食用。

【功　效】　补益气血,抗骨质疏松。适用于气血两虚型妊娠缺钙引起的骨质疏松症。

红豆花生米粥

【原　料】　红豆100克,花生仁50克,粳米100克,陈皮、白

四、孕期常见病的食疗方

糖（或红糖）各适量。

【制　作】　将陈皮、花生仁、红豆分别洗净入锅，加入适量清水，大火煮沸约10分钟，再将粳米淘净加入，转用小火慢慢煮熬，待米烂豆熟粥稠时，加适量白糖（或红糖）调味即成。

【用　法】　早晚分食。

【功　效】　抗骨质疏松，益气养血。适用于气血两虚型妊娠缺钙引起的骨质疏松症。

牛肉末豆腐羹

【原　料】　豆腐250克，牛肉末50克，草菇30克，葱花、鸡蛋清、植物油、香油、精盐、味精、蚝油、胡椒粉、湿淀粉、鲜汤各适量。

【制　作】　将豆腐、草菇切成小粒。炒锅上火，放油烧热，下入葱花、牛肉末煸炒几下，然后放入鲜汤、豆腐粒、草菇粒及胡椒粉、蚝油、精盐和味精，再用湿淀粉勾芡，加入鸡蛋清，淋上香油即成。

【用　法】　佐餐，随量食用。

【功　效】　抗骨质疏松，补气养血。适用于气血两虚型妊娠缺钙引起的骨质疏松症，对伴有贫血、精神萎靡者也适宜。

咸酥黄豆

【原　料】　干黄豆250克，鸡蛋1个，淀粉、植物油、精盐各适量。

【制　作】　将黄豆洗净后加清水泡涨，控净水分，打入鸡蛋，拌匀后加入淀粉，用手揉搓，以使黄豆均匀地裹上一层淀粉糊；将裹好淀粉糊的黄豆投入八成热的油锅中，炸至黄豆呈金黄色时，将其捞出沥油；将沥油后的黄豆倒入盘中，撒上精盐，拌匀即成。

【用　法】　佐餐，随量食用。

【功　效】　抗骨质疏松，补气养血，补钙润肺。适用于气血两虚型妊娠缺钙引起的骨质疏松症。

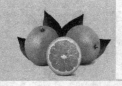

孕产妇宜吃的食物

枣泥豆腐

【原　　料】　豆腐500克,枣泥100克,鸡蛋1个,植物油、酱油、花椒水、味精、黄酒、白糖、湿淀粉各适量。

【制　　作】　将鸡蛋打入碗中,去蛋黄不用,加湿淀粉搅拌成糊;豆腐切成长方块,挖成槽灌上枣泥,再挂上蛋清淀粉糊,下油锅煎至金黄色取出。炒锅上火,放油烧热,用酱油炝锅,放一点水,加白糖、黄酒、花椒水,煮沸后放味精,用湿淀粉勾芡浇在煎好的豆腐上即成。

【用　　法】　佐餐,随量食用。

【功　　效】　抗骨质疏松,益气养血。适用于气血两虚型妊娠缺钙引起的骨质疏松症。

瘦肉猪血豆腐

【原　　料】　猪血500克,豆腐300克,猪瘦肉100克,胡萝卜100克,豌豆苗30克,蒜苗30克,蒜片、姜片、香油、精盐、味精、胡椒粉各适量。

【制　　作】　将猪血、豆腐漂洗后切成块;猪瘦肉洗净,切成小薄片;胡萝卜洗净,切成块。炒锅上火,放香油烧至五成热,放入姜片、大蒜片炸一下,加入鲜汤、胡萝卜、胡椒粉煮沸,再加入猪肉、豆腐、猪血烧至熟透,待汁少时放入精盐、味精、豌豆苗、蒜苗,推匀即成。

【用　　法】　佐餐,随量食用。

【功　　效】　抗骨质疏松,益气养血。适用于气血两虚型妊娠缺钙引起的骨质疏松症。

黑木耳红枣粥

【原　　料】　黑木耳30克,红枣10枚,粳米100克,冰糖20克。

【制　　作】　将黑木耳放入冷水中泡24小时,摘去蒂,用清水洗净,撕成小块;红枣用温水泡软,洗净;粳米用清水淘洗干净。锅

四、孕期常见病的食疗方

上大火,放清水适量煮沸,下粳米、红枣煮沸,改用小火,放入黑木耳、冰糖慢炖成粥即成。

【用　　法】　早晚分食。

【功　　效】　补充钙磷,益气养血。适用于气血两虚型妊娠缺钙引起的骨质疏松症,对伴有贫血、心悸者也适宜。

香菇鸡蛋面

【原　　料】　水发香菇50克,鸡脯肉100克,豌豆苗25克,挂面300克,黄酒、鲜汤、鸡蛋清、淀粉、味精、香油、精盐各适量。

【制　　作】　先将香菇去蒂,洗净后挤干水,备用;鸡脯肉洗净剔筋后切成细丝,加蛋清、精盐、淀粉拌匀;豌豆苗洗净后切成段;将挂面放入开水中,煮回软后捞出用冷水冲凉。炒锅上火,放香油烧至五成热,下入鸡丝滑熟,捞出,再放入豌豆苗、香菇略炒后,烹入黄酒,加鲜汤、鸡丝、精盐、味精和挂面,汤沸后即成。

【用　　法】　当主食,随量食用。

【功　　效】　补充钙磷,益气养血。适用于气血两虚型妊娠缺钙引起的骨质疏松症,对伴有贫血、心悸者也适宜。

黑木耳鸡肉豆腐

【原　　料】　水发黑木耳100克,鸡肉250克,嫩豆腐500克,笋片30克,葱花、姜末、酱油、黄酒、鲜汤、猪油、湿淀粉、花椒油各适量。

【制　　作】　将豆腐和鸡肉切成小块,在开水锅内浸透,捞出沥去水,再将鸡肉和豆腐放在用湿冷布铺的案板上,将布的四角往中心折叠,成方包形,上面放一木块,再用石块压住,凉后去掉石块、木板,解开布包,呈槟榔状,切成块;黑木耳洗净,撕碎,笋片切成雪花片。锅内放入猪油至热,将豆腐块和配菜放入锅内,加入葱花、姜末、酱油、黄酒、鲜汤、搅匀,汁浓时用湿淀粉勾芡,淋上花椒油后装盘即成。

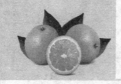

孕产妇宜吃的食物

【用　　法】　佐餐,随量食用。

【功　　效】　补充钙磷,益气养血。适用于气血两虚型妊娠缺钙引起的骨质疏松症,对伴有贫血、心悸者也适宜。

菠菜猪血汤

【原　　料】　鲜菠菜500克,猪血250克,味精、精盐各适量。

【制　　作】　将鲜菠菜洗净,切成段,用开水略烫一下。再将猪血切成小方块,放入锅内加水煮开,然后加入菠菜,一起煮汤,熟后加精盐、味精调味即成。

【用　　法】　佐餐,随量食用。

【功　　效】　抗骨质疏松,补血止血,润肠通便。适用于气血两虚型妊娠缺钙引起的骨质疏松症。

银鱼炒菠菜

【原　　料】　菠菜400克,银鱼5克,植物油、精盐、味精、葱花各适量。

【制　　作】　将菠菜拣洗干净,入沸水锅中烫片刻,捞出后切成3厘米长的段;银鱼用温水稍泡,洗净待用。炒锅上火,放油烧热,放入葱花和银鱼略加煸炒,再将菠菜放入,一同煸炒几下,再放入精盐、味精,炒匀即成。

【用　　法】　佐餐,随量食用。

【功　　效】　抗骨质疏松,养血利肠。适用于气血两虚型妊娠缺钙引起的骨质疏松症,对伴有贫血者也适宜。

白菜豆腐卷

【原　　料】　豆腐250克,白菜1 000克,鸡蛋1个,植物油、酱油、葱花、姜末、花椒水、味精、湿淀粉、黄酒、鲜汤各适量。

【制　　作】　将鸡蛋打入碗中,加湿淀粉搅拌成糊;将豆腐搅碎,加上葱花、姜末、味精拌匀;白菜洗净,用60℃左右的热水烫一下,再用白菜将豆腐卷成15个卷,挂上鸡蛋淀粉糊。炒锅上火,放

四、孕期常见病的食疗方

油烧热,放入白菜豆腐卷煎至金黄色,加入酱油、味精、花椒水、黄酒,放一点鲜汤,见汤不多时用湿淀粉勾芡,出锅即成。

【用　　法】　佐餐,随量食用。

【功　　效】　抗骨质疏松,益气养血。适用于气血两虚型妊娠缺钙引起的骨质疏松症。

菠菜黄鳝

【原　　料】　菠菜300克,黄鳝150克,植物油、黄酒、酱油、白糖、味精、葱、生姜、精盐、胡椒粉、湿淀粉各适量。

【制　　作】　将黄鳝甩昏,用钉子钉住鳝头,用小刀将黄鳝从背部剖开,除去骨及内脏,洗净,切成小段;将黄酒、酱油、白糖、味精、胡椒粉调在小碗里。炒锅上火,放植物油烧至五六成热,将鳝段下锅滑散,约1分钟后将鳝段倒入漏勺里沥油,锅内放入葱、生姜煸香,倒入鳝段,随即将小碗调料倒入,翻炒均匀,立即起锅;菠菜洗净,沥干水,切成段。锅内放油,烧热后,倒入菠菜段快速煸炒,加入精盐、味精,炒至菠菜刚熟即出锅,摊在盘中,并将鳝段倒在菠菜上面即成。

【用　　法】　佐餐,随量食用。

【功　　效】　抗骨质疏松,强筋壮骨。适用于气血两虚型妊娠缺钙引起的骨质疏松症,对伴有贫血者也适宜。

猪肉卷心菜

【原　　料】　卷心菜400克,猪瘦肉150克,植物油、香油、葱花、姜丝、精盐、酱油、黄酒、湿淀粉、味精各适量。

【制　　作】　将卷心菜洗净,切成长条,斜刀切成菱形块;猪肉切成薄片;用湿淀粉抓匀。炒锅上火,放植物油烧至七成热,下肉片急炒,放姜丝、葱花翻炒,见肉片变白时烹入黄酒、酱油,出锅装盘;炒锅再放油烧热,放入卷心菜用大火快炒,加入精盐,快熟时放入熟肉片,用湿淀粉勾芡,加入味精,翻炒出锅即成。

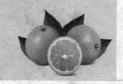

【用　　法】　佐餐,随量食用。

【功　　效】　抗骨质疏松,滋阴润燥。适用于气血两虚型妊娠缺钙引起的骨质疏松症,对伴有贫血者也适宜。

猪皮红枣羹

【原　　料】　猪皮250克,红枣150克,冰糖50克。

【制　　作】　将猪皮洗净,切成小块,放入砂锅中,加水适量,用大火煮沸15分钟后转用小火炖煮2小时左右,加入洗净的红枣,再用大火煮沸15分钟,改用小火炖煮1小时,待猪皮熟烂后加入冰糖即成。

【用　　法】　当点心,随量食用。

【功　　效】　益气滋阴,养血止血。适用于气血两虚型妊娠缺钙引起的骨质疏松症。

猪肉鳝鱼羹

【原　　料】　鳝鱼250克,猪肉100克,精盐、黄酒、味精、胡椒粉、生姜各适量。

【制　　作】　将鳝鱼剖背脊后,去头、尾及内脏,切丝备用;猪肉洗净,剁成泥。锅上火,加水适量,煮沸后将猪肉入锅,去浮沫,加入鳝鱼丝、黄酒,煮沸后改用小火慢煮;生姜去皮,洗净后切成丝,放入锅内,待鳝鱼丝煮熟烂时加入胡椒粉、精盐、味精调味即成。

【用　　法】　佐餐,随量食用。

【功　　效】　补气养血,抗骨质疏松。适用于气血两虚型妊娠缺钙引起的骨质疏松症。

鸡肉麦仁粥

【原　　料】　净母鸡1只,大麦仁750克,面粉500克,鸡蛋1个,精盐、味精、醋、胡椒粉、肉桂、大茴香、葱花、姜末、香油各适量。

【制　　作】　将母鸡洗净,入沸水锅内余一会儿,倒出血水,锅内加水适量,放入装有肉桂、大茴香的纱布袋,煮炖至肉烂离骨,捞

四、孕期常见病的食疗方

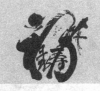

出将鸡肉撕成丝;将鸡蛋煎成蛋皮,切丝;将麦仁去杂洗净,放入另一锅内,煮至开花,然后倒入鸡汤锅内,煮沸;再将面粉调成稀糊,慢慢调入鸡汤锅内,用勺不断搅动,待煮沸后调入精盐,即成麦仁粥,把鸡丝、蛋皮丝放碗内,盛入麦仁粥,撒上葱花、姜末、味精、胡椒粉、醋、香油即成。

【用　　法】　当主食,随量食用。

【功　　效】　抗骨质疏松,补肾益血。适用于气血两虚型妊娠缺钙引起的骨质疏松症。

枣泥桃酥

【原　　料】　红枣泥250克,核桃仁50克,山药50克,面粉500克,豆粉、植物油各适量。

【制　　作】　将核桃仁捣碎,加入枣泥揉匀成馅;取200克面粉倒在案板上,加入植物油拌匀,制成干油酥;把剩余的面粉倒在案板上,加油与山药粉、豆粉和适量的水和成油面团;将干油酥包入油面团内,按扁后擀成长方形,从上至下卷成筒形,切成一块块剂子,按成圆皮,放入馅收严口子,按扁后擀成圆形生坯,用花钳把圆坯从顶到底按出一条凸棱。油锅上火,待锅内烧至六成热时,把生坯下锅炸酥而浮出油面,呈淡黄色为熟,出锅后稍凉即成。

【用　　法】　当点心,随量食用。

【功　　效】　抗骨质疏松,益气养血,润肠通便。适用于气血两虚型妊娠缺钙引起的骨质疏松症,对伴有习惯性便秘者也适宜。

胎盘龟版阿胶膏

【原　　料】　胎盘1具,龟版300克,阿胶100克,红糖1 000克。

【制　　作】　将胎盘用清水漂洗干净,切块。龟版捣碎,与胎盘块同放砂锅中,注入适量清水,用小火煎煮,过滤取汁,余渣再先后加水煎煮2次,取汁,合并3次滤液,小火浓缩至500毫升左右,投入捣碎的阿胶熔化,再加红糖收膏,于阴凉处贮存即成。

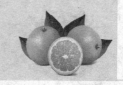

【用　　法】　早晚各1匙(约20克)。

【功　　效】　益气养血,补肾养阴。适用于气血两虚型妊娠缺钙引起的骨质疏松症,对伴有眩晕、腰酸者也适宜。

五圆全鸡

【原　　料】　净母鸡1只(约2000克),桂圆肉、荔枝肉、大枣、莲子、枸杞子各15克,冰糖30克,精盐、料酒、胡椒粉、葱、姜各适量。

【制　　作】　将净鸡腹部朝上放于大盆碗中,把桂圆肉、荔枝肉、大枣、莲子、枸杞子放于碗内四周,再加上冰糖、精盐、料酒、葱、姜及少许清水,上笼蒸2小时,取出调好味,撒上胡椒粉即成。

【用　　法】　佐餐,随量食用。

【功　　效】　益气养血,补肾养阴。适用于气血两虚型妊娠缺钙引起的骨质疏松症,对伴有眩晕、腰酸者也适宜。

桂圆纸包鸡

【原　　料】　桂圆肉20克,核桃仁1000克,嫩鸡肉400克,鸡蛋2个,火腿肉20克,精盐、白糖、味精、淀粉、香油、生姜、葱、胡椒粉、植物油各适量,玻璃纸数张。

【制　　作】　将核桃仁用沸水泡后去皮,再下油锅炸熟,切成细粒;桂圆肉用温水洗净切成粒;将鸡肉洗净,去皮,片成1毫米厚的片,用精盐、白糖、味精、胡椒粉调拌腌渍;淀粉加清水调湿,与鸡蛋清一起调成蛋糊;姜、葱洗净后切成细末;火腿肉切成小片。取玻璃纸放在案板上,将腌渍后的鸡肉片放入蛋糊内上浆,然后摆在纸上,加上少许姜、葱和一片火腿,每张加10克核桃仁粒和2克桂圆肉,然后摺成长方形的纸包。炒锅置火上,倒入油,烧至六成热时,把包好的鸡肉下锅炸熟,捞出沥干油,装盘即成。

【用　　法】　佐餐,随量食用。

【功　　效】　抗骨质疏松,益气养血。适用于气血两虚型妊娠

四、孕期常见病的食疗方

缺钙引起的骨质疏松症。

（五）妊娠咳嗽

1. 概述 妊娠期间，咳嗽不已，称为妊娠咳嗽。中医称本病为"子嗽"，其病变在肺。多因孕妇素体阴虚，孕后阴血聚下以养胎，阴津益感不足，阴虚肺燥，失于濡润，或痰火犯肺，或脾虚痰饮内停，使肺气失宣，发为咳嗽。若久嗽不愈或咳嗽剧烈，可损伤胎气以致堕胎或小产。子嗽严重者，可发展为劳嗽，俗称"抱儿痨"。在临床上常见阴虚肺燥型、痰火犯肺型、脾虚痰饮型。

2. 辨证施食

(1) 阴虚肺燥型

主要症状　妊娠期，干咳无痰，日久不愈，咽干口燥，潮热或手足心热，甚至痰中夹血，舌质红，少苔或苔微黄而干，脉细滑数。

食疗原则　养阴润肺，止嗽安胎。

食物宜忌　宜食百合、梨、杏、杏仁、银耳、荸荠、豆腐、松子仁、蜂蜜、罗汉果、冬虫夏草、沙棘、冰糖、川贝母、柿饼、枇杷、柑橘、蛤蜊、芦笋等食物；忌食辛辣、香燥食物。

橄榄石斛梨藕饮

【原　料】　橄榄5个，石斛6克，甘菊花6克，竹茹6克，麦冬9克，桑叶9克，鲜藕10片，去皮黄梨2个，去皮荸荠5个，鲜芦根2根。

【制　作】　将以上10味一同放入锅中，加水煎汤即成。

【用　法】　代茶频饮。

【功　效】　养阴润肺，止咳安胎。适用于阴虚肺燥型妊娠咳嗽。

灵芝沙参百合饮

【原　料】　灵芝10克，南沙参6克，北沙参6克，百合10克。

【制　作】　将以上4味入锅中，加水煎汤即成。

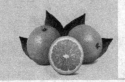

孕产妇宜吃的食物

【用　　法】　代茶饮。

【功　　效】　养阴润肺,止咳安胎。适用于阴虚肺燥型妊娠咳嗽。

秋梨鲜藕饮

【原　　料】　秋梨 250 克,鲜藕 300 克。

【制　　作】　秋梨去皮和核,鲜藕洗净,去藕节,均切碎,以洁净纱布绞取汁液即成。

【用　　法】　代茶频饮。

【功　　效】　养阴润肺,止咳安胎。适用于阴虚肺燥型妊娠咳嗽。

参麦桔梗蜜饮

【原　　料】　玄参 5 克,麦冬 5 克,桔梗 3 克,生甘草 1.5 克,蜂蜜适量。

【制　　作】　将以上前 4 味研为粗末,用沸水冲泡,调入蜂蜜即成。

【用　　法】　代茶饮,每日 1 剂。

【功　　效】　养阴润肺,止咳安胎。适用于阴虚肺燥型妊娠咳嗽。

雪梨百合饮

【原　　料】　雪梨 1 个,百合 30 克,冰糖适量。

【制　　作】　将梨洗净,去皮和核,切成小块。百合洗净,与雪梨一起放锅中,加水煮沸,放入冰糖适量,炖 40 分钟即成。

【用　　法】　代茶饮。

【功　　效】　养阴润肺,止咳安胎。适用于阴虚肺燥型妊娠咳嗽。

五汁饮

【原　　料】　生梨汁、西瓜汁、甘蔗汁、草莓汁、藕汁各 50 克,陈皮 10 克。

【制　　作】　将陈皮加水煎汁,再与五汁混匀即成。

【用　　法】　代茶饮。

【功　　效】　养阴润肺,止咳安胎。适用于阴虚肺燥型妊娠咳嗽。

四、孕期常见病的食疗方

西瓜雪梨饮

【原　　料】　雪梨 150 克,西瓜 500 克,荸荠 100 克。
【制　　作】　将雪梨、荸荠分别洗净,去皮,西瓜取瓤,共捣烂取汁生饮。
【用　　法】　代茶饮。
【功　　效】　养阴润肺,止咳安胎。适用于阴虚肺燥型妊娠咳嗽。

荸荠甘蔗汁

【原　　料】　荸荠 200 克,冰糖 80 克,甘蔗 350 克,胡萝卜 200 克,茅根 50 克。
【制　　作】　将荸荠用水洗净,削皮,再用盐水浸泡片刻,然后冲净;甘蔗用刀削去外皮,用盐水略浸,冲净;胡萝卜削皮,切厚片;茅根洗净,切小段。把以上原料放入大煲内,倒入适量清水,用大火煲开后,改用中火煲 1 个半小时,待凉后即成。
【用　　法】　当饮料饮用。
【功　　效】　养阴润肺,止咳安胎。适用于阴虚肺燥型妊娠咳嗽。

菠萝梨汁

【原　　料】　菠萝 100 克,梨 2 个,白糖、冰块各适量。
【制　　作】　将菠萝去皮,榨汁;梨去皮和核,榨汁。将菠萝汁和梨汁倒入容器中搅匀,加入白糖,再放入冰块即成。
【用　　法】　上下午分饮。
【功　　效】　养阴润肺,止咳安胎。适用于阴虚肺燥型妊娠咳嗽。

橘子鲜藕汁

【原　　料】　橘子 1 个,鲜藕 200 克,葡萄酒、蜂蜜各适量。
【制　　作】　将橘子去皮榨汁;草莓洗净也榨汁。橘汁和草莓汁混合均匀,放入蜂蜜和葡萄酒少量,搅拌均匀即成。
【用　　法】　上下午分饮。
【功　　效】　养阴润肺,止咳安胎。适用于阴虚肺燥型妊娠咳嗽。

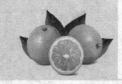

孕产妇宜吃的食物

百合蜜茶

【原　　料】　百合30克，川贝母粉3克，蜂蜜各量。

【制　　作】　将百合与川贝母粉一同放入碗内，蒸熟，稍凉后调入蜂蜜，拌匀。

【用　　法】　代茶饮，每日2次。

【功　　效】　养阴润肺，止咳安胎。适用于阴虚肺燥型妊娠咳嗽。

银耳糖茶

【原　　料】　银耳20克，冰糖20克，茶叶5克。

【制　　作】　茶叶泡汁，再将银耳洗净，加冰糖置瓦罐中炖熟，倒入茶汁，拌匀即成。

【用　　法】　代茶饮，每日2次。

【功　　效】　养阴润肺，止咳安胎。适用于阴虚肺燥型妊娠咳嗽。

生津茶

【原　　料】　鲜藕10克，橄榄5个，金石斛6克，甘菊6克，竹茹6克，麦冬9克，桑叶9克，去皮黄梨2个，去皮荸荠5个，鲜芦根2支。

【制　　作】　将以上10味一同放入锅中，加水煎汤即成。

【用　　法】　代茶频饮。

【功　　效】　养阴润肺，止咳安胎。适用于阴虚肺燥型妊娠咳嗽。

百合葡萄汁

【原　　料】　鲜百合400克，鲜葡萄200克，萝卜1片，冰糖适量。

【制　　作】　将百合洗净，葡萄洗净去皮、核，一起放入榨汁机中，加适量的冷开水搅成泥；过滤压榨出汁倒入杯中；将冰糖用开水溶化，冷却后倒入百合、葡萄混合汁杯中，调匀，萝卜切成齿形，装饰杯沿即成。

【用　　法】　当饮料饮用。

四、孕期常见病的食疗方

【功　效】　养阴润肺，止咳安胎。适用于阴虚肺燥型妊娠咳嗽。

牛奶橘汁

【原　料】　牛奶 150 克，橘汁 50 克，白糖 25 克。

【制　作】　将牛奶放入小奶锅中，上火煮沸，离火晾凉后，倒入橘汁，加上白糖，拌匀即成。

【用　法】　上下午分饮。

【功　效】　养阴润肺，止咳安胎。适用于阴虚肺燥型妊娠咳嗽。

百合荸荠梨羹

【原　料】　百合 15 克，荸荠 30 克，雪梨 1 个，冰糖适量。

【制　作】　将荸荠洗净，去皮，捣烂；雪梨洗净，切碎，去核；百合洗净，与冰糖一同入锅，加水适量，用大火煮沸后转用小火煮至汤稠即成。

【用　法】　分 2 次食用。

【功　效】　养阴润肺，止咳安胎。适用于阴虚肺燥型妊娠咳嗽。

百合花鸡蛋羹

【原　料】　鲜百合花 25 克，川贝母粉 3 克，鸡蛋 4 个，玉兰片 25 克，水发白木耳 25 克，菠菜叶 25 克，鲜汤、香油、湿淀粉、黄酒、精盐、味精、葱花、胡椒粉、植物油各适量。

【制　作】　将鲜百合花择洗干净，用开水烫一下捞出；蛋清、蛋黄分别磕入两个碗里，每碗内放入少许精盐、味精、胡椒粉，拌匀，待用。炒锅上火，放清水 1 000 毫升煮沸，下入鸡蛋清，待浮起时捞出控净水，再放入鸡蛋黄，待熟后捞出控净水；炒锅烧热，放入植物油烧至五成热时，放入葱花，煸出香味，加入鲜汤、玉兰片、水发白木耳、百合花，加入黄酒、精盐、味精煮沸，放入蛋清片、蛋黄片、菠菜叶，调入川贝母粉，用湿淀粉勾芡，淋上少许香油，出锅即成。

【用　法】　随量食用。

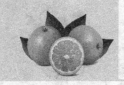

孕产妇宜吃的食物

【功　效】　养阴润肺，止咳安胎。适用于阴虚肺燥型妊娠咳嗽。

杏子羹

【原　料】　杏子1500克，玉米粉100克，白糖、桂皮各适量。

【制　作】　将杏子洗净，去皮、核，将一半放入沸水锅中稍煮，待煮软后同汤一起过箩，制成杏泥；另一半杏子切成丁，放入杏泥中，加入白糖、桂皮煮熟，再用玉米粉调节浓度，微沸后取出，冷后放入冰箱，冷却后取出即成。

【用　法】　随量食用。

【功　效】　养阴润肺，止咳安胎。适用于阴虚肺燥型妊娠咳嗽。

芝麻杏仁蜜糊

【原　料】　黑芝麻1000克，甜杏仁200克，蜂蜜、白糖各适量。

【制　作】　将黑芝麻用冷水淘洗沥干，再用大火将芝麻炒至发出响声，立即离火，然后再用小火炒几下，盛碗，冷却后研碎，备用；杏仁快速洗净，打碎成蓉，备用。熟芝麻、杏仁蓉倒入盆中，加入蜂蜜、白糖拌匀，用大火蒸30分钟，离火即成。

【用　法】　随量食用。

【功　效】　养阴润肺，止咳安胎。适用于阴虚肺燥型妊娠咳嗽。

鸭梨粥

【原　料】　鸭梨3个（约350克），粳米100克，冰糖适量。

【制　作】　将梨洗净，削去皮，切成片待用。炒锅上火，放入梨片，加入清水，煮至熟烂，用漏勺捞出梨渣，放入粳米，煮成稀粥，放入冰糖即成。

【用　法】　早晚分食。

【功　效】　养阴润肺，止咳安胎。适用于阴虚肺燥型妊娠咳嗽。

蜂蜜炖川贝

【原　料】　川贝母6～12克，蜂蜜适量。

【制　作】　将以上2味加水少许，隔水炖30分钟即成。

四、孕期常见病的食疗方

【用　　法】　分次饮用,每日1剂。

【功　　效】　养阴润肺,止咳安胎。适用于阴虚肺燥型妊娠咳嗽。

糖汁蜜梨

【原　　料】　鸭梨1000克,樱桃6粒,白糖、糖桂花、醋精、植物油各适量。

【制　　作】　先取大碗放清水500毫升和醋精,将梨洗净,削皮,放入碗内,以保持梨不变色;取出梨子四面切下,每片边沿修剂,再切去四角,从中间由右至左斜刀直切几刀,拉开成两只佛手形状,再放入碗内待用。炒锅上火,放油烧至六成热,将佛手梨放入,炸至八成熟,倒入漏勺控油;汤锅上火,放油烧热,加入白糖,用手勺推动使之溶化,再放入糖桂花,待成蜜糖汁时放入佛手梨,裹上糖汁后再用筷子拣出,指头向外,排堆盘内,中间放上樱桃,再将锅内糖汁浇上即成。

【用　　法】　随量食用。

【功　　效】　养阴润肺,止咳安胎。适用于阴虚肺燥型妊娠咳嗽。

蜜饯百合

【原　　料】　百合干100克,蜂蜜150克。

【制　　作】　百合干洗净,放入大搪瓷碗内,加入蜂蜜,上笼蒸1小时,趁热调匀,晾凉后装入瓶内即成。

【用　　法】　早晚各服1汤匙。

【功　　效】　养阴润肺,止咳安胎。适用于阴虚肺燥型妊娠咳嗽。

六汁柿霜膏

【原　　料】　梨汁1000克,生藕汁、鲜茅根汁、生地黄汁各500克,麦冬汁、生萝卜汁、蜂蜜各150克,饴糖、柿霜各120克,姜汁50克。

【制　　作】　将以上前6味汁液和匀,加入蜂蜜、饴糖、柿霜和姜汁,煎熬成膏即成。

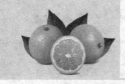

孕产妇宜吃的食物

【用　　法】　每次 15 克,每日 3 次。
【功　　效】　养阴润肺,止咳安胎。适用于阴虚肺燥型妊娠咳嗽。

(2)痰火犯肺型

主要症状　妊娠咳嗽,日久不已,咳痰不爽,痰液黄稠,心烦,面红口干,舌红,苔黄腻,脉滑数。

食疗原则　清肺化痰,止咳安胎。

食物宜忌　宜食白萝卜、杏仁、梨、枇杷叶、桑叶、瓜蒌皮、鲜芦根、绿豆、金银花、桑白皮、百合、浙贝母、川贝母、罗汉果、蜂蜜、丝瓜、番茄、鱼腥草等食物及药食两用之品;忌食辛辣、香燥、动火食物。

萝卜川贝蜜饮

【原　　料】　白萝卜 300 克,海浮石 20 克,甜杏仁 15 克,川贝母 5 克,蜂蜜 50 克,黄酒各适量。

【制　　作】　将萝卜洗净,切成细丁;海浮石、甜杏仁、川贝母洗净,打碎,加黄酒湿润。将上述各味一同倒入盆内,加入蜂蜜,加盖,用大火蒸 2 小时,离火,过滤去渣,滤液再蒸 30 分钟,待冷装瓶即成。

【用　　法】　每次 10 克,早晚各饮 1 次,用沸水冲饮。

【功　　效】　清肺化痰,止咳安胎。适用于痰火犯肺型妊娠咳嗽。

桑菊枇杷叶饮

【原　　料】　桑叶 5 克,菊花 10 克,枇杷叶 5 克。

【制　　作】　将以上 3 味制成粗末,用沸水冲泡即成。

【用　　法】　代茶饮,连饮 3～5 日。

【功　　效】　清肺化痰,止咳安胎。适用于痰火犯肺型妊娠咳嗽。

瓜蒌饮

【原　　料】　全瓜蒌 5 个。

【制　　作】　将瓜蒌洗净,上笼蒸熟,压扁晒干,切成丝,每次

四、孕期常见病的食疗方

30克,加水煎汤即成。

【用　法】　代茶频饮。

【功　效】　清肺化痰,止咳安胎。适用于痰火犯肺型妊娠咳嗽。

菊花双叶饮

【原　料】　甘菊花、炙枇杷叶、霜桑叶各6克,陈皮、酒炒黄芩各3克,生地黄、焦枳壳各4.5克,鲜芦根30克。

【制　作】　将鲜芦根切碎,与其他药料研制成碎末,加水煎煮,去渣取汁。

【用　法】　温饮,每日1剂。

【功　效】　清肺化痰,止咳安胎。适用于痰火犯肺型妊娠咳嗽。

三豆金银花饮

【原　料】　绿豆、扁豆、赤豆各15克,金银花、连翘、白芷各10克,麻黄6克。

【制　作】　将上述原料用水煎煮即成。

【用　法】　代茶饮,每日1剂。

【功　效】　清肺化痰,止咳安胎。适用于痰火犯肺型妊娠咳嗽。

银花杏仁饮

【原　料】　金银花15克,杏仁、桑叶各6克,桔梗、甘草各3克。

【制　作】　将上述原料沸水冲泡后即成。

【用　法】　代茶饮。

【功　效】　清肺化痰,止咳安胎。适用于痰火犯肺型妊娠咳嗽。

橄榄萝卜饮

【原　料】　橄榄200克,萝卜500克。

【制　作】　将橄榄与萝卜同煮煎汤即成。

【用　法】　代茶饮,随量饮用。

【功　效】　清肺化痰,止咳安胎。适用于痰火犯肺型妊娠咳嗽。

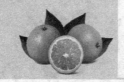

孕产妇宜吃的食物

芦根百合饮

【原　料】　芦根、百合各 30 克,白糖适量。

【制　作】　将百合、芦根一起入锅先煎,去渣取汁,加入白糖溶化即成。

【用　法】　代茶饮。

【功　效】　清肺化痰,止咳安胎。适用于痰火犯肺型妊娠咳嗽。

八汁饮

【原　料】　生藕汁、生姜汁、梨汁、萝卜汁、白果汁、甘蔗汁、竹沥、蜂蜜各等份。

【制　作】　将以上 8 味和匀即成。

【用　法】　代茶饮用。

【功　效】　清肺化痰,止咳安胎。适用于痰火犯肺型妊娠咳嗽。

荸荠无花果饮

【原　料】　新鲜荸荠 500 克,无花果 150 克。

【制　作】　将新鲜荸荠放入清水中浸泡片刻,用力反复将外表皮刷洗干净,转入温开水中冲一下,切去荸荠头、尾,连皮切成片或切碎,盛入碗中备用。将无花果洗净,切成片或切碎,与荸荠片同放入家用捣搅机中,视需要可酌加冷开水适量,搅打成浆汁,用干净纱布过滤(滤渣勿弃),收取滤汁即成。

【用　法】　早晚 2 次分饮,或当饮料分数次饮用,鲜荸荠、无花果滤渣也可同时嚼食咽下。

【功　效】　清肺化痰,止咳安胎。适用于痰火犯肺型妊娠咳嗽。

藕节柏叶饮

【原　料】　鲜藕节 250 克,侧柏叶 60 克。

【制　作】　将以上 2 味分别洗净,捣烂取汁,加凉开水 200 毫升,混合即成。

【用　法】　每日 1 剂,分 3 次饮用。

四、孕期常见病的食疗方

【功　效】　清肺化痰,止咳安胎。适用于痰火犯肺型妊娠咳嗽。

桑杏饮

【原　料】　桑叶10克,杏仁5克,沙参5克,川贝母3克,梨皮15克,冰糖3克。

【制　作】　将以上诸味水煎取汁即成。

【用　法】　代茶频饮。

【功　效】　清肺化痰,止咳安胎。适用于痰火犯肺型妊娠咳嗽。

金银花雪梨汁

【原　料】　金银花30克,雪梨250克,蜂蜜适量。

【制　作】　将金银花拣去杂,洗净,放入碗中,研碎。将雪梨洗净,连皮切碎,与金银花碎末同放入砂锅,加适量水,煎煮20分钟,用洁净纱布过滤,去渣,收取滤汁放入容器,趁温热时调入蜂蜜,拌和均匀即成。

【用　法】　早晚2次分饮,或当饮料,分数次饮完。

【功　效】　清肺化痰,止咳安胎。适用于痰火犯肺型妊娠咳嗽。

丝瓜猕猴桃汁

【原　料】　新鲜丝瓜500克,猕猴桃200克,白糖适量。

【制　作】　将丝瓜去皮,猕猴桃去皮,用清水洗净,切碎,置于榨汁机内,榨取汁,加入适量白糖即成。

【用　法】　当饮料饮用。

【功　效】　清肺化痰,止咳安胎。适用于痰火犯肺型妊娠咳嗽。

橘红竹沥茶

【原　料】　橘红10克,竹沥汁20克,绿茶5克。

【制　作】　将橘红和绿茶煎汁,再冲入竹沥汁即成。

【用　法】　代茶饮。

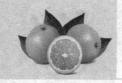

孕产妇宜吃的食物

【功　效】　清肺化痰，止咳安胎。适用于痰火犯肺型妊娠咳嗽。

鱼腥草连翘茶

【原　料】　鱼腥草10克，连翘3克，大贝母粉3克，绿茶3克。

【制　作】　将以上4味一同放入茶杯中，用沸水冲泡，闷5分钟后即成（冲饮至味淡）。

【用　法】　代茶饮。

【功　效】　清肺化痰，止咳安胎。适用于痰火犯肺型妊娠咳嗽。

枇杷竹叶茶

【原　料】　鲜枇杷叶、鲜竹叶、鲜芦根各20克。

【制　作】　将鲜枇杷叶、鲜竹叶、鲜芦根洗净，切碎，共入锅内，加水适量，煎取汁液即成。

【用　法】　代茶饮。

【功　效】　清肺化痰，止咳安胎。适用于痰火犯肺型妊娠咳嗽。

冰糖萝卜汁

【原　料】　白萝卜500克，冰糖50克。

【制　作】　将整根萝卜将心挖去一部分，放入小块冰糖，直立放一夜，待萝卜汁渗出，取汁即成。

【用　法】　代茶温饮。

【功　效】　清肺化痰，止咳安胎。适用于痰火犯肺型妊娠咳嗽。

罗汉白果羹

【原　料】　罗汉果1个，白果50克，淀粉适量。

【制　作】　将白果敲破外壳，剥出果仁，用少量水煮沸约5分钟捞出浸入冷水，再剥掉白果仁外衣，用牙签挑出白果心，另换水用小火煮约15分钟至白果酥松块韧滑，捞出备用；将罗汉果敲开，加沸水500克，盖好盖浸约30分钟，倒入锅内煮沸，去壳（留下果壳还可浸泡）加入煮好的白果仁用湿淀粉勾芡出锅即成白果羹，用

四、孕期常见病的食疗方

小碗分装即成。

【用　　法】　佐餐食用。

【功　　效】　清肺化痰,止咳安胎。适用于痰火犯肺型妊娠咳嗽。

鱼腥草杏仁鸡蛋羹

【原　　料】　鲜鱼腥草60克,甜杏仁30克,薏苡仁90克,红枣30克,鸡蛋4个,蜂蜜适量。

【制　　作】　将甜杏仁、薏苡仁、红枣(去核)洗净,一同放入砂锅内,加水适量,用大火煮沸后转用小火炖1小时,随将鲜鱼腥草略洗后放入锅中,再炖约30分钟,取药汁;鸡蛋清放入碗中打散,加入蜂蜜,以沸药汁冲熟,搅匀即成。

【用　　法】　佐餐食用。

【功　　效】　清肺化痰,止咳安胎。适用于痰火犯肺型妊娠咳嗽。

贝母枇杷叶粥

【原　　料】　粳米50克,贝母30克,枇杷叶30克,冰糖10克。

【制　　作】　将贝母去心,与枇杷叶共同研末,备用。将粳米煮成粥,食用用加入适量冰糖即成。

【用　　法】　每次取15克药末和入粳米粥中调匀食用。

【功　　效】　清肺化痰,止咳安胎。适用于痰火犯肺型妊娠咳嗽。

竹叶瓜蒌粥

【原　　料】　鲜嫩竹叶90克,瓜蒌20克,冰糖50克,粳米100克。

【制　　作】　将鲜嫩竹叶、瓜蒌洗净,加水煎汁去渣,澄清后取汁,与淘洗干净的粳米加水煮成稀粥,加入冰糖即成。

【用　　法】　每日1剂,分数次食用。

【功　　效】　清肺化痰,止咳安胎。适用于痰火犯肺型妊娠咳嗽。

鸭梨冰淇淋

【原　　料】　鸭梨500克,牛奶500毫升,白糖50克,鸡蛋1

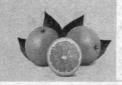

个,奶油 100 克,香精 1 滴。

【制　作】　将梨洗净,去皮和核,切碎,搅泥;牛乳煮沸,加入鸡蛋液和白糖搅拌均匀,加入梨泥和香精,放入容器内,冷却后放入冰淇淋机内,置冰箱内冷冻即成。

【用　法】　随量食用。

【功　效】　清肺化痰,止咳安胎。适用于痰火犯肺型妊娠咳嗽。

复方川贝梨

【原　料】　川贝母 6 克,百合 15 克,荸荠 30 克,冰糖 15 克,梨 1～2 个。

【制　作】　将以上原料加水共同蒸熟即成。

【用　法】　梨、荸荠、百合及汁一同食用。

【功　效】　清肺化痰,止咳安胎。适用于痰火犯肺型妊娠咳嗽。

(3)脾虚痰湿型

主要症状　妊娠咳嗽,日久不止,痰多,色白稠黏,胸闷气促,甚则咳喘不得卧,或形体肥胖,倦怠乏力,食少,口淡,舌体胖色淡,苔白润或白腻,脉濡滑。

食疗原则　补脾益肺,化痰止咳。

食物宜忌　宜食橘、橘皮、橘络、芦柑、萝卜、金橘、梨、大蒜、苜蓿、车前草、鸭舌草、清明菜、海蜇、海带、昆布、发芽、麒麟菜、蜗牛、白芥子、地龙等食物及药食两用之品;忌食油腻、生冷、寒凉食物。

三子饮

【原　料】　紫苏子 3 克,白芥子 3 克,萝卜子 3 克。

【制　作】　将以上 3 味分别洗净,微炒,击碎,装入布袋,加水煎汤即成。

【用　法】　代茶饮。

【功　效】　理气化痰,消饮止咳。适用于脾虚痰湿型妊娠咳

四、孕期常见病的食疗方

嗽、痰多、气喘。

橘红茯苓生姜饮

【原　料】 橘红10克,白茯苓15克,生姜5克。
【制　作】 将以上3味加水共煎,去渣取汁即成。
【用　法】 代茶饮。
【功　效】 理气化痰,消饮止咳。适用于脾虚痰湿型妊娠咳嗽、痰多、气喘。

陈皮大贝饮

【原　料】 陈皮20克,青皮15克,大贝母粉5克,白糖适量。
【制　作】 将陈皮、青皮洗净,切成小块,与大贝母粉一同放入容器内,然后用沸水泡上,待出味,加白糖拌匀即成。
【用　法】 上下午分饮。
【功　效】 燥湿化痰,理气化饮。适用于脾虚痰湿型妊娠咳嗽痰多。

荷叶橘皮饮

【原　料】 鲜荷叶20克,橘皮15克。
【制　作】 将鲜荷叶、橘皮分别拣去杂质,洗净;将鲜荷叶撕碎后与橘皮同放入砂锅,加适量水,大火煮沸,改用小火煨煮15分钟即成。
【用　法】 上下午分饮。
【功　效】 理气化痰,消饮止咳。适用于脾虚痰湿型妊娠咳嗽、痰多、气喘。

丝瓜花蜜饮

【原　料】 丝瓜花10克,蜂蜜适量。
【制　作】 将丝瓜花放入瓷杯中,以沸水浸泡10分钟,调入适量蜂蜜即成。
【用　法】 每日2~3次,趁热温饮。

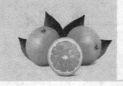

孕产妇宜吃的食物

【功　效】　理气化痰,消饮止咳。适用于脾虚痰湿型妊娠咳嗽、痰多、气喘。

陈皮茶

【原　料】　陈皮10克,茶叶3克,白糖适量。

【制　作】　将茶叶入杯,用沸水泡开,然后过滤;另取杯,将陈皮撕成小块放入杯中,用沸水冲泡,然后将杯子盖严,使味进入水中。陈皮液过滤加白糖,与茶叶液混合,冷却后放入冰箱内即成。

【用　法】　代茶频饮。

【功　效】　理气化痰,消饮止咳。适用于脾虚痰湿型妊娠咳嗽、痰多、气喘。

橘红姜半夏茶

【原　料】　橘红5克,姜半夏3克,乌梅1枚,生姜3克,甘草3克,乌龙茶5克。

【制　作】　将橘红、姜半夏、乌梅、生姜用350毫升水煮至水沸后,冲泡甘草、乌龙茶即成(也可直接冲饮)。

【用　法】　代茶频饮。

【功　效】　理气化痰,消饮止咳。适用于脾虚痰湿型妊娠咳嗽、痰多、气喘。

橘味海带茶

【原　料】　橘子1/2个,海带10克,香油适量。

【制　作】　将海带洗净,再划上几刀,浸入100毫升凉开水。将橘子去皮放入榨汁机中搅碎榨汁,然后加入香油和海带及浸泡的水,再搅成匀浆即成。

【用　法】　代茶饮。

【功　效】　理气化痰,消饮止咳。适用于脾虚痰湿型妊娠咳嗽、痰多、气喘。

四、孕期常见病的食疗方

莱菔子粥

【原　　料】 莱菔子末 15 克,粳米 100 克。
【制　　作】 将莱菔子末与粳米按常法同煮粥即成。
【用　　法】 早晚餐趁热温食。
【功　　效】 理气化痰,消饮止咳。适用于脾虚痰湿型妊娠咳嗽、痰多、气喘。

红橘羹

【原　　料】 红橘 250 克,山楂糕 250 克,白糖、玉米粉各适量。
【制　　作】 将山楂糕切成碎块。炒锅上火,放水煮沸,放入山楂糕煮 10 分钟后,放入白糖,再放入去皮和子切成丁的橘子,水沸后,下入玉米粉勾芡即成。
【用　　法】 佐餐饮用。
【功　　效】 理气化痰,消饮止咳。适用于脾虚痰湿型妊娠咳嗽、痰多、气喘。

蜜饯橘皮

【原　　料】 新鲜橘皮 500 克,蜂蜜适量。
【制　　作】 将新鲜橘子皮洗净,沥水,切成细条状,浸泡于蜂蜜中腌制 1 周即成。
【用　　法】 当蜜饯嚼食,每次 10 克,每日 2～3 次。
【功　　效】 理气化痰,消饮止咳。适用于脾虚痰湿型妊娠咳嗽、痰多、气喘。

冰糖炖金橘

【原　　料】 金橘 250 克,冰糖适量。
【制　　作】 将金橘洗净,切成小块。炒锅上火,加入清水、冰糖煮沸,撇去浮沫,再加入金橘,改用小火略炖即成。
【用　　法】 随量食用。
【功　　效】 理气化痰,消饮止咳。适用于脾虚痰湿型妊娠咳

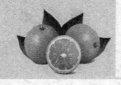

嗽、痰多、气喘。

开洋萝卜

【原　料】　白萝卜300克,青蒜30克,海米50克,植物油、精盐、酱油、味精、白糖、黄酒各适量。

【制　作】　将萝卜洗净,切成块;青蒜切成段。炒锅上火,放油烧热,下萝卜煸炒,然后加入清水、海米,加盖煮沸,至萝卜煮熟后,加入精盐、酱油、味精、白糖、黄酒,撒入青蒜,待锅内汤汁即将收干时,起锅装盆即成。

【用　法】　佐餐,随量食用。

【功　效】　理气化痰,消饮止咳。适用于脾虚痰湿型妊娠咳嗽、痰多、气喘。

奶油萝卜球

【原　料】　大萝卜500克,鲜牛奶50毫升,香油、鲜汤、味精、精盐、黄酒、湿淀粉、鸡油各适量。

【制　作】　将萝卜洗净,去皮,切成段,削成栗子大小的圆球,放入水锅中煮,见萝卜变成透明、玉色,捞出,冷水透凉,控水。炒锅上火,放香油烧热,下鲜汤、精盐、味精、黄酒等,煮沸撇沫,放入萝卜球稍煮一会儿,萝卜变酥(内部无硬心),倒入鲜牛奶,一见微沸就用湿淀粉勾稀芡,淋上鸡油即成。

【用　法】　佐餐,随量食用。

【功　效】　理气化痰,消饮止咳。适用于脾虚痰湿型妊娠咳嗽、痰多、气喘。

三色萝卜球

【原　料】　白萝卜、心里美萝卜、胡萝卜各250克,精盐、味精、黄酒、植物油、湿淀粉、姜末、素鲜汤、胡椒粉各适量。

【制　作】　将胡萝卜、白萝卜、心里美萝卜均洗净,先切成大片,再切成段,将3种萝卜均削成枣形球。锅加清水,上火煮沸,下

四、孕期常见病的食疗方

入白萝卜球、心里美萝卜球煮透,捞入凉水盆中过凉;再下入胡萝卜球煮透,捞入凉水盆中过凉,控水。炒锅上中火,加油烧至五成热,放入3种萝卜球炸透捞出;炒锅内留底油,上火烧热,下生姜末煸炒出香味,冲入素鲜汤,倒入萝卜球煮沸,改用小火,加精盐、味精、黄酒、胡椒粉,待萝卜球煮烂时,用湿淀粉将汤汁勾浓芡,淋上香油即成。

【用　法】　佐餐,随量食用。

【功　效】　理气化痰,消饮止咳。适用于脾虚痰湿型妊娠咳嗽、痰多、气喘。

橘汁鱼卷

【原　料】　草鱼肉700克,橘子2个,虾泥50克,猪肥膘泥30克,荸荠末20克,鸡蛋2个,香菜、葱、生姜、味精、胡椒粉、面粉、精盐、湿淀粉各适量。

【制　作】　将鱼肉切片放在盘中;香菜择洗干净,切段;取碗放入虾泥、猪肥膘泥、荸荠末,加入精盐、味精、胡椒粉、葱拌成馅料,分别放在鱼片上,卷成鱼卷;鸡蛋打入碗中,再拌上面粉调糊。炒锅上火,放油烧热,下入挂糊的鱼卷炸成为金黄色时捞出,放入盘中,四周用香菜点缀;橘子去皮,用干净布挤出橘汁,放入热锅中加精盐,用湿淀粉勾芡,淋在鱼卷上即成。

【用　法】　佐餐,随量食用。

【功　效】　理气化痰,消饮止咳。适用于脾虚痰湿型妊娠咳嗽、痰多、气喘。

橘味海带丝

【原　料】　陈皮25克,干海带150克,香菜30克,白糖、酱油、醋、香油、味精各适量。

【制　作】　将海带上笼蒸20分钟,取出,投放热水中浸泡,充分发好,洗净泥沙,沥干切丝,放入盘中,加入酱油、白糖、香油、味

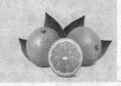
孕产妇宜吃的食物

精,拌匀;陈皮放入开水中,换 2 次水,洗净,沥干,剁末,放碗中加醋拌匀,倒入海带丝盘中,拌匀,然后将香菜洗净,切段后撒上即成。

【用　　法】　佐餐,随量食用。

【功　　效】　理气化痰,消饮止咳。适用于脾虚痰湿型妊娠咳嗽、痰多、气喘。

绣球萝卜

【原　　料】　萝卜 250 克,鸡蛋皮 50 克,水发香菇 50 克,瘦熟火腿 5 克,黄酒、精盐、味精、香油、鸡蛋(取清)3 个,淀粉、鲜汤各适量。

【制　　作】　将萝卜洗净,切成大的薄片,放锅中加水煮烂后取出压成泥,再加黄酒、精盐、味精、鸡蛋清、淀粉搅拌均匀;香菇、火腿、鸡蛋皮分别切成 1.5 厘米长的细丝拌和,摊开;萝卜泥挤成直径 2 厘米的球,滚粘上三丝,放入盘中,码放整齐,并将调好的黄酒、精盐、鲜汤,慢慢地淋入盘中;萝卜球置笼中蒸约 3 分钟取出,将汤汁滗入锅中,上火煮沸;再用湿淀粉勾薄芡,淋上香油,浇在萝卜球上即成。

【用　　法】　佐餐,随量食用。

【功　　效】　理气化痰,消饮止咳。适用于脾虚痰湿型妊娠咳嗽、痰多、气喘。

枇杷叶炖莲子

【原　　料】　鲜枇杷叶 250 克,大鸭梨 2 个,红枣 250 克,莲子肉 200 克,蜂蜜适量。

【制　　作】　将大鸭梨去皮和核;鲜枇杷叶洗净,加水浓煎,去渣取汁;再加入鸭梨、红枣、莲子、蜂蜜,继续用小火熬至莲子肉烂熟即成。

【用　　法】　温热食用。

四、孕期常见病的食疗方

【功　效】　理气化痰,消饮止咳。适用于脾虚痰湿型妊娠咳嗽、痰多、气喘。

橘子糖糕

【原　料】　橘子2个,鸡蛋2个,白糖、黄酒各适量。

【制　作】　将橘子去皮,去核,捣烂如泥。炒锅放入黄酒,将鸡蛋磕入搅匀,再放入橘泥、白糖,边煮边搅,直到变稠即成为止;起锅晾凉,放入模具内置冰箱内冷冻即成。

【用　法】　随量食用。

【功　效】　理气化痰,消饮止咳。适用于脾虚痰湿型妊娠咳嗽、痰多、气喘。

糖熘橘瓣

【原　料】　鲜橘子250克,白糖150克,湿淀粉、山楂糕、香精各适量。

【制　作】　将橘子洗净,剥去外皮,撕去筋络,掰成瓣;山楂糕切成象眼状小片。炒锅上火,加入清水、白糖,煮沸去浮沫,下橘瓣,用湿淀粉勾芡,滴入香精,撒上山楂糕片即成。

【用　法】　随量食用。

【功　效】　理气化痰,消饮止咳。适用于脾虚痰湿型妊娠咳嗽、痰多、气喘。

干贝萝卜球

【原　料】　萝卜500克,水发干贝150克,鲜汤、植物油、香油、葱花、姜末、精盐、黄酒、味精、湿淀粉各适量。

【制　作】　将萝卜洗净削去皮,切成直径为2厘米的圆球,再用清水反复洗去异味,捞入大碗内,加入葱花、姜末、精盐、黄酒、鲜汤,上笼蒸透后取出,倒去汤汁、葱、生姜,将萝卜球挑出。炒锅上大火,放油烧至四成热,下葱花、姜末炝锅,再加入蒸好的萝卜球,放入鲜汤、黄酒、精盐,汤沸后撇去浮沫,用湿淀粉勾芡,盛在盘中;

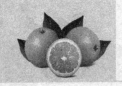

炒锅上大火,放油烧热,下葱花、姜末炝锅,烹入黄酒、鲜汤,倒入发好的干贝,再放入精盐,小火炖至入味,加入味精,用湿淀粉勾芡,淋上香油,出锅浇在萝卜球上即成。

【用　法】　随量食用。

【功　效】　理气化痰,消饮止咳。适用于脾虚痰湿型妊娠咳嗽、痰多、气喘。

(六)妊娠合并糖尿病

1. 概述　妊娠前即有糖尿病,或孕前为隐性糖尿病,孕后发展为临床糖尿病,或妊娠后发现糖尿病者,称为妊娠合并糖尿病。妊娠期首次发生或发现糖尿病者称为妊娠期糖尿病。糖尿病是一种多基因遗传的内分泌代谢性疾病,妊娠期由于胰岛素分泌量需求增多,或由于孕期抗胰岛素因素增多,如绒毛膜生长激素、雌激素、孕激素、肾上腺皮质激素及胎盘胰岛素酶的抗胰岛素作用,可使降解糖的作用减弱,而在孕中期、孕晚期出现糖尿病。孕前胰岛素功能障碍者,妊娠后糖代谢功能下降,从而可使原有的糖尿病加重。当病情加重时,常可发生酮症酸中毒,而易引起流产、早产,同时易发生妊娠高血压综合征、羊水过多等,产科感染率亦明显高于正常妊娠产妇。妊娠合并糖尿病对胎儿影响也较大,易导致巨大儿、畸形儿、胎儿宫内发育迟缓、胎死宫内等,新生儿围生期死亡率也较高。

糖尿病属中医学"消渴"范畴,其主要发病机制为阴虚燥热。或因饮食不节,肥甘厚味,蕴久化热,胃燥津伤,或肺肾两虚,阴津亏虚,内热由生,或脾胃虚弱,运化失司,津液不布,或禀赋不足,阴精亏损,化燥而津伤;复因妊娠之后,阴血聚以养胎,阴血愈虚而致消渴之疾。临床常见证候有肺胃燥热型、脾胃气虚型、肝肾阴虚型、气阴两虚型。

四、孕期常见病的食疗方

2. 辨证施食

(1) 肺胃燥热型

主要症状　妊娠期口渴引饮,咽干舌燥,消谷善饥,小便频多,身体清瘦,舌质红少苔,脉滑数。

食疗原则　滋阴清热,生津止渴。

食物宜忌　宜食苦瓜、冬瓜、丝瓜、西瓜皮、芦笋、芹菜、黄瓜、豆制品、鱼腥草、葛根、麦冬、天冬、玉竹、天花粉、黄连、日本小南瓜、魔芋等食物及药食两用之品;忌食辛辣、燥热食物。

二皮茶

【原　　料】　西瓜皮30克,冬瓜皮30克,天花粉20克。

【制　　作】　将西瓜皮、冬瓜皮、天花粉分别洗净,晒干或烘干,共研成细末、一分为二,装入绵纸袋中,挂线封口,备用。取1小袋,用沸水冲泡,加盖闷15分钟即成。

【用　　法】　当茶频饮,可冲泡3～5次。

【功　　效】　清热解毒,生津止渴,降血糖。适用于肺胃燥热型妊娠糖尿病。

三冬消渴茶

【原　　料】　冬瓜500克,麦冬15克,天冬15克。

【制　　作】　将麦冬、天冬分别洗净,切成片,备用。将冬瓜洗净,分别将冬瓜肉、冬瓜皮、冬瓜瓤盛入碗中,备用。将冬瓜肉和瓤放入捣绞机中,快速捣成匀浆汁;将冬瓜皮切成细丝,与冬瓜子同入砂锅,加适量水,大火煮沸后加麦冬、天冬片,改用小火煨煮40分钟,过滤取煎汁,去渣后回入砂锅,加适量水,煮沸,调入冬瓜匀浆汁,小火煨煮至沸即成。

【用　　法】　早晚分饮。

【功　　效】　清热除烦,生津止渴,降血糖。适用于肺胃燥热型妊娠糖尿病。

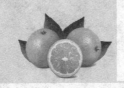

孕产妇宜吃的食物

葛根芹菜茶

【原　　料】　葛根 15 克,芹菜 200 克,天花粉 10 克,麦冬 10 克。

【制　　作】　将葛根、天花粉、麦冬分别洗净,晒干或烘干,共研成粗末,一分为二,装入绵纸袋中,挂线封口,备用。将芹菜的根、茎、叶洗净后切碎,或切成粗末,放入砂锅,加清水约 2 500 毫升,大火煮沸后改用小火煨煮 30 分钟,用洁净纱布过滤,收取汁液,一分为二,装入瓶中,待用。每日 2 次,每次取 1 袋药茶粗末放入杯中,另取 1 瓶芹菜煎汁,入锅,煮沸后立即冲泡药茶,加盖闷 15 分钟即成。

【用　　法】　当茶饮,当日饮完。

【功　　效】　清热除烦,生津止渴,降血糖。适用于肺胃燥热型妊娠糖尿病,对糖尿病患者伴发高血压病者也适宜。

芦笋麦冬茶

【原　　料】　芦笋罐头 1 听,麦冬 15 克。

【制　　作】　将麦冬洗净,切成薄片,晒干或烘干,备用。将芦笋罐头启开后取出 30 克切成片,并倒出芦笋汁液,与麦冬片同入杯中,用沸水冲泡,加盖闷 15 分钟即成。

【用　　法】　当茶频饮,可连续冲泡若干次,待饮液淡化,并将芦笋、麦冬片一并嚼食咽下。

【功　　效】　清热解毒,生津止渴,降血糖。适用于肺胃燥热型妊娠糖尿病。

芦笋冬瓜饮

【原　　料】　鲜嫩芦笋 50 克,冬瓜 250 克,植物油、葱花、姜末、精盐、鸡精各适量。

【制　　作】　将芦笋洗净,切成段。将冬瓜洗净,切去外皮,切成 0.5 厘米厚的小块,放入植物油锅,用中火煸透,加适量清水,大

四、孕期常见病的食疗方

火煮沸后加葱花、姜末,改用小火煨煮 30 分钟,加芦笋,拌和均匀,再继续煨煮 10 分钟,加少许精盐、鸡精,调味即成。

【用　　法】　佐餐,随量饮用。

【功　　效】　清热解毒,补中和血,降血糖。适用于肺胃燥热型妊娠糖尿病。

芦笋番茄汁

【原　　料】　芦笋 150 克,番茄 100 克。

【制　　作】　将新嫩芦笋洗净,切碎,番茄洗净,去蒂,切成小块,与芦笋一同放入经过消毒的纱布袋中挤出芦笋番茄汁;将芦笋番茄汁置炉火上煮至沸腾,离火冷却后即可食用;也可以采用捣搅机制芦笋番茄汁,其方法是:番茄洗净后用开水泡一下,剥去皮,与切碎的芦笋一同投入捣搅机内,启动电源 30 秒钟后,即被打碎成汁,煮沸后即成。

【用　　法】　当饮料饮用,当日饮完。

【功　　效】　生津止渴,清热健胃。适用于肺胃燥热型妊娠糖尿病。

蕹菜二冬汁

【原　　料】　新鲜蕹菜 200 克,麦冬 30 克,天冬 30 克。

【制　　作】　将新鲜蕹菜洗净,放入温开水中浸泡 30 分钟,将茎叶切碎,连同浸泡液一同放入家用绞汁机中,快速压榨取汁,备用;再将麦冬、天冬分别拣去杂质后洗净,切成片,放入砂锅,加水浓煎 2 次,每次 30 分钟,过滤取汁,合并 2 次滤汁,与新鲜蕹菜汁液充分混匀,入锅,微火煮沸即成。

【用　　法】　早晚分饮,亦可代茶频饮,当日饮完。

【功　　效】　清热解毒,滋阴生津,止渴降糖。适用于肺胃燥热型妊娠糖尿病,对合并便秘等症者也适宜。

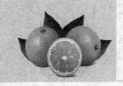

孕产妇宜吃的食物

凉拌鱼腥草

【原　　料】 鲜鱼腥草50克,味精、葱段、精盐、酱油、芝麻各适量。

【制　　作】 将鱼腥草去须根,洗净,用精盐腌渍30分钟。加入葱花、香油、味精,拌匀即成。

【用　　法】 佐餐,随量食用。

【功　　效】 清肺解毒。适用于肺胃燥热型妊娠糖尿病。

魔芋拌黄瓜

【原　　料】 去毒魔芋250克,黄瓜250克,酱油、味精、蒜泥、葱花、姜末、香油各适量。

【制　　作】 将黄瓜用清水反复洗净,用沸水冲洗黄瓜表面,剖开后,去瓤、子,切成薄片,放入大碗中,加盐适量,腌渍片刻取出,码放在盘或碗中,加酱油、味精、蒜泥、葱花、姜末及香油等调料,拌和,备用;将去毒魔芋煮熟,晾凉后切成细丝,放入盘或碗中,拌和后即成。

【用　　法】 佐餐,随量食用。

【功　　效】 降糖减肥。适用于肺胃燥热型妊娠糖尿病,对血脂异常、习惯性便秘也适宜。

干煸苦瓜

【原　　料】 新鲜苦瓜250克,豆豉、辣椒丝、豆酱、花生油、生姜末、葱花、精盐、味精各适量。

【制　　作】 将苦瓜洗净,去子、瓤,切成薄片,再将适量花生油倒在锅中烧热,把苦瓜片、豆豉、辣椒丝、豆酱、生姜、葱花一道下油锅干煸,最后加精盐、味精,略煸片刻即成。

【用　　法】 佐餐,随量食用。

【功　　效】 清热祛湿。适用于肺胃燥热型妊娠糖尿病。

四、孕期常见病的食疗方

芹菜豆奶

【原　　料】　新鲜旱芹 500 克,豆浆 250 毫升。

【制　　作】　将新鲜旱芹连根、茎、叶洗净,放入温开水中浸泡 30 分钟,取出,立即切碎,投入家用捣搅机中,快速绞榨取汁,用洁净纱布过滤,收取汁液,备用。将豆浆倒入锅中,用小火或微火煮沸,随即将旱芹汁液对入,再煮至沸即成。

【用　　法】　早晚分饮。

【功　　效】　清热解毒,补虚降糖。适用于肺胃燥热型妊娠糖尿病。

黄瓜豆浆

【原　　料】　嫩黄瓜 500 克,黄芪粉 5 克,豆浆 250 毫升。

【制　　作】　将嫩黄瓜用清水反复洗净外表皮,放入温开水中浸泡片刻,切碎,放入家用捣绞机中,快速搅成浆汁,用洁净纱布过滤取汁,备用。再将豆浆放入砂锅,中火煮沸,将黄瓜浆汁调入,加黄芪粉,搅拌均匀即成。

【用　　法】　早晚分饮。

【功　　效】　清热解毒,润燥止渴,降血糖。适用于肺胃燥热型妊娠糖尿病。

绿豆银花茶

【原　　料】　绿豆 30 克,生地黄 20 克,金银花 20 克。

【制　　作】　将生地黄和金银花加水煎汤,去渣取汁,再加绿豆用小火煎汤,待绿豆熟烂即成。

【用　　法】　当茶频饮。

【功　　效】　滋阴生津,清热润燥。适用于肺胃燥热型妊娠糖尿病。

海带绿豆饮

【原　　料】　海带 30 克,绿豆 30 克,精盐适量。

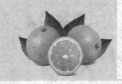

孕产妇宜吃的食物

【制　作】 将海带洗净,切碎,绿豆浸泡半天,一同放入锅中,加水适量煮汤,待绿豆熟时加入精盐,即成。

【用　法】 每日早晚饮用。

【功　效】 清热解毒,利水泄热。适用于肺胃燥热型妊娠糖尿病。

(2)脾胃气虚型

主要症状　妊娠后口渴喜饮,食多而便溏,精神不振,四肢乏力,下肢水肿,或胎水肿满,胎儿过大,舌质淡,苔白少津,脉细弱。

食疗原则　健脾益气,生津止渴,佐以安胎。

食物宜忌　宜食山药、扁豆、大豆、红豆、豆制品、猪胰、日本小南瓜、莜麦、燕麦、高粱、玉米、粟米、鱼、黄瓜、丝瓜、芦笋、魔芋、太子参、白术、茯苓等食物及药食两用之品。

山药茶

【原　料】 山药250克。

【制　作】 将山药洗净,放入锅中,加水适量,煎煮30分钟,去渣取汁即成。

【用　法】 代茶频饮。

【功　效】 滋补脾肾,养阴润燥。适用于脾胃气虚型妊娠糖尿病。

山药天花粉茶

【原　料】 山药100克,天花粉100克。

【制　作】 将山药、天花粉分别洗净、晒干或烘干,研成极细末,混合均匀,瓶装,密封,贮存备用。每日取30克,放入砂锅,加适量清水,中火煎煮20分钟,取汁即成。

【用　法】 早晚分饮。

【功　效】 补气健脾,清热生津,降血糖。适用于脾胃气虚型妊娠糖尿病。

四、孕期常见病的食疗方

山药麦麸粥

【原　料】　鲜山药 60 克,麦麸 50 克,粟米 50 克。

【制　作】　将鲜山药洗净,去皮,切成小方块,入锅,加水煮至六成熟时调入洗净的粟米,煮沸后加麦麸,充分拌和均匀,熬煮至粟米熟烂即成。

【用　法】　早晚分食,当日食完。

【功　效】　滋阴补肾,健脾止渴,降血糖。适用于脾胃气虚型妊娠糖尿病,对合并高血压病、高脂血症、肥胖症、动脉粥样硬化等病症者也适宜。

南瓜莜麦粥

【原　料】　裸仁南瓜 200 克,莜麦片 100 克。

【制　作】　将南瓜洗净,剖开,去子,切成 1 厘米见方的小丁块,入锅后加水煮至半熟,撒入莜麦片,搅拌均匀,以小火再煮至沸,继续煨煮 10 分钟即成。

【用　法】　早晚分食,应注意严格限制并减少早晚餐主食摄入量。

【功　效】　补虚健脾,止渴降糖,降血脂。适用于脾胃气虚型妊娠糖尿病。

山药猪肚粥

【原　料】　山药 30 克,猪肚 10 克,粳米 50 克。

【制　作】　将猪肚用精盐反复搓揉,洗净腥味及黏液,切成方块,淘洗干净,与粳米、山药同放电饭煲内,加水 800 毫升,煲烂即成。

【用　法】　早晚分食。

【功　效】　滋阴润胃,健脾补中。适用于脾胃气虚型妊娠糖尿病。

山药玉米粥

【原　料】　玉米粉 150 克,山药 100 克。

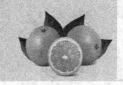

孕产妇宜吃的食物

【制　作】　将山药上笼蒸熟后再剥皮切成小丁块；玉米粉用沸水调成厚糊。砂锅内放入清水，上火煮沸，用竹筷拨入玉米糊，小火慢慢熬煮至熟后加入山药丁块，一同煮成粥即成。

【用　法】　早晚分食。

【功　效】　滋阴清胃，适用于脾胃气虚型妊娠糖尿病。

山药薏苡仁粥

【原　料】　山药60克，薏苡仁30克，麦冬10克。

【制　作】　将山药洗净，与淘洗干净的薏苡仁、麦冬同入锅中，煮成稠粥即成。

【用　法】　早晚分食。

【功　效】　健脾润燥，养阴生津，降低血糖。适用于脾胃气虚型妊娠糖尿病。

丝瓜粟米粥

【原　料】　丝瓜500克，粟米200克，生山药200克，精盐1克，味精1克。

【制　作】　将丝瓜、山药分别刮皮，洗净，切块。将粟米淘净与山药同放入锅中，加清水适量煮沸，加入丝瓜和精盐煮成粥后，再加味精即可。

【用　法】　每日1剂，早晚食用，连食7日为1个疗程。

【功　效】　健脾养血，降低血糖。适用于脾胃气虚型妊娠糖尿病。

南瓜饭

【原　料】　粟米250克，裸仁小南瓜200克，猪油、青葱花各适量。

【制　作】　将猪油、葱花和削皮切块的南瓜放在铁锅中略炒，备用。把洗好的粟米与南瓜块、葱花及适量清水一起倒入锅中，盖上锅盖，慢慢用火煮至饮香即成。

四、孕期常见病的食疗方

【用　法】　当主食,随量食用。

【功　效】　补中益气,降脂降糖。适用于脾胃气虚型妊娠糖尿病。

山药饼

【原　料】　淮山药30克,莜麦面100克,鸡蛋1个、葱花、姜末、精盐、味精、香油、植物油各适量。

【制　作】　将淮山药研成细粉,与莜麦面充分拌和均匀,打入鸡蛋,搅拌糅合,加入葱花、姜末、精盐、味精、香油,和成面团,在加入植物油的平锅上,中火煎成薄饼即成。

【用　法】　早晚餐分食,食用时减少主食摄入量。

【功　效】　益气养阴,降低血糖。适用于脾胃气虚型妊娠糖尿病,对肾阴亏虚型糖尿病也适宜,亦可作为各类糖尿病患者的随餐主食。

魔芋红豆糕

【原　料】　魔芋精粉3克,面粉150克,赤小豆50克,鲜酵母5克。

【制　作】　将赤小豆煮熟备用;面粉加鲜酵母和温水和成稀面糊,静置,待发酵后,加入去毒魔芋精粉和成软面团发好。蒸锅内加水煮沸,铺上屉布,放入面团1/3,用手蘸清水轻轻拍平;将煮熟的赤小豆撒上1/2,铺平,再放入剩余的面团1/2拍平,将余下的熟赤小豆放上,铺平,最后将所剩面团全部放入,拍平,大火蒸15分钟,切成块即成。

【用　法】　当主食,随量食用。

【功　效】　降压降糖,软化血管。适用于脾胃气虚型妊娠糖尿病,对血脂异常、动脉硬化也适宜。

山药枸杞炒苦瓜

【原　料】　淮山药15克,枸杞子12克,苦瓜100克,葱段、姜丝、精盐、酱油、猪瘦肉、味精、鸡汤、植物油各适量。

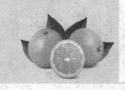

孕产妇宜吃的食物

【制　作】　将淮山药洗净,切片;枸杞子洗净,去杂质;苦瓜去瓤,切3厘米见方块;瘦肉洗净,切3厘米见方的块;葱切段,姜切丝。把锅置中火上,加入素油,烧六成热时加入猪肉,炒变色,下入苦瓜、淮山药片、枸杞子、葱段、姜丝、精盐、酱油、鸡汤,用小火煲至汤稠,起锅前加入味精拌匀即成。

【用　法】　佐餐,随量食用。

【功　效】　养阴清胃。适用于脾胃气虚型妊娠糖尿病。

冬瓜鸡块

【原　料】　冬瓜250克,鸡块50克,姜片、葱段、芫荽、味精、精盐、黄酒各适量。

【制　作】　将芫荽洗净后切末;冬瓜去皮洗净后切片。鸡肉洗净后切小块,放入锅内加水煮,加入姜片、葱段、黄酒,用小火炖至鸡肉将熟烂时,加入冬瓜,至肉烂瓜熟,加入味精、精盐、芫荽即成。

【用　法】　佐餐,随量食用。

【功　效】　益气健脾,调脂降糖。适用于脾胃气虚型妊娠糖尿病,对体质虚弱者也适宜。

黄瓜卷

【原　料】　小黄瓜600克,虾米20克,辣椒2个,酱油、醋、植物油、花椒、味精、精盐各适量。

【制　作】　将小黄瓜洗净,去头、尾,切成长3～4厘米的小段,用小刀像削梨一样削成一个个小卷(尽量薄,且不断开),弃黄瓜心不用。在锅内将油烧热,爆香花椒,放入虾米、辣椒略炒,再将黄瓜卷放入,趁没软之前放入调料,拌匀后盛出待凉即成。

【用　法】　佐餐,随量食用。

【功　效】　补虚养颜、开胃消食。适用于脾胃气虚型妊娠糖尿病。

四、孕期常见病的食疗方

山药卷

【原　料】　山药250克,玉米粉150克,猪肉150克,冬笋50克,虾肉50克,香菇15克,鸡蛋(取清)1个,精盐、香油、酱油、黄酒、植物油、葱花、生姜各适量。

【制　法】　将猪肉、冬笋、香菇、虾肉、葱、生姜分别切成丝,下热油锅煸一下,放入调料,炒好后取出晾凉备用;山药洗净去皮,上笼蒸烂,过罗成泥,用香油和糯米粉和匀,分成2块,擀成片;将炒好的馅放在一头卷一下,两头折起来,再继续卷成卷,开口处用鸡蛋清粘好,用油炸至金黄色捞出,切成斜刀段,露馅一头朝外,摆在盘里即成。

【用　法】　佐餐,随量食用。

【功　效】　健脾暖胃,补肺降糖。适用于脾胃气虚型妊娠糖尿病。

(3)肝肾阴虚型

主要症状　妊娠期小便频多,头晕耳鸣,腰膝酸软,皮肤干燥,胎儿宫内生长迟缓,舌质红,少苔,脉细数。

食疗原则　滋养肝肾,润燥止渴,固冲安胎。

食物宜忌　宜食嫩南瓜、山药、番茄、枸杞叶、枸杞子、马兰、春笋、芦笋、胡萝卜、黑芝麻、黑豆、黑鱼、猪胰、乌龟、甲鱼、桑葚、地黄等食物及药食两用之品;忌食辛辣、香燥、动火之品。

玉竹番茄汁

【原　料】　鲜玉竹30克,番茄200克,芹菜200克,柠檬汁、精盐各适量,小冰块2块。

【制　作】　将芹菜去根、黄叶后洗净,切碎再用冷开水浸泡片刻,将番茄剥去皮,切成小块;洗净的鲜玉竹与番茄、芹菜一起投入捣搅机中打成汁,用洁净的纱布过滤;把滤液倒入玻璃杯中,加入适量的柠檬汁和精盐,用长柄匙调匀即成(饮用时,加入2块小冰块)。

【用　法】　当饮料饮用,当日饮完。

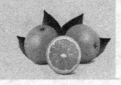

孕产妇宜吃的食物

【功　效】　滋阴清热,生津止渴。适用于肝肾阴虚型妊娠糖尿病,对阴虚阳浮型糖尿病也适宜。

南瓜海参粥

【原　料】　嫩南瓜60克,海参8克,粟米100克。

【制　作】　将嫩南瓜切丁,海参温水浸泡数小时后剖洗切片。将粟米洗净后与嫩南瓜丁、海参片一齐放入锅中,加清水适量煮粥,煮至参烂粥稠即成。

【用　法】　每日晨起空腹食用。

【功　效】　补肾益精。适用于肝肾阴虚型妊娠糖尿病。

芦笋苡仁羹

【原　料】　芦笋罐头1听,枸杞子30克,薏苡仁20克,赤小豆60克。

【制　作】　将枸杞子、薏苡仁、赤小豆分别洗净,放入温开水中浸泡30分钟,连同浸泡水一起放入砂锅,加适量清水,大火煮沸后改用小火煨煮1小时;开启芦笋罐头,取出芦笋50克,切成碎末,并倒出适量芦笋汁液,待枸杞子、薏苡仁、赤小豆煨煮至酥烂成羹,调入芦笋碎末及汁液,拌和均匀,继续煨煮成羹即成。

【用　法】　早晚分食。

【功　效】　清热解毒,补虚止渴,降血糖。适用于肝肾阴虚型妊娠糖尿病,对并发动脉粥样硬化症、血脂异常、冠心病、视网膜损害等病症也适宜。

枸杞叶胡萝卜丝

【原　料】　胡萝卜250克,枸杞叶2克,甘草2克。

【制　作】　将甘草洗净后晒干或烘干,研成极细末,备用;将枸杞叶拣去杂质,洗净,切碎,盛入碗中,待用。胡萝卜用清水反复洗净,切成细丝,放入温开水中泡软,取出,挤干水,用姜丝拌和,装盘,上面撒入枸杞叶;另取小碗1只,加适量酱油、精盐、味精、红糖、香油,再加甘

四、孕期常见病的食疗方

草细末,拌和均匀,浇在枸杞叶、胡萝卜丝上,用筷搅匀即成。

【用　法】　佐餐,随量食用,当日食完。

【功　效】　补肾养血,明目降糖,适用于肝肾阴虚型妊娠糖尿病。

山药炒腰花

【原　料】　山药15克,猪腰子1只,葱、姜、绍酒、酱油、生粉、植物油各适量。

【制　作】　将猪腰子一切两半,把白色臊腺除去,切成腰花;山药润软,切丝;把猪腰子放入碗内,加入生粉,水调稠糊,放入酱油、绍酒。炒锅置大火上,加植物油,用中火烧六成热时,下入葱、姜,煸香,放入腰花、山药丝,炒熟即成。

【用　法】　佐餐,随量食用。

【功　效】　滋补肝肾,养阴润燥。适用于肝肾阴虚型妊娠糖尿病。

马兰春笋

【原　料】　马兰头100克,春笋嫩段10段,鱼肉蓉50克,鲜虾仁50克,熟火腿末25克,鸡油、姜末、葱花、黄酒、精盐、鲜汤、醋、淀粉各适量。

【制　作】　将马兰头择洗净,在沸水中焯过,用冷水冲,搓揉出白沫,再用清水冲洗干净,挤去水,剁成细末,用精盐腌5～10分钟后挤去水待用;将虾仁剁成泥和入鱼泥,加入精盐、姜末、黄酒、淀粉搅匀,挤成莲子大的丸子,入油锅中炸至嫩黄;嫩笋段切成约3厘米长的段,放凉水中浸过,使之渗出涩味,再将马兰头末放在笋心中,虾仁丸嵌在中间,撒上火腿末,上笼急火蒸2分钟左右取出。炒锅上中火,放油烧至五成热,煸葱花、姜末,下鲜汤、黄酒、醋、酱油、淀粉勾薄芡,倒在刚出笼的笋盘上,再淋上鸡油即成。

【用　法】　佐餐,随量食用。

【功　效】　荤素相配,清热解毒,滋补肝肾。适用于肝肾阴虚型

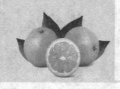

妊娠糖尿病。

山药煲猪胰

【原　料】　猪胰1个，山药60克、精盐适量。

【制　作】　将猪胰、山药洗净，同入锅中，加水适量煎煮2次，每次30分钟，加入精盐即成。

【用　法】　佐餐，吃猪胰、山药，饮汤。

【功　效】　益肾养阴，降低血糖。适用于肝肾阴虚型糖尿病。

山药玉竹鸽肉汤

【原　料】　玉竹20克，山药20克，鸽1只，清汤、料酒、精盐、葱花、姜末、味精各适量。

【制　作】　先将玉竹、山药分别洗净，玉竹切成小段，山药切成片，盛入碗中，备用；再将鸽子宰杀，去毛、爪及内脏，洗净，入沸水锅中余一下，捞出，剖切成10块，并将鸽肉放入汤盆内，加料酒、精盐、葱花、姜末及清汤，山药、玉竹随即放入，上笼屉蒸30分钟，待鸽肉熟烂取出，加味精适量，调味即成。

【用　法】　佐餐，随量食用。

【功　效】　补益肝肾，止消渴，降血糖。适用于肝肾阴虚型妊娠糖尿病。

黑芝麻粟米粥

【原　料】　黑芝麻30克，粟米100克。

【制　作】　将黑芝麻淘洗干净，晒干，放入铁锅，用小火或微火炒熟出香，研成细粉末，备用。将粟米淘洗干净，放入砂锅，加适量水，先用大火煮沸，改用小火煨煮1小时，待粟米熟烂粥稠时调入黑芝麻粉即成。

【用　法】　早晚分食。

【功　效】　补益肝肾，润燥止渴，降血糖。适用于肝肾阴虚型、胃燥津伤型妊娠糖尿病，对糖尿病患者伴发自主神经功能紊乱所致的便

四、孕期常见病的食疗方

秘也适宜。

黑豆苡仁粥

【原　　料】 黑豆100克,薏苡仁60克。

【制　　作】 将黑豆、薏苡仁分别淘洗干净,一并放入锅内,加清水适量,先以大火煮沸,再改用小火煮1小时左右,以黑豆熟烂成粥即成。

【用　　法】 早晚分食。

【功　　效】 补肾利湿,降低血糖。适用于肝肾阴虚型妊娠糖尿病。

芝麻山药降糖糕

【原　　料】 黑芝麻250克,山药100克,薏苡仁50克,葛根粉、黄精、黄芪、天花粉各25克,植物油适量。

【制　　作】 将黑芝麻、薏苡仁、黄精、山药分别洗净,晒干或烘干,共研成细粉,与葛根粉充分拌和均匀成糕粉,备用;将黄芪、天花粉分别洗净,放入砂锅,加水浓煎2次,每次30分钟,合并2次煎液,盛入碗中,待用。将糕粉倒在案板上,用煎汁调和均匀,若量不够可加适量清水揉捏,加植物油,使成糕泥状,搓匀成棍棒式长条,切割成20个剂子,用定型压模制成花色糕点,上笼,用大火蒸20分钟即成。

【用　　法】 当糕点,分数次食用。

【功　　效】 滋补肝肾,生津润燥,止渴降糖。适用于肝肾阴虚型妊娠糖尿病。

玉米须龟肉汤

【原　　料】 玉米须120克,乌龟1只(500克以上)。

【制　　作】 将乌龟宰杀后去头、足、内脏,洗净,与玉米须同置砂锅内,加水适量,大火煮沸,小火炖至熟烂即成。

【用　　法】 佐餐,吃龟肉,饮汤。

【功　　效】 补肾养阴。适用于肝肾阴虚型妊娠糖尿病。

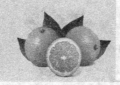

孕产妇宜吃的食物

桑葚芝麻散

【原　料】干桑葚 15 克,黑芝麻 15 克。

【制　作】将干桑葚洗净,烘干,捣烂;黑芝麻洗净,炒熟,研末,2 味和匀即成。

【用　法】上下午分服。

【功　效】益肾养阴,降低血糖。适用于肝肾阴虚型妊娠糖尿病。

枸杞粟米粥

【原　料】枸杞子 50 克,粟米 100 克。

【制　作】将枸杞子用温水洗净,沥水,备用。将粟米淘洗干净,放入砂锅,加适量水,大火煮沸后加枸杞子拌和均匀,改用小火煨煮至米烂、汤稠,离火即成。

【用　法】早晚分食。

【功　效】补肾养血,滋阴明目,降血糖。适用于肝肾阴虚型妊娠糖尿病,对肾阴亏虚型糖尿病,肝肾不足所致腰膝酸软、头晕目眩、视物昏暗等糖尿病并发症者也适宜。

桑葚里脊

【原　料】里脊肉 300 克,鸡蛋 2 个,山茱萸 3 克,女贞子 3 克,墨旱莲 3 克,桑葚 6 克,淀粉、熟猪油、精盐、绍酒、酱油、醋、蒜片、香油、葱节、植物油各适量。

【制　作】将猪里脊肉用力拍松,切成条;姜、葱、蒜洗净,切成粒。将 4 味中药去净灰渣;烘干研成细末;将精盐、酱油、中药粉与肉条调拌均匀,再拌湿淀粉;另将酱油、白糖、葱、鲜汤、湿淀粉对成汁。炒锅置大火上,下菜油烧至七成热,分散投入肉条,炸成金黄色,外脆里嫩捞起,滗去炸油;另放熟猪油、姜、蒜米炒香,烹入滋汁搅匀,放入里脊肉、醋,颠匀,淋上香油即成。

【用　法】佐餐,随量食用。

四、孕期常见病的食疗方

【功　效】　滋补肝肾。适用于各型糖尿病,适用于肝肾阴虚型妊娠糖尿病。

(4)气阴两虚型

主要症状　妊娠期口渴引饮,咽干舌燥,神疲乏力,消瘦,气短懒言,头晕目眩,手足心热,午后潮热,腰酸腿软,尿少便结,胎儿宫内生长迟缓,舌质红绛,少苔或无苔,脉细数无力。

食疗原则　益气养阴,滋养胎元。

食物宜忌　宜食山药、苦瓜、魔芋、玉竹、百合、地黄、龟肉、甲鱼、黄鳝、豆制品、裸仁南瓜、百合、太子参、党参、黄芪、西洋参、绞股蓝等食物及药食两用之品;忌食辛辣、燥热、动火之品。

苦瓜玉竹粥

【原　料】　苦瓜150克,玉竹20克,粳米50克。

【制　作】　将苦瓜去蒂柄,洗净后切成片,去子留瓜瓤,备用。将粳米淘净,与玉竹一同放入砂锅后加水煨煮成稠粥,粥将成时调入苦瓜片,用小火继续煨煮10分钟即成。

【用　法】　早晚分食。

【功　效】　清暑泄热,养阴降糖。适用于气阴两虚型妊娠糖尿病,对患者夏季并发痱、疖者,以及妊娠糖尿病并发视网膜病症患者也适宜。

百合葛根粥

【原　料】　百合12克,葛根10克,大米60克。

【制　作】　将百合洗净,撕成瓣;大米淘洗干净。葛根放入锅内,加水500毫升,煎煮30分钟,除去葛根,放入大米、百合,再用大火煮沸,小火煮30分钟即成。

【用　法】　早晚分食。

【功　效】　补肺清热,生津止渴。适用于气阴两虚型妊娠糖尿病。

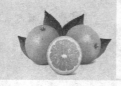

孕产妇宜吃的食物

山药烧甲鱼

【原　料】　甲鱼1只(800克),淮山药60克,枸杞子30克,女贞子20克,熟地黄30克,猪肥瘦肉100克,大蒜、姜块、葱白、熟猪油、酱油、绍酒、精盐、味精、胡椒粉、肉汤各适量,香油少许。

【制　作】　将甲鱼腹部朝天,待头伸出时,用刀宰杀去头1/3,放尽血,然后放入沸水中煮约10分钟捞起,用小刀将甲鱼周围的裙边、腹部软皮与四肢粗皮刮洗净,再入开水中煮15分钟,除去甲壳和内脏,用清水洗净,切去脚爪,横切成6厘米长的块,再入开水中煮5分钟去其腥味捞出;猪肉洗净,切成块,入开水中余几分钟;上述中药洗净,切成片,装入纱布袋中封口。将炒锅置大火上,下熟猪油烧至六成热,下姜、葱炒出香味,加猪肉炒几下,再放精盐、酱油、绍酒、肉汤、中药包,煮沸后倒入砂锅内加盖,置于小火上,放入甲鱼、胡椒粉炖至甲鱼黏软;大蒜洗净,入笼蒸熟;将砂锅放置大火上,加入蒸熟的大蒜,待汤汁收浓至100毫升时,拣出姜、葱、药包不用,加入味精,淋香油搅匀即成。

【用　法】　佐餐,随量食用。

【功　效】　益气养阴,滋补肝肾。适用于气阴两虚型妊娠糖尿病,对肾阴亏虚型糖尿病也适宜。

蒜瓣黄鳝煲

【原　料】　蒜瓣100克,净黄鳝1条(约500克),酱油、精盐、黄酒、胡椒粉、香油、香菜、植物油、鲜汤、白糖、湿淀粉、葱花、姜末各适量。

【制　作】　将黄鳝切成3段,再用筷子捅出内脏,洗净黏液,沥干水,放在碗中,加黄酒、酱油浸一浸。炒锅上大火,放油烧至六成热,投入浸过酱油的鳝段,用铁勺轻轻划散,倒入漏勺沥油;原锅留余油,放入白糖,炒至翻白泡沫时,下葱花、生姜末煸炒出香味,再将漏勺里的鳝段回锅炒上色,加黄酒、酱油、精盐、鲜汤,用大火煮沸,加盖转小火

四、孕期常见病的食疗方

焖烧30分钟,直至鳝段熟烂;另起油锅,将蒜头下锅煸香,但不能煸黄,放进鳝段锅内,用大火收浓汤汁,淋少量湿淀粉勾薄芡拌匀,盛入放有香菜的热煲中,撒上胡椒粉,淋入香油即成。

【用　　法】　佐餐,随量食用。

【功　　效】　补肾益气,降血糖。适用于气阴两虚型妊娠糖尿病。

南瓜山药汤

【原　　料】　山药250克,裸仁南瓜250克,植物油、葱花、姜末各适量。

【制　　作】　将山药去须根,洗净,将外表皮刮去薄薄一层,尽量保持黏液质,并剖条、切成小块,或将山药洗净后,连皮切碎,捣绞成糊,备用;青皮嫩南瓜洗净后,切成条,备用。炒锅置火上,加植物油,烧至六成热时,加葱花、姜末,煸炒出香,加清水2000毫升,放入南瓜条,中火煨煮20分钟,加入山药小块(或山药糊),改用小火继续煨煮10分钟,使汤呈稠黏即成。

【用　　法】　早、中、晚餐食用,当日食完。

【功　　效】　益气养阴,止消渴,降血糖。适用于气阴两虚型妊娠糖尿病,对肾阴亏虚型糖尿病也适宜。

百合猪肚汤

【原　　料】　百合15克,猪肚250克,党参15克,绍酒10克,葱、精盐各适量。

【制　　作】　将猪肚用盐洗净,切成块;百合洗净,撕成瓣;党参润透,切片。把猪肚放入炖锅内,加上高汤,放入葱、精盐、百合、党参。然后将炖锅置大火上煮沸,小火炖1小时即成。

【用　　法】　佐餐,随量食用。

【功　　效】　滋阴润肺,益气补血。适用于气阴两虚型妊娠糖尿病,对燥热伤肺型糖尿病也适宜。

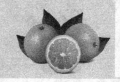

孕产妇宜吃的食物

山药排骨汤

【原　料】 新鲜山药 500 克,排骨 200 克,葱花、香菜、精盐、胡椒各适量。

【制　作】 将排骨用水洗净,除去杂物及油脂,以刀柄用力压碎,放入深锅中,加入水,用大火煮沸后,改用小火煮 30 分钟,用纱布过滤,作为高汤;将山药洗净,削去外皮,备用。高汤再放大火上加热煮沸,用擦板将洗净之山药擦制成泥,缓缓加入煮沸的汤中,搅拌煮熟,即可加入少许精盐、味精,再加入葱花、香菜、胡椒,起锅即成。

【用　法】 佐餐,随量食用。

【功　效】 滋补脾肾,养阴润燥。适用于气阴两虚型妊娠糖尿病,对肾阴亏虚型糖尿病也适宜。

白鸭冬瓜汤

【原　料】 白鸭 1 只,猪瘦肉 100 克,冬瓜 2 000 克,海参 50 克,芡实 50 克,薏苡仁 50 克,葱、生姜、精盐、味精各适量。

【制　作】 将白鸭宰杀,去毛及内脏,洗净后切块;海参用清水泡发;冬瓜不去皮洗净,切块;猪瘦肉洗净切片。鸭肉、猪肉、海参、冬瓜、葱、生姜一同放入锅中,加水适量,煮至鸭肉熟透,冬瓜烂熟为止,最后加入精盐、味精调味即成。

【用　法】 佐餐,随量食用。

【功　效】 补气健脾、滋阴清暑。适用于气阴两虚型妊娠糖尿病,对头痛、失眠、肾炎水肿也适宜。

苦瓜猪肉汤

【原　料】 鲜苦瓜 200 克,猪瘦肉 100 克,精盐适量。

【制　作】 将苦瓜洗净,去瓤后切成块,猪瘦肉洗净,切成片,一同放入锅内,加清水适量煨汤,肉熟后加入精盐调味即成。

【用　法】 佐餐,随量食用。

【功　效】 清热祛暑,润肠补气。适用于气阴两虚型妊娠糖尿

四、孕期常见病的食疗方

病,对慢性胃炎、高血压病也适宜。

山药兔肉汤

【原　料】 家兔1只(约2000克),鲜山药200克,精盐、调料各适量。

【制　作】 将兔剥皮,去内脏,洗净切块,与山药共放入砂锅中,加调料、精盐及水,用小火炖煮,至兔肉熟烂,汤汁浓稠即成。

【用　法】 佐餐,随量食用。

【功　效】 滋补肾阴,益胃生津。适用于气阴两虚型妊娠糖尿病,对肾阴亏虚型糖尿病也适宜。

苦瓜洋参胶囊

【原　料】 苦瓜2000克,西洋参粉100克。

【制　作】 将苦瓜洗净,切成薄片,烘干,研成细粉,与西洋参粉拌匀后装入胶囊即成(每粒含1克西洋参苦瓜粉)。

【用　法】 每次4粒,每日3次,温开水送服。

【功　效】 清心明目,消渴降糖。适用于气阴两虚型妊娠糖尿病。

绞股蓝南瓜粉

【原　料】 裸仁南瓜2000克,绞股蓝50克。

【制　作】 将裸仁南瓜去蒂,洗净外表皮,连皮将南瓜切成片,与绞股蓝一道晒干或烘干,碾成细粉,装入密封容器或按量分装入袋贮存即成。

【用　法】 每次50克,每日2次,用沸水冲泡,搅匀后服用。

【功　效】 清肺润燥,益气养阴,健脾止渴,降血糖。适用于气阴两虚型妊娠糖尿病,对燥热伤肺型2型糖尿病轻症患者也适宜。

绞股蓝苦瓜粉

【原　料】 绞股蓝、苦瓜各1000克。

【制　作】 将苦瓜去蒂柄,洗净,晒干或烘干,与绞股蓝共研成极

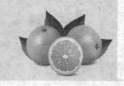

细粉,瓶装防潮,备用,或装入绵纸袋(每袋10克),袋口安放挂线,胶合袋口即成。

【用　　法】　每次10克,每日3次,放入杯中,用沸水冲泡后服用。

【功　　效】　清热祛湿,滋阴益气,降血糖。适用于气阴两虚型妊娠糖尿病。

洋参赤小豆茶

【原　　料】　赤小豆500克,西洋参2克。

【制　　作】　将西洋参洗净,晒干或烘干,研为极细末,一分为二,装入绵纸袋中,挂线封口,备用;将赤小豆淘洗干净,放入砂锅,加足量水,先用大火煮沸,再改用小火煨煮至赤小豆熟烂、汤浓稠,晾凉,一分为二;将西洋参细末袋放入杯中,以赤小豆汤汁冲泡,加盖闷15分钟即成。

【用　　法】　每次各取1份,每日2次。

【功　　效】　清热和血,益气降糖。适用于气阴两虚型妊娠糖尿病。

西洋参毛豆浆

【原　　料】　新鲜毛豆米100克,西洋参粉2克。

【制　　作】　将新鲜毛豆米用清水洗净(毛豆米外附着的软纤维衣层勿弃去),加适量清水,用捣搅机打碎,约2分钟,即成汁;将适量清水注入锅中,用大火煮沸,倒入豆汁,继续用大火煮至沸,然后用洁净纱布过滤,取滤液入锅,用小火煮沸5分钟,离火,调入西洋参粉,晾凉即成。

【用　　法】　早晚分食。

【功　　效】　生津润燥,补虚健脾,降血糖。适用于气阴两虚型妊娠糖尿病。

黄精莜麦面

【原　　料】　黄精15克,香干50克,莜麦面100克,鸡汤、酱

四、孕期常见病的食疗方

油、大蒜末、精盐、味精各适量。

【制　作】　将黄精、香干分别洗净,切成绿豆样的小颗粒,备用。炒锅置火上,加植物油,大火烧至六成热,投入葱花、姜末,炒出香,加黄精、香干小颗粒,熘炒片刻,加鸡汤、酱油、大蒜末、精盐、味精拌和均匀,盛入大碗内,作汤料;烧锅置火上,加清水煮沸,下莜麦挂面,大火煨煮片刻,适时加些清水,拌和,待挂面煮至熟透,捞起并放入汤料碗内,搅和均匀即成。

【用　法】　早晚分食。

【功　效】　滋阴补气,止渴降糖,适用于气阴两虚型妊娠糖尿病。

黑芝麻麦麸饼

【原　料】　麦麸150克,粗麦粉50克,黑芝麻粉50克,鸡蛋1个,植物油、香油、葱花、姜末、精盐、味精各适量。

【制　作】　将鸡蛋磕入碗中,按顺时针方向连续搅打30次,备用。将麦麸、粗麦粉、黑芝麻粉混合均匀,加适量清水,边搅拌,边调入鸡蛋汁,并加植物油、香油、葱花、姜末、精盐、味精,和匀后或做成馅饼蒸熟,或下平底油锅中煎成小圆饼即成。

【用　法】　早晚当主食食用。

【功　效】　滋阴补肾,清热降火,降血糖。适用于气阴两虚型妊娠糖尿病。

枸杞豆腐炖鱼头

【原　料】　枸杞子30克,白扁豆30克,鲢鱼头1个,豆腐250克,葱花、姜末、精盐、味精、酱油、黄酒各适量。

【制　作】　将枸杞子、白扁豆分别洗净,并用温水浸泡1小时,备用。再将鱼头去鳃,洗净,放入碗中,将适量酱油、黄酒、精盐抹在鱼头上,腌渍30分钟,用清水冲洗一下,移入大蒸碗内,放入切成小块的豆腐、葱花、姜末,并将浸泡的枸杞子、白扁豆分散放入

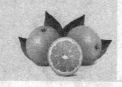

孕产妇宜吃的食物

蒸碗内,加清汤,上笼屉蒸30分钟,待鱼头、白扁豆熟烂取出,加适量鸡精调味即成。

【用　法】　佐餐,随量食用。

【功　效】　滋补肝肾,健脾益胃,止渴降糖。适用于气阴两虚型妊娠糖尿病。

(七)妊娠合并心脏病

1. 概述　妊娠合并心脏病是引起孕产妇死亡的重要原因之一。妊娠期血容量增加,内分泌改变,使体内水钠潴留及体重增加;子宫的增大,使膈肌上升;胎盘循环形成,使血氧供应增加,这些因素都使心脏负担加重。分娩时第一产程和第二产程中,子宫收缩,膈肌、腹肌和盆底肌都参加分娩活动,增加了周围循环阻力和回心血量;第三产程胎儿娩出后子宫缩小、腹压骤减,内脏血管扩张,回心血量减少;产后子宫收缩,胎盘循环停止,体循环血量剧增;产后1周,组织间水分进入血液循环,全身循环血量再次增加。以上各种因素均使心脏负担加重。妊娠合并心脏病者在妊娠第32～34周、分娩期及产褥期最初3天,心脏负担最重,极易引起心力衰竭。心脏功能不全、缺氧,可引起胎儿发育不良、早产、胎儿宫内窘迫等。妊娠合并心脏病以风湿性心脏病最常见,其他有先天性心脏病、心肌炎和贫血性心脏病等。

中医学认为,妊娠合并心脏病属"子肿、子气、心悸"等范畴,多因先天禀赋不足或后天失养、大病久病后致气血、阴阳失调,加之孕期阴血聚于冲任、血海,心之气血更加不足,从而出现心脏疾患。素体阴血亏虚,妊娠后阴血聚以养胎,不能上奉于心,心失所养;若素体心脾气血不足,孕后气血虚益甚;若素体阳虚,孕后阴血聚以养胎,阳气不得展布,阴寒内盛,水湿潴留,血行淤滞不畅;也有体质虚弱者外感风湿,内侵及心者。以上诸因素,可导致心悸、胸闷、胸痛、气逆作喘、四肢水肿等一系列证候。临床常见证候有阴血亏

四、孕期常见病的食疗方

虚型、心脾两虚型、脾肾阳虚型等。

2. 辨证施食

(1) 阴血亏虚型

主要症状　妊娠期间,心悸,心慌,头晕,心烦少寐,口干,手足心热,舌质红,少苔,脉细数。

食疗原则　滋阴养血,宁神安胎。

食物宜忌　宜食桂圆肉、百合、大枣、莲子、柏子仁、鸽肉、鸡蛋、黄鳝、西洋参、粟米、猪心、猪肝、瘦肉、牡蛎、阿胶、天冬、麦冬、玉竹、酸枣仁、柏子仁、合欢花等食物及药食两用之品;忌食生冷、辛辣、温燥食物。

生 脉 饮

【原　料】　白参3克,麦冬15克,五味子6克。

【制　作】　将白参、麦冬、五味子洗净后同入锅中,加水适量,煎煮2次,每次30分钟,合并滤汁即成。

【用　法】　代茶频饮。

【功　效】　滋阴益气,宁神安胎。适用于阴血亏虚型妊娠合并心脏病。

桂圆枣仁饮

【原　料】　桂圆肉15克,炒酸枣仁10克,芡实12克。

【制　作】　将桂圆肉、芡实洗净,与炒酸枣仁同入锅中,加水适量,大火煮沸,改小火煎煮至芡实熟烂即成。

【用　法】　上下午分食。

【功　效】　滋阴益气,宁神安胎。适用于阴血亏虚型妊娠合并心脏病。

参 竹 茶

【原　料】　太子参30克,玉竹20克。

【制　作】　将上药入保温杯中,冲入沸水,加盖闷15分钟

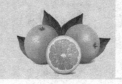

孕产妇宜吃的食物

即成。

【用　　法】　代茶频饮。

【功　　效】　滋阴益气，宁神安胎。适用于阴血亏虚型妊娠合并心脏病。

百龙茶

【原　　料】　干桂圆肉10克，百合30克，鸡蛋1个，冰糖适量。

【制　　作】　将干桂圆肉、百合放入锅中，加水适量，煎煮20分钟，再加入整只蒸熟去壳的鸡蛋和冰糖，再煮10分钟即成。

【用　　法】　上下午分饮。

【功　　效】　滋阴益气，宁神安胎。适用于阴血亏虚型妊娠合并心脏病。

桂圆莲子粥

【原　　料】　桂圆肉50克，莲子30克，红枣30克，糯米60克，冰糖适量。

【制　　作】　将桂圆肉、莲子、红枣及糯米同置锅中，加水适量，按常法煮成粥，调入冰糖即成。

【用　　法】　早晚分食。

【功　　效】　滋阴益气，宁神安胎。适用于阴血亏虚型妊娠合并心脏病。

山药桂圆粥

【原　　料】　鲜山药100克，桂圆肉15克，荔枝肉5个，五味子3克，白糖适量。

【制　　作】　将山药去皮，切成薄片，与桂圆肉、荔枝肉、五味子同煮成稠粥，调入白糖即成。

【用　　法】　早晚分食。

【功　　效】　滋阴益气，宁神安胎。适用于阴血亏虚型妊娠合并心脏病。

四、孕期常见病的食疗方

何首乌粥

【原　料】　制何首乌粉20克,红枣2枚,粳米50克,莲子粉20克,白糖适量。

【制　作】　粳米、红枣一起入锅,煮至粥半熟,加入制何首乌粉、莲子粉,边煮边搅拌,至粥黏滞,加白糖适量调味,拌匀即成。

【用　法】　早晚分食。

【功　效】　滋阴益气,宁神安胎。适用于阴血亏虚型妊娠合并心脏病。

龟肉粥

【原　料】　活乌龟1只,糯米150克,肉汤、精盐、葱、姜、料酒、味精、胡椒粉各适量。

【制　作】　将乌龟宰杀洗干净,切成小块,放进开水中氽一下,再捞入冷水中,刮去皮膜,漂洗干净,装入盆内,加入料酒、葱、姜、精盐,上笼用大火蒸熟烂,拣去葱、姜及龟骨,留下肉及汤;然后把淘净的糯米加入肉汤,上火煮沸后转小火熬粥,待粥将熟时,倒进蒸烂的龟肉,调入味精、胡椒粉稍煮即成。

【用　法】　佐餐,随量食用。

【功　效】　滋阴益气,宁神安胎。适用于阴血亏虚型妊娠合并心脏病。

地黄粥

【原　料】　生地黄汁15毫升,粳米30克,红糖适量。

【制　作】　将生地黄汁(可用鲜地黄打汁,亦可用干地黄15克熬汁取得),加水适量,放入淘净的粳米,按常法煮粥,食用时加适量红糖调味即成。

【用　法】　早晚分食。

【功　效】　滋阴益气,宁神安胎。适用于阴血亏虚型妊娠合并心脏病。

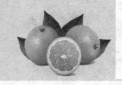

孕产妇宜吃的食物

地黄双仁粥

【原　料】　熟地黄30克,酸枣仁20克,柏子仁20克,粳米100克。

【制　作】　将酸枣仁、柏子仁捣碎,与熟地黄一同放入砂锅内,加水500毫升,煎至200毫升,过滤去渣取汁;粳米淘净,另煮为粥,对入药汁,再煮一二沸即成。

【用　法】　早晚分食。

【功　效】　滋阴益气,宁神安胎。适用于阴血亏虚型妊娠合并心脏病。

黄精粟米粥

【原　料】　黄精30克,粟米50克。

【制　作】　将黄精切碎,与淘净的粟米共煮成粥。

【用　法】　早晚分食。

【功　效】　滋阴益气,宁神安胎。适用于阴血亏虚型妊娠合并心脏病。

双玉粥

【原　料】　玉竹10克,玉米粉30克,黄芪30克,粳米100克。

【制　作】　将黄芪、玉竹入锅煎煮40分钟,去渣取汁,加入淘净的粳米及适量清水,大火煮沸,改小火煮至粥稠,待粥将熟时,将玉米粉用冷水搅成糊,缓缓调入,边加边搅,再煮2～3沸即成。

【用　法】　早晚分食。

【功　效】　滋阴益气,宁神安胎。适用于阴血亏虚型妊娠合并心脏病。

参芪桂圆鸭心粥

【原　料】　白参10克,黄芪30克,桂圆肉30克,鸭心8个,粳米60克,精盐适量。

四、孕期常见病的食疗方

【制　作】　将白参、黄芪洗净,切片,置砂锅中,加适量清水煎煮汁备用。桂圆肉和鸭心分别用清水洗净,鸭心切碎,粳米用清水淘净,然后与药汁一起共入锅,加清水适量,先用大火煮沸,再改用小火炖至粥熟,加少许精盐调味即成。

【用　法】　早晚分食。

【功　效】　滋阴益气,宁神安胎。适用于阴血亏虚型妊娠合并心脏病。

熟地黄粥

【原　料】　熟地黄15克,粳米50克,冰糖适量。

【制　作】　将熟地黄切片,用纱布包裹,小火煎至药汁成棕黄色,入粳米煮粥,煮熟后去熟地黄加入冰糖,待冰糖溶化即成。

【用　法】　早晚分食。

【功　效】　滋阴益气,宁神安胎。适用于阴血亏虚型妊娠合并心脏病。

参枣米饭

【原　料】　党参10克,大枣20个,糯米250克,白糖适量。

【制　作】　将党参、大枣放在锅内,加水适量泡发后煎煮半小时,捞去党参、大枣,留汤备用,糯米淘净,加水适量放在大碗中蒸熟后扣在盘中,把枣摆在上面,再把汤液加白糖煎成黏汁,浇在枣饭上即成。

【用　法】　早晚分食。

【功　效】　滋阴益气,宁神安胎。适用于阴血亏虚型妊娠合并心脏病。

玉竹枣参粉

【原　料】　玉竹250克,大枣15枚,党参、丹参各30克,白糖适量。

【制　作】　将玉竹、党参、大枣、丹参同入锅中,加水适量煎

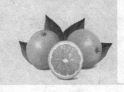

孕产妇宜吃的食物

煮,每 20 分钟取药汁 1 次,加水再煎,共煮 3 次,合并药液,再以小火熬至浓稠将干时停火;温后加白糖将药液吸干,拌匀,晒干研细,装瓶即成。

【用　法】　每次 10 克,每日 3 次,开水冲服,连服 20~30 天。

【功　效】　滋阴益气,宁神安胎。适用于阴血亏虚型妊娠合并心脏病。

樱桃桂圆肉

【原　料】　桂圆肉 10 克,枸杞子 10 克,樱桃 30 克,白糖适量。

【制　作】　前 2 味加水适量,煮至充分膨胀后,放入鲜樱桃,煮沸,加白糖调味即成。

【用　法】　吃桂圆肉、枸杞子、樱桃,饮汤。

【功　效】　滋阴益气,宁神安胎。适用于阴血亏虚型妊娠合并心脏病。

蜜饯姜枣桂圆

【原　料】　桂圆肉 250 克,大枣 250 克,蜂蜜 250 克,姜汁适量。

【制　作】　将桂圆肉、大枣同置锅内,加水煮至七成熟时,入姜汁和蜂蜜,搅匀煮熟,起锅待冷后装瓶。

【用　法】　每日 3 次,每次吃桂圆肉、大枣各 7 粒。

【功　效】　滋阴益气,宁神安胎。适用于阴血亏虚型妊娠合并心脏病。

桂圆党参炖鸽肉

【原　料】　桂圆肉 20 克,党参 30 克,白鸽肉 150 克,料酒、精盐、姜片、葱段、香油各适量。

【制　作】　将桂圆肉、党参与洗净、切块的白鸽肉一同放入砂锅中,加水及料酒、精盐、姜片、葱段炖至鸽肉熟烂,淋入香油即成。

四、孕期常见病的食疗方

【用　法】　佐餐,随量食用。
【功　效】　滋阴益气,宁神安胎。适用于阴血亏虚型妊娠合并心脏病。

红枣松针汤

【原　料】　红枣5个,松针30克。
【制　作】　将红枣、松针洗净,放入锅中,加水适量,煎煮30分钟,去渣取汁即成。
【用　法】　上下午分食。
【功　效】　滋阴益气,宁神安胎。适用于阴血亏虚型妊娠合并心脏病。

百合枣龟汤

【原　料】　龟肉60克,百合30克,红枣10枚。
【制　作】　将龟肉切块,红枣去核,与洗净的百合同入锅中,加水适量,共煮至龟肉熟烂即成。
【用　法】　佐餐,随量食用。
【功　效】　滋阴益气,宁神安胎。适用于阴血亏虚型妊娠合并心脏病。

牛肝大枣汤

【原　料】　牛肝250克,大枣15枚。
【制　作】　将牛肝洗净,切片,与大枣同入锅中,加水适量,煎煮30分钟即成。
【用　法】　上下午分食,吃肝、枣,饮汤。
【功　效】　滋阴益气,宁神安胎。适用于阴血亏虚型妊娠合并心脏病。

鸡肝熟地黄

【原　料】　鸡肝2副,熟地黄6克,猪瘦肉100克,精盐、香油各适量。

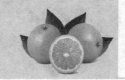

孕产妇宜吃的食物

【制　作】　将熟地黄洗净；鸡肝和猪瘦肉洗净，切成块，与熟地黄同入锅中，加精盐及适量清水，煮1~2小时，拣出熟地黄，淋上香油即成。

【用　法】　佐餐，随量食用。

【功　效】　滋阴益气，宁神安胎。适用于阴血亏虚型妊娠合并心脏病。

参归猪肝汤

【原　料】　猪肝250克，党参15克，当归身15克，酸枣仁10克，生姜、葱白、料酒、精盐、味精各适量。

【制　作】　将党参、当归身洗净，切薄片；酸枣仁洗净，打碎，与党参、当归身同入锅中，加清水适量，煎煮30分钟后取汤；然后将猪肝切片，与料酒、精盐、味精放入汤内，煮至肝片散开，加入拍碎的生姜，切段的葱白，盛入盆内蒸15~20分钟即成。

【用　法】　佐餐，食肝喝汤。

【功　效】　滋阴益气，宁神安胎。适用于阴血亏虚型妊娠合并心脏病。

桂圆松子仁汤

【原　料】　桂圆肉30克，松子仁15克，白糖适量。

【制　作】　将桂圆肉、松子仁共入锅中，加水煮30分钟，调入白糖即成。

【用　法】　当甜点，吃桂圆肉、松子仁，饮汤。

【功　效】　滋阴益气，宁神安胎。适用于阴血亏虚型妊娠合并心脏病。

(2)心脾两虚型

主要症状　妊娠后心悸，头晕，面色少华，少气懒言，纳差，唇色淡黯，胎萎不长，舌质淡，苔白，脉细弱。

食疗原则　补益心脾，养血安胎。

四、孕期常见病的食疗方

食物宜忌 宜食红枣、莲子、桂圆肉、荔枝、动物血、猪心、乌骨鸡、苋菜、阿胶、红糖、鸡蛋、牛奶、人参、茯苓、茯神、五味子、当归、玉竹等食物及药食两用之品;忌食生冷、辛辣、寒凉食物。

人参阿胶饮

【原　料】　白参粉3克,阿胶10克。
【制　作】　将阿胶入锅,加水煎煮烊化后,调入白参粉即成。
【用　法】　上下午分饮。
【功　效】　补益心脾,养血安胎。适用于心脾两虚型妊娠合并心脏病。

人参红枣饮

【原　料】　生晒参5克,红枣15枚。
【制　作】　将生晒参拣去杂质,切成片,与拣去杂质并洗净的红枣同放入砂锅,加水适量,中火煎煮40分钟即成。
【用　法】　早晚分服,饮汤的同时可以嚼服参片,并嚼食红枣。
【功　效】　补益心脾,养血安胎。适用于心脾两虚型妊娠合并心脏病。

桂圆饮

【原　料】　桂圆肉30克,冰糖适量。
【制　作】　桂圆肉洗净,放入锅中,加水适量,大火煮沸后,改用小火煮20分钟后加入冰糖,搅拌溶解即成。
【用　法】　上下午分饮。
【功　效】　补益心脾,养血安胎。适用于心脾两虚型妊娠合并心脏病。

归芪鸡血藤蜜汁

【原　料】　当归尾20克,炙黄芪30克,鸡血藤60克,酒浸干地龙20克,蜂蜜适量。

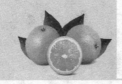

孕产妇宜吃的食物

【制　作】　将当归尾、黄芪、鸡血藤、地龙用冷水浸泡半小时，入锅，加水煎1小时，去渣取汁，待滤汁转温加入蜂蜜，搅匀即成。

【用　法】　上下午分饮。

【功　效】　补益心脾，养血安胎。适用于心脾两虚型妊娠合并心脏病。

人参茶

【原　料】　生晒参3克。

【制　作】　将生晒参洗净，切成薄片，每次取1.5克，放入杯中，用沸水冲泡，加盖闷10分钟即成。

【用　法】　代茶频饮，可连续冲泡3～5次。

【功　效】　补益心脾，养血安胎。适用于心脾两虚型妊娠合并心脏病。

山药葡萄羹

【原　料】　鲜山药100克，莲子肉50克，葡萄干50克，白糖适量。

【制　作】　将鲜山药去皮，洗净后切片，与洗净的莲子肉、葡萄干同入锅中，煮烂成羹，调入白糖即成。

【用　法】　早晚分食。

【功　效】　补益心脾，养血安胎。适用于心脾两虚型妊娠合并心脏病。

桂圆荔枝粥

【原　料】　桂圆肉20克，荔枝肉20克，粳米100克，白糖适量。

【制　作】　将粳米淘净，与桂圆肉、荔枝肉一同入锅，加水适量，小火煮成稠粥，粥成时调入白糖即成。

【用　法】　上下午分食。

【功　效】　补益心脾，养血安胎。适用于心脾两虚型妊娠合

四、孕期常见病的食疗方

并心脏病。

黄芪姜枣粥

【原　　料】　黄芪20克,生姜5片,大枣10枚,山药60克,粳米100克。

【制　　作】　将山药、黄芪、生姜、大枣洗净与淘洗干净的粳米同入锅中,加水适量煎煮,待粳米熟烂即成。

【用　　法】　早晚分食。

【功　　效】　补益心脾,养血安胎。适用于心脾两虚型妊娠合并心脏病。

红枣花生赤豆羹

【原　　料】　红枣50克,花生仁50克,赤豆100克,白糖适量。

【制　　作】　将以上前3味洗净入锅,加水适量,煮熟烂,加入白糖,调匀即成。

【用　　法】　早晚分食。

【功　　效】　补益心脾,养血安胎。适用于心脾两虚型妊娠合并心脏病。

鹌鹑脯桂圆羹

【原　　料】　桂圆肉100克,鹌鹑脯肉150克,藕粉25克,冰糖40克,糖桂花、鲜汤、生姜、精盐各适量。

【制　　作】　鹌鹑肉和桂圆肉分别洗净,切成豌豆大的丁;生姜去皮拍松。加水入锅煮沸,放入鹌鹑肉丁氽一下,捞出装入小盘,加鲜汤、生姜块、冰糖、桂圆肉、精盐,盖严放入蒸笼内蒸20分钟,熟透取出;汤锅洗净,倒入已蒸熟烂的鹌鹑肉、桂圆肉煮沸,再下糖桂花,用藕粉勾芡,装碗即成。

【用　　法】　佐餐,随量食用。

【功　　效】　补益心脾,养血安胎。适用于心脾两虚型妊娠合并心脏病。

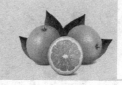

孕产妇宜吃的食物

灵芝粉蒸肉饼

【原　　料】　灵芝3克,猪瘦肉100克,料酒、酱油各适量。

【制　　作】　猪肉切成小块后绞成肉糜,加入灵芝磨成的细粉,再加入少量料酒、酱油,拌匀,摊在碗内,入笼蒸熟即成。

【用　　法】　佐餐,随量食用。

【功　　效】　补益心脾,养血安胎。适用于心脾两虚型妊娠合并心脏病。

桂圆山药饼

【原　　料】　桂圆肉25克,淮山药500克,熟面粉100克,蜜饯青梅25克,熟莲子25克,白糖100克,蛋糕25克,白瓜子仁25克,猪油、淀粉、蜂蜜、蜜饯樱桃各适量。

【制　　作】　将淮山药研成粉,和入熟面粉,加水揉成团;青梅切成柳叶片;2/3蛋糕切成菱形片,备用。将淮山药团揉成圆形,放入平盘中,按成圆饼,莲子摆在圆饼的外沿,樱桃放在圆饼的第二圈,桂圆肉摆在第三圈,蛋糕摆在第四圈,白瓜子仁摆在第五圈,青梅片在当中摆成花叶形;将余下的蛋糕切成小丁备用;用一张大绵纸盖在淮山药圆饼上面,上笼蒸约15分钟,取出揭下绵纸,撒上蛋糕丁作花;炒锅上火,加清水煮沸,倒入白糖及淀粉勾成芡汁,离火,调入蜂蜜,搅拌均匀,浇在饼上即成。

【用　　法】　当点心,随量食用。

【功　　效】　补益心脾,养血安胎。适用于心脾两虚型妊娠合并心脏病。

茯苓包子

【原　　料】　茯苓50克,面粉1000克,鲜猪肉500克,面肥、姜末、胡椒粉、香油、黄酒、精盐、酱油、葱花、骨头汤各适量。

【制　　作】　将茯苓去皮,用水润透,蒸软切片,用煎煮法取汁,每次加水400毫升,加热煎煮2次,每次煎煮1小时,合并2次药汁,

四、孕期常见病的食疗方

滤净,再煎煮浓缩成500毫升药汁;面粉中加入面肥和温热茯苓药汁,合成面团发酵;猪肉剁成茸,加酱油拌匀,再加生姜末、精盐、香油、黄酒、葱花、胡椒粉、骨头汤等搅拌成馅;待面团发成后,加碱水适量,搓成3～4厘米粗的长条,按量揪成20块剂子,擀压成圆面皮,包馅成生坯;将生坯摆入屉内,上笼用大火蒸约15分钟即成。

【用　　法】　当主食,随量食用。

【功　　效】　补益心脾,养血安胎。适用于心脾两虚型妊娠合并心脏病。

丹参猪心

【原　　料】　猪心250克,丹参15克,荸荠50克,韭黄10克,鲜汤、黄酒、精盐、味精、酱油、葱花、姜末、蒜蓉、胡椒粉、湿淀粉、白糖、食醋、植物油、香油各适量。

【制　　作】　将丹参洗净,切成片,放入锅中,加清水适量,煎取浓液;猪心洗净,切成片,放入碗中,加入精盐、湿淀粉拌匀;韭黄去杂,洗净,切成小段;荸荠去皮,洗净,切成片;取一小碗,放入黄酒、精盐、味精、酱油、胡椒粉、湿淀粉、白糖、鲜汤和丹参浓缩液,调成芡汁。炒锅上火,放入植物油烧至七成热,放入猪心滑熟,倒入漏勺中控油;锅内留适量底油,烧热后放入葱花、姜末、蒜蓉煸香,再放入荸荠片煸透,倒入猪心,加入芡汁,撒上韭黄段,翻炒均匀,淋上食醋和香油即成。

【用　　法】　佐餐,随量食用。

【功　　效】　补益心脾,养血安胎。适用于心脾两虚型妊娠合并心脏病。

黄芪炖花生仁

【原　　料】　炙黄芪30克,花生仁50克,精盐适量。

【制　　作】　将炙黄芪片与花生仁用温水浸泡30分钟,入锅,加水适量,小火煨炖40分钟,待汤汁基本收干时,加精盐少许,拌

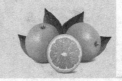

匀即成。

【用　法】佐餐,随量嚼食花生仁。

【功　效】补益心脾,养血安胎。适用于心脾两虚型妊娠合并心脏病。

归芪炖乌鸡

【原　料】乌骨鸡1只,当归15克,炙黄芪15克,料酒、葱花、姜末、精盐、味精、香油各适量。

【制　作】将乌骨鸡宰杀,去毛及内脏,洗净,备用;将当归、黄芪洗净,切片,装入纱布袋中,扎口,纳入鸡腹中。取煨锅,加清水适量,置火上,放入乌骨鸡,大火煮沸,撇去浮沫,烹入料酒,加葱花、姜末,改用小火煨炖1.5小时,待鸡肉熟烂,取出药袋,滤尽药汁,加精盐、味精,拌和均匀,淋入香油即成。

【用　法】佐餐,吃鸡肉喝汤,当日吃完。

【功　效】补益心脾,养血安胎。适用于心脾两虚型妊娠合并心脏病。

人参炖鸡

【原　料】吉林参3克,母鸡1只,葱段、姜片、料酒、精盐、味精、五香粉各适量。

【制　作】将吉林参切片,用冷水浸泡30分钟,备用;将母鸡宰杀,去毛及内脏,洗净;将浸泡的吉林参片放入鸡腹中,放入砂锅,加葱段、姜片、料酒及清水适量,加盖,用大火煮沸,撇去浮沫,改用小火煨炖至鸡肉熟烂,加精盐、味精、五香粉,拌和均匀即成。

【用　法】佐餐,随量食用。

【功　效】补益心脾,养血安胎。适用于心脾两虚型妊娠合并心脏病。

(3)脾肾阳虚型

主要症状　心悸气短,咳嗽喘促,不能平卧,痰多色白质稀,四

四、孕期常见病的食疗方

肢水肿,形寒肢冷,舌质淡,苔薄白,脉沉细无力或结代。

食疗原则　温肾健脾,补阳安胎。

食物宜忌　宜食核桃仁、肉苁蓉、胎盘、白果、人参、黄芪、茯苓、肉桂、干姜、薤白、韭菜、山药、鹿肉、羊肉、狗肉、猪肾、补骨脂等食物及药食两用之品;忌食生冷、寒凉食物。

薤白细辛干姜饮

【原　料】　薤白15克,细辛2克,干姜5克,桂枝10克,蜂蜜20克。

【制　作】　将以上前4味洗净,入锅,加水适量,煎煮40分钟,去渣取汁,待药汁转温后,调入蜂蜜即成。

【用　法】　上下午分食。

【功　效】　温补脾肾,补阳安胎。适用于脾肾阳虚型妊娠合并心脏病。

茯苓肉桂蜜饮

【原　料】　茯苓5克,肉桂5克,大麦芽3克,生姜、蜂蜜各适量。

【制　作】　将生姜洗净,拍破;茯苓洗净;肉桂洗净去粗皮,打碎。将上述各药与大麦芽一同用纱布袋装好,并扎紧袋口,放入砂锅中,加入清水,煮30分钟后过滤取汁,待晾凉后加入蜂蜜,搅匀,盛入瓷罐即成。

【用　法】　上下午分食。

【功　效】　温补脾肾,补阳安胎。适用于脾肾阳虚型妊娠合并心脏病。

参枣桂姜粥

【原　料】　桂枝6克,干姜6克,白参3克,大枣8枚,粳米100克,红糖适量。

【制　作】　将桂枝、干姜、白参、大枣一起煎煮,沸后改小火煎

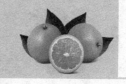

孕产妇宜吃的食物

成浓汁,与粳米、红糖共煎成粥。

【用　法】　早晚分食。

【功　效】　温补脾肾,补阳安胎。适用于脾肾阳虚型妊娠合并心脏病。

栗子桂圆粳米粥

【原　料】　栗子(去壳)10个,桂圆肉15克,粳米50克,白糖适量。

【制　作】　将栗子切成小碎块,与粳米同煮成稠粥,粥将成时放入桂圆肉、白糖,再煮沸即成。

【用　法】　早晚分食。

【功　效】　温补脾肾,补阳安胎。适用于脾肾阳虚型妊娠合并心脏病。

参枣薤白粥

【原　料】　薤白15克,小茴香3克,白参3克,大枣8枚,粳米100克,红糖适量。

【制　作】　将薤白、小茴香、白参、大枣洗净后同入锅中,大火煮沸,改小火煎成浓汁,与粳米、红糖适量共煮成稠粥即成。

【用　法】　早晚分食。

【功　效】　温补脾肾,补阳安胎。适用于脾肾阳虚型妊娠合并心脏病。

桂枝红枣粥

【原　料】　桂枝15克,红枣15个,粳米100克,红糖20克。

【制　作】　将桂枝浓煎取汁,与淘洗干净的粳米、红枣同煮成稠粥,粥成时放入红糖,调匀即成。

【用　法】　早晚分食。

【功　效】　温补脾肾,补阳安胎。适用于脾肾阳虚型妊娠合并心脏病。

四、孕期常见病的食疗方

胎盘补骨脂粥

【原　料】　新鲜胎盘1/3只,补骨脂10克,粳米50克,精盐、葱、味精各适量。

【制　作】　将新鲜胎盘洗净,剁碎,每次用1/3只,与补骨脂、粳米淘洗干净后同入锅内,加水适量,用大火煮沸,改用小火煮成粥,酌加精盐、葱、味精调味即成。

【用　法】　早晚分食。

【功　效】　温补脾肾,补阳安胎。适用于脾肾阳虚型妊娠合并心脏病。

芝麻核桃苁蓉粥

【原　料】　黑芝麻20克,核桃仁10克,肉苁蓉10克,粳米50克,冰糖适量。

【制　作】　将黑芝麻、核桃仁捣碎,小火炒出香味;将肉苁蓉洗净入锅,加水适量,用大火煎煮2次,滤渣取汁,合并滤液。把苁蓉汁放入锅内,加入粳米,以及捣碎的黑芝麻、核桃仁,并加水适量,用大火煮成粥,最后加入冰糖稍煮片刻,搅拌均匀即成。

【用　法】　早晚分食。

【功　效】　温补脾肾,补阳安胎。适用于脾肾阳虚型妊娠合并心脏病。

沉香胎盘粥

【原　料】　新鲜胎盘1/3只,沉香2克,粳米50克。

【制　作】　将新鲜胎盘(紫河车)洗净,切碎,每次用1/3只,与米及沉香同置锅内,加清水适量,小火煮30分钟,成粥后即成。

【用　法】　早晚分食。

【功　效】　温补脾肾,补阳安胎。适用于脾肾阳虚型妊娠合并心脏病。

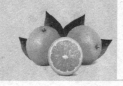

孕产妇宜吃的食物

肉桂桂圆羹

【原　　料】 肉桂2克,桂圆肉20克,白糖适量。
【制　　作】 将肉桂研末,备用;桂圆肉加水适量,入锅煎成稠汤,离锅前加入肉桂粉、白糖,再煮沸即成。
【用　　法】 早晚分食。
【功　　效】 温补脾肾,补阳安胎。适用于脾肾阳虚型妊娠合并心脏病。

党参核桃粉

【原　　料】 党参100克,核桃仁100克。
【制　　作】 将党参、核桃仁共研成细末,拌匀即成。
【用　　法】 每次10克,每日2次,温开水送服。
【功　　效】 温补脾肾,补阳安胎。适用于脾肾阳虚型妊娠合并心脏病。

韭菜炒核桃仁

【原　　料】 韭菜200克,核桃仁50克,香油、精盐各适量。
【制　　作】 核桃仁开水浸泡后,去皮,沥干备用;韭菜择洗干净,切成寸段备用。香油倒入炒锅,烧至七成热时,加入核桃仁,炸至焦黄,再加入韭菜、精盐,翻炒至熟。
【用　　法】 佐餐,随量食用。
【功　　效】 温补脾肾,补阳安胎。适用于脾肾阳虚型妊娠合并心脏病。

茴香腰子

【原　　料】 猪腰子1枚,小茴香6克,卤汁适量。
【制　　作】 将小茴香在热锅内略炒片刻,待脆后打成细末;将腰子撕去皮膜,除去腰臊洗净,用尖刀从侧面划一条长约3厘米的口子,再向里扩展成三角形,然后塞入茴香末,并用麻绳将开口处缠紧待用;将锅置中火上,倒入卤汁,调好味,放入猪腰子煮沸后约

四、孕期常见病的食疗方

30分钟起锅取出,解开绳子剖开两半,切片装盘即成。

【用　　法】　佐餐,随量食用。

【功　　效】　温补脾肾,补阳安胎。适用于脾肾阳虚型妊娠合并心脏病。

参芪胎盘膏

【原　　料】　党参60克,黄芪50克,人胎盘1个,冰糖适量。

【制　　作】　将胎盘反复漂洗干净,切成小块后与党参、黄芪一同加适量水,浸泡半天后以小火煎煮2小时,过滤取汁,连续煎取汁3次,合并滤液,以小火浓缩至500毫升左右,放入溶化的冰糖,用小火收膏,置阴凉干燥处贮存即成。

【用　　法】　早晚各服15毫升。

【功　　效】　温补脾肾,补阳安胎。适用于脾肾阳虚型妊娠合并心脏病。

党参苁蓉蜜膏

【原　　料】　香油100克,党参50克,肉苁蓉30克,蜂蜜200克。

【制　　作】　将党参、肉苁蓉洗净,切碎,入锅,加水适量,用大火煎煮2次,过滤去渣,混合滤液约500毫升,再加入香油、蜂蜜,用小火收膏即成。

【用　　法】　早晚各服15毫升。

【功　　效】　温补脾肾,补阳安胎。适用于脾肾阳虚型妊娠合并心脏病。

炸核桃猪肾

【原　　料】　猪腰子200克,核桃仁15克,鸡蛋清50克,姜、精盐、料酒、葱、姜末、花生油各适量。

【制　　作】　将猪腰子对剖,除网膜、臊腺,切成腰花,加料酒、葱、姜末、精盐拌腌30分钟,捞出沥干;将核桃仁用水浸泡,去皮,

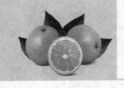

孕产妇宜吃的食物

在五成热的油锅中炸酥,取出。锅中放油烧至五成热,将切好的猪腰花朝下,放在手心上,再放上一块核桃仁用腰花包拢,拌抹均匀鸡蛋清,下油锅炸呈黄色时捞出;炸完后,将油烧至八成热,把全部炸件再下锅炸至深黄色,沥尽油,装盘即成。

【用　法】　佐餐,随量食用。

【功　效】　温补脾肾,补阳安胎。适用于脾肾阳虚型妊娠合并心脏病。

核桃枸杞鸡丁

【原　料】　鸡脯肉350克,核桃仁15克,枸杞子10克,鸡蛋2个,精盐、料酒、胡椒粉、湿淀粉、姜丝、葱花、鸡汤、香油、猪油、白糖各适量。

【制　作】　将核桃仁用开水泡涨,剥去皮;枸杞子用温水洗净,生姜洗净切小片;鸡蛋去黄留清;鸡肉洗净,切成1厘米见方的丁。一切就绪后,将鸡肉丁装入碗中,加入精盐(一半)、料酒、胡椒粉、白糖,拌匀;用精盐(一半)、蛋清、湿淀粉对成汁,倒入鸡丁中浆匀。起油锅,放入猪油,大火烧至七成热时,下核桃仁炸至微黄,捞起待用;把浆好的鸡肉丁倒入油锅中,快速滑透,翻炒几下,下姜丝、葱花,倒入鸡汤,快速翻炒,随即放入核桃仁、枸杞子炒匀,淋入香油,装盘即成。

【用　法】　佐餐,随量食用。

【功　效】　温补脾肾,补阳安胎。适用于脾肾阳虚型妊娠合并心脏病。

参归山药猪肾汤

【原　料】　猪腰子1个,白参、当归各10克,山药30克,香油、酱油、葱白、生姜各适量。

【制　作】　将腰子对切,去除筋膜、臊腺,冲洗干净,在背面用刀划作斜纹,切片备用。白参、当归放入砂锅中,加清水煮沸10分

四、孕期常见病的食疗方

钟后,再加入猪腰子、山药,煮至熟后加香油、葱、姜,再煮沸即成。

【用　法】　佐餐,随量食用。

【功　效】　温补脾肾,补阳安胎。适用于脾肾阳虚型妊娠合并心脏病。

公鸡蛇床子白果汤

【原　料】　小公鸡1只,蛇床子20克,白果10克,葱、姜、精盐、味精各适量。

【制　作】　将鸡宰杀后去毛、去内脏,洗净;白果去外壳;蛇床子洗净后用布包好,与鸡、葱、姜、白果一同放入锅内,加清水适量,用中火煮至鸡肉熟烂,取出药包,再加入精盐、味精调味即成。

【用　法】　佐餐,随量食用。

【功　效】　温补脾肾,补阳安胎。适用于脾肾阳虚型妊娠合并心脏病。

(八)妊娠合并急性肾盂肾炎

1. 概述　急性肾盂肾炎是妊娠常见的内科并发症,多发生在妊娠后期。妊娠期由于内分泌的影响,输尿管扩张,蠕动减弱;同时子宫增大出盆腔后,输尿管受压,张力增加而扩张,由于子宫右旋,右侧输尿管扩张更为常见。此外,受增大的子宫的压迫,膀胱位置改变,引起排尿不畅、尿潴留,易发生感染。孕期尿中尿糖、氨基酸等物质的排出增加,也利于细菌生长。主要的致病菌大多为大肠埃希菌。妊娠合并急性肾盂肾炎病情严重者,可引起流产、早产,亦易发生妊娠肾病综合征。

中医学认为,该病属于"子淋"范畴。主要症状为妊娠期尤其妊娠末期,出现寒战、高热、腰痛、恶心呕吐,以及尿痛、尿急、尿频等膀胱刺激症状。素体阳盛,孕后血养胎元,阴不济阳,心火偏亢,移热小肠,传入膀胱;或素嗜肥甘厚味,脾胃运化失常,湿热蕴积,下注膀胱;或外阴不洁,湿热病毒入侵膀胱;或素体阴虚,孕后阴血

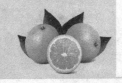

养胎,阴精益亏,阴虚火旺,移热膀胱,灼伤津液。临床常见证候为湿热下注型、阴虚火旺型等。

2. 辨证施食

(1)湿热下注型

主要症状　妊娠期间小便滞涩,尿频,尿痛,小便黄赤,发热,胸闷纳呆,大便不爽,白带量多色黄,舌质红,苔白,脉弦滑。

食疗原则　清热利湿,通淋保胎。

食物宜忌　患病后宜多饮水,多吃富含维生素C、胡萝卜素的新鲜蔬菜和水果。宜选食荠菜、蒲公英、马兰头、萝卜、茼蒿、芹菜、鱼腥草、冬瓜、西瓜、丝瓜、玉米须、白茅根、荔枝草、绿豆等具有清热解毒、利尿通淋的食物及药食两用之品,忌食羊肉、狗肉、辣椒、肉桂、干姜等温热、辛辣的刺激性食物。

双花茶

【原　料】　金银花10克,白菊花5克,冰糖适量。

【制　作】　金银花、白菊花分别拣去杂质,洗净,同放入砂锅,加适量水,大火煮沸,改用小火煎煮15分钟,用洁净纱布过滤,去渣,取汁回入砂锅,继续用小火煨煮,加入敲碎的冰糖屑,待其溶化即成。

【用　法】　代茶频饮,当日饮完。

【功　效】　清热利湿,通淋保胎。适用于湿热下注型妊娠合并急性肾盂肾炎。

鲜白茅根茶

【原　料】　鲜白茅根50克,鲜玉米须50克。

【制　作】　将白茅根、玉米须分别择洗干净,切碎或切成碎小段,同放入砂锅,加水适量,大火煮沸后,改用小火煎煮15分钟,用洁净纱布过滤,去渣,取汁即成。

【用　法】　当饮料,分3次饮,当日饮完。

四、孕期常见病的食疗方

【功　效】　清热利湿,通淋保胎。适用于湿热下注型妊娠合并急性肾盂肾炎。

车前草蒲公英汁

【原　料】　新鲜车前草 500 克,新鲜蒲公英 500 克。

【制　作】　将新鲜车前草、蒲公英分别洗净,连根将全草放入温开水中浸泡 10 分钟,捞出,切成碎小段,捣烂,用洁净双层纱布包裹,绞压取汁即成。

【用　法】　早晚分饮。

【功　效】　清热利湿,通淋保胎。适用于湿热下注型妊娠合并急性肾盂肾炎。

冬瓜皮玉米须饮

【原　料】　冬瓜皮 100 克,西瓜皮 100 克,玉米须 40 克,赤小豆 30 克。

【制　作】　将冬瓜皮、西瓜皮用水清洗干净,切碎后一同放入碗中,备用;将玉米须漂洗后,盛入碗中,待用。将赤小豆淘洗干净,放入砂锅,加足量水大火煮沸后,改用小火煨煮 30 分钟,加玉米须、冬瓜皮和西瓜皮碎片,继续煨煮 20 分钟,待赤小豆熟烂,用洁净纱布过滤,取滤汁放入大杯中即成。

【用　法】　早晚分服。

【功　效】　清热利湿,通淋保胎。适用于湿热下注型妊娠合并急性肾盂肾炎。

西瓜皮香蕉皮茶

【原　料】　西瓜皮(鲜品)、香蕉皮(连柄)各 100 克,冰糖适量。

【制　作】　将西瓜皮洗净,切成 1 厘米见方的小块;连柄香蕉皮洗净,切碎后与西瓜皮小块同放入砂锅,加适量水,大火煮沸,改用小火煎煮 20 分钟,用洁净纱布过滤,去渣,收取滤汁回入砂锅,

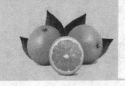

孕产妇宜吃的食物

继续用小火煨煮,加入冰糖,待其溶化,拌匀即成。

【用　　法】　当饮料,早晚分饮。

【功　　效】　清热利湿,通淋保胎。适用于湿热下注型妊娠合并急性肾盂肾炎。

茅根荸荠茶

【原　　料】　鲜白茅根50克,荸荠100克,白糖适量。

【制　　作】　白茅根、荸荠分别择洗干净,白茅根切成碎小段,荸荠连皮切成片,同放入砂锅,加适量水大火煮沸,改用小火煎煮20分钟,用洁净纱布过滤,去渣,取汁盛入容器,调入白糖,拌匀即成。

【用　　法】　代茶频饮,当日饮完。

【功　　效】　清热利湿,通淋保胎。适用于湿热下注型妊娠合并急性肾盂肾炎。

苋菜苡仁豆豉饮

【原　　料】　苋菜250克,淡豆豉30克,薏苡仁50克,葱白末适量。

【制　　作】　将苋菜拣去杂质,洗净,改刀切成段,备用。薏苡仁择洗干净,放入砂锅,加水浸泡片刻,大火煮沸后,改用小火煨煮40分钟,待薏苡仁熟烂,加入淡豆豉、苋菜段,继续用小火煨煮成饮,撒入葱白末即成。

【用　　法】　上下午趁热分饮。

【功　　效】　清热利湿,通淋保胎。适用于湿热下注型妊娠合并急性肾盂肾炎。

绿豆芽白菜根汤

【原　　料】　绿豆芽100克,白菜根茎头1个。

【制　　作】　将绿豆芽择洗干净,待用。白菜根茎先刷洗一下,切去根头,切成小丁块,放入纱布袋,扎紧袋口,与绿豆芽同放入砂

四、孕期常见病的食疗方

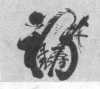

锅,加适量水,用大火煮沸,改用小火煨煮30分钟,取出纱布袋,滤尽汁液即成。

【用　　法】　当饮料,上下午分饮。

【功　　效】　清热利湿,通淋保胎。适用于湿热下注型妊娠合并急性肾盂肾炎。

绿豆冬瓜汤

【原　　料】　冬瓜500克,绿豆60克。

【制　　作】　将冬瓜洗净,刨下外皮(勿弃),冬瓜肉切成薄片,冬瓜皮切成碎小块,放入纱布袋中,扎口,与淘洗的绿豆同放入砂锅,加水适量,大火煮沸,改用小火煨煮至绿豆熟烂,取出冬瓜皮纱布袋,沥尽汁液,放入冬瓜片,继续用小火煨煮10分钟即成。

【用　　法】　早晚分饮。

【功　　效】　清热利湿,通淋保胎。适用于湿热下注型妊娠合并急性肾盂肾炎。

冬瓜蚌肉陈皮汤

【原　　料】　冬瓜500克,河蚌肉250克,陈皮15克,黄酒、葱花、姜末各适量。

【制　　作】　将冬瓜洗净,刨下外皮(勿弃)后,切成块;冬瓜皮切碎,放入砂锅,加足量水,用中火煨煮30分钟,纱布过滤,去渣,取汁回入砂锅,待用。河蚌肉洗净,除去鳃,切成块,与陈皮(洗净后切碎)同放入砂锅,大火煮沸,烹入黄酒,放入冬瓜块,大火煮至蚌肉熟烂,加葱花、姜末,拌匀即成。

【用　　法】　佐餐,随量食用。

【功　　效】　清热利湿,通淋保胎。适用于湿热下注型妊娠合并急性肾盂肾炎。

鲫鱼荸荠汤

【原　　料】　荸荠100克,鲫鱼1条(约200克),葱花、姜末、冰

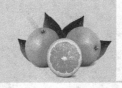

糖屑、食醋各适量。

【制　作】　将荸荠择洗干净,去外皮,一剖两半,备用。鲫鱼宰杀,去鳞、鳃及内脏,洗净,入沸水锅中氽一下,捞出后放入蒸盆中,荸荠码放在鲫鱼的四周,加葱花、姜末、冰糖屑及少许食醋,再加清水适量,合上盖,放入笼屉,用大火蒸30分钟即成。

【用　法】　佐餐,随量食用。

【功　效】　清热利湿,通淋保胎。适用于湿热下注型妊娠合并急性肾盂肾炎。

二皮赤豆汤

【原　料】　冬瓜皮50克,西瓜皮50克,鲜白茅根100克,鲜玉米须50克,赤豆100克。

【制　作】　将赤豆拣去杂质,洗净,放入砂锅,加适量温水,浸泡2小时。冬瓜皮、西瓜皮、白茅根、玉米须分别洗净,切碎或切成小段,一同放入浸泡赤豆的砂锅内,视需要再加适量清水,大火煮沸,改用中火煎煮20分钟,用洁净纱布过滤,去渣,取汁即成。

【用　法】　早、中、晚趁热分饮。

【功　效】　清热利湿,通淋保胎。适用于湿热下注型妊娠合并急性肾盂肾炎。

三鲜冬瓜汤

【原　料】　冬瓜500克,水发香菇100克,罐头冬笋50克,植物油、鲜汤、精盐各适量。

【制　作】　将冬瓜去瓤、子,洗净,刨下外皮后,切成片;冬笋切成薄片;香菇去蒂,洗净,剖切成片,备用。锅置火上,加油后,大火烧至七成热时,放入冬瓜片煸炒,加入鲜汤,改用中火烧5分钟,加入冬笋片、香菇片,拌和均匀,小火烧煮至沸,加少许精盐,搅匀即成。

【用　法】　佐餐,随量食用。

四、孕期常见病的食疗方

【功　效】　清热利湿,通淋保胎。适用于湿热下注型妊娠合并急性肾盂肾炎。

(2)阴虚火旺型

主要症状　妊娠数月,小便频数、短涩,淋漓不畅,五心烦热,腰膝酸软,口干寐差,舌质红,少津,苔黄,脉细滑数。此型多见于急性肾盂肾炎恢复期。

食疗原则　滋阴降火,通淋安胎。

食物宜忌　宜多饮水,控制钠盐摄入量,饮食宜清淡、易消化,可选用鲫鱼、鲤鱼、黑鱼、甲鱼、冬瓜、丝瓜、西瓜、赤豆、绿豆、荸荠、甘蔗、黑豆、枸杞子、银耳、黑木耳、山药等食物及药食两用之品;忌食海鲜及辛辣、燥热、刺激性食物。

黑鱼冬瓜汤

【原　料】　鲜黑鱼1条(约150克),冬瓜500克,赤豆60克,葱头5枚。

【制　作】　将新鲜黑鱼剖杀后,去鳞、鳃及内脏,备用。冬瓜连皮洗净,切成片,与拣去杂质、淘洗干净的赤豆同放入砂锅,加适量水,大火煮沸后,改用小火煨煮30分钟,放入黑鱼,用大火煮沸,加入洗净的葱头拌匀,改用小火再煨煮30分钟,待赤豆、黑鱼肉熟烂,汤稠色白即成。

【用　法】　佐餐,随量食用,吃黑鱼肉,嚼食赤豆。

【功　效】　滋阴降火,通淋安胎。适用于阴虚火旺型妊娠合并急性肾盂肾炎恢复期。

山药银耳大枣汤

【原　料】　山药100克,银耳15克,大枣10枚,冰糖适量。

【制　作】　将山药洗净,刨去外表皮,快刀切成薄片,盛入碗中,备用。银耳用冷水泡发,拣去杂质后撕成小朵,与洗净的大枣同入砂锅,加水适量,大火煮沸后,改用小火煨煮30分钟,加入山

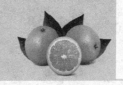

药片及敲碎的冰糖,拌和均匀,继续用小火煨煮至汤稠即成。

【用　　法】　早晚分饮。

【功　　效】　滋阴降火,通淋安胎。适用于阴虚火旺型妊娠合并急性肾盂肾炎恢复期。

薏苡仁鲫鱼汤

【原　　料】　薏苡仁30克,冬瓜皮50克,活鲫鱼1条(约150克)。

【制　　作】　将鲫鱼剖杀去鳃、鳞及内脏,洗净,腹中填入淘洗干净的薏苡仁,用细线扎一下,备用。冬瓜皮洗净,切成碎小块,放入纱布袋,扎紧袋口,放入砂锅,加水适量,大火煮沸,放入鲫鱼煮沸后改用小火煨煮1小时,待鲫鱼熟烂,取出冬瓜皮袋即成。

【用　　法】　佐餐,当日吃完。

【功　　效】　滋阴降火,通淋安胎。适用于阴虚火旺型妊娠合并急性肾盂肾炎恢复期。

乌龟玉米须汤

【原　　料】　乌龟1只(约150克),玉米须60克,猪瘦肉50克,香油少许。

【制　　作】　将新鲜玉米须洗净,切成碎小段,放入纱布袋,扎紧袋口;猪肉洗净,切成细丝,备用。乌龟宰杀,去头、爪,去除内脏,入沸水锅氽透,捞出,转入砂锅,加玉米须袋,加水适量,大火煮沸后,改用小火煨煮30分钟,取出玉米须袋,滤尽汁液,放入肉丝,拌和均匀,继续用小火煨煮至乌龟肉熟烂酥香,淋入香油即成。

【用　　法】　佐餐,随量食用。

【功　　效】　滋阴降火,通淋安胎。适用于阴虚火旺型妊娠合并急性肾盂肾炎恢复期。

薏苡仁甲鱼汤

【原　　料】　薏苡仁20克,甲鱼1只(约200克),大枣6枚,葱

四、孕期常见病的食疗方

段、姜片、黄酒、精盐各适量。

【制　作】　将甲鱼宰杀,去头、尾、爪及内脏,洗净;薏苡仁洗净;大枣洗净,去核,与甲鱼、葱段、姜片同入锅中,加上黄酒及清水,再加少许精盐,用大火煮沸,改小火煨1小时即成。

【用　法】　佐餐,随量食用,当日吃完。

【功　效】　滋阴降火,通淋安胎。适用于阴虚火旺型妊娠合并急性肾盂肾炎恢复期。

墨旱莲白茅根汁

【原　料】　鲜墨旱莲100克,鲜白茅根100克,白糖适量。

【制　作】　洗净鲜墨旱莲、鲜白茅根,放入温开水中浸泡片刻,捞出后切成细末,捣烂取汁,调入少量白糖,拌匀即成。

【用　法】　早晚分饮。

【功　效】　滋阴降火,通淋安胎。适用于阴虚火旺型妊娠合并急性肾盂肾炎恢复期。

山药枸杞子饮

【原　料】　淮山药50克,枸杞子30克。

【制　作】　将枸杞子、淮山药洗净,晒干或烘干,研成粗末,备用。上药放入砂锅,放足量清水大火煮沸后,改用小火煨煮30分钟,过滤取汁,合并2次滤汁,小火煮沸即成。

【用　法】　上下午分饮。

【功　效】　滋阴降火,通淋安胎。适用于阴虚火旺型妊娠合并急性肾盂肾炎恢复期。

(九)妊娠合并贫血

1. 概述　贫血是妊娠期常见的并发症之一,孕妇单位容积循环血液中的红细胞(RBC)低于$3.5×10^{12}$/升或血红蛋白浓度低于110克/升时,即可诊断贫血。缺铁性贫血,表现为皮肤与黏膜苍

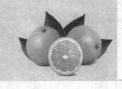

孕产妇宜吃的食物

白,头晕,眼花,水肿,疲劳乏力,口角浅裂,食欲缺乏,皮肤及毛发干燥,重度贫血时,可有全身水肿、心力衰竭、晕厥等。巨幼红细胞性贫血,常于妊娠晚期发作,贫血程度较重,血红蛋白常<50克/升,表现为面色苍白,食欲减弱,消化不良,呕吐,腹泻,水肿,偶有发热、脾大、起病快,常伴舌炎。再生障碍性贫血,主要表现为有出血倾向,皮肤、黏膜出血、鼻出血、易发生感染。

临床以妊娠合并缺铁性贫血最多见,妊娠合并巨幼红细胞性贫血次之,妊娠合并其他类型之贫血者少见。妊娠期合并贫血,较严重者可引起流产、早产、胎儿宫内发育迟缓、胎儿窘迫、死胎等,并可导致贫血性心脏病,分娩时易发生宫缩乏力,产后出血及产褥期感染等。

中医学认为,该病属于"虚劳"范畴。引起本病的病因病机为素体脾胃虚弱,或劳倦思虑过度,损伤脾胃,气血生化之源不足;或久病失血,肝肾不足,精不化血;妊娠之后,血聚养胎,阴血更虚。临床常见证候有气血两虚型、脾肾阳虚型、肝肾阴虚型等。

2. 辨证施食

(1)气血两虚型

主要症状 妊娠期出现面色苍白或萎黄,口唇、指甲、眼睑黏膜无血色,倦怠无力,头晕心悸,少气懒言,舌质淡红,舌体胖大,苔薄,脉细无力。

食疗原则 益气养血,健脾生血。

食物宜忌 可选用动物肝脏(猪、羊、牛、鱼、鸡等)、动物肾脏、乌骨鸡、草母鸡、动物血、动物肉(猪、羊、牛等);鱼类(鱼鳔、乌鱼等);海参、淡菜、黄鳝、蛏;海带、海藻、紫菜;苜蓿、油菜、萝卜缨、苋菜、菠菜、花菜、芥菜、辣椒(菜椒等)、番茄、鲜藕、胡萝卜、金针菜;连衣花生仁、赤豆、黑大豆及其豆制品、绿豆、黑芝麻及酱制品;蘑菇、香菇、木耳;鸡蛋、牛奶、母乳、红糖;桃、杏、大枣、葡萄、樱桃、桂圆肉、荔枝、苹果、刺梨、红果(山楂)、柚、柑、西瓜子、芡实;当归、阿

四、孕期常见病的食疗方

胶、白芍、鸡血藤、仙鹤草、枸杞子、黄芪、党参、山药、何首乌、胎盘粉、砂仁等食物及药食两用之品;忌食油腻和刺激性食物,如高度白酒、烟、咖啡及浓茶等。

香菇红枣牛奶饮

【原　　料】　香菇30克,陈皮5克,红枣15枚,牛奶200毫升。

【制　　作】　将香菇用温开水泡发,捞出,切成细丝或剁成细末,备用;浸泡水过滤取汁,备用。红枣、陈皮分别择洗干净,陈皮切碎,剁成细末,与红枣同入砂锅,加水适量,并加香菇细末及浸泡水滤汁,大火煮沸,改用中火煨煮20分钟,缓缓调入牛奶,拌和均匀,再煮至沸即成。

【用　　法】　早晚分饮,红枣、陈皮、香菇可一并嚼食咽下。

【功　　效】　益气养血,健脾生血。适用于气血两虚型妊娠合并贫血。

桂圆肉阿胶饮

【原　　料】　桂圆肉15克,阿胶10克,红糖适量。

【制　　作】　将桂圆肉洗净,备用;将阿胶洗净,放入砂锅,加水适量,中火煮沸,待阿胶完全烊化,放入桂圆肉及适量温开水,继续用小火煨煮15分钟,调入红糖,拌和均匀,再煮至沸即成。

【用　　法】　早晚分饮。

【功　　效】　益气养血,健脾生血。适用于气血两虚型妊娠合并贫血。

阿胶牛奶

【原　　料】　阿胶15克,牛奶250毫升。

【制　　作】　将阿胶放入锅内,加入适量清水,用小火炖煮烊化,加入煮沸的牛奶即成。

【用　　法】　早餐时与早点同时饮用。

【功　　效】　益气养血,健脾生血。适用于气血两虚型妊娠合

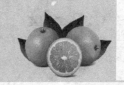

并贫血。

荔枝红枣茶

【原　料】　荔枝干 10 枚，红枣 15 枚。

【制　作】　将荔枝干、红枣洗净，放入砂锅，加水适量，大火煮沸，改用小火煨煮 30 分钟即成。

【用　法】　早晚分饮，食红枣、荔枝。

【功　效】　益气养血，健脾生血。适用于气血两虚型妊娠合并贫血。

西洋参阿胶茶

【原　料】　西洋参 3 克，阿胶 15 克。

【制　作】　将西洋参饮片晒干或烘干，研成极细末，待用。将阿胶敲碎，放入锅中，加水适量，用小火煨煮烊化，搅拌均匀后，调入西洋参末即成。

【用　法】　当茶频饮。

【功　效】　益气养血，健脾生血。适用于气血两虚型妊娠合并贫血。

桂圆粥

【原　料】　桂圆肉 30 克，红枣 15 枚，莲子 15 克，粟米 100 克。

【制　作】　将桂圆肉、红枣、莲子分别拣去杂质，洗净后放入温开水中浸泡片刻，备用。将莲子取出，与淘净的粟米同入砂锅，加水适量，大火煮沸后，改用小火煨煮 40 分钟，待莲子熟烂，加入红枣、桂圆肉，继续用小火煨煮 20 分钟，待莲子、粟米熟烂即成。

【用　法】　早晚分食。

【功　效】　益气养血，健脾生血。适用于气血两虚型妊娠合并贫血。

四、孕期常见病的食疗方

当归芪枣粥

【原　料】　当归15克,黄芪15克,红枣15枚,粟米100克。

【制　作】　将当归、黄芪、红枣分别拣去杂质,洗净后,红枣用温水浸泡30分钟,盛入碗中,备用;当归、黄芪切成片,放入砂锅,加水浓煎40分钟,过滤,取汁,待用。粟米淘洗干净,放入砂锅,加水适量,大火煮沸,加入浸泡的红枣,改用小火煨煮1小时,待粟米熟烂,加入当归、黄芪浓煎汁液,再煮至沸即成。

【用　法】　早晚分食。

【功　效】　益气养血,健脾生血。适用于气血两虚型妊娠合并贫血。

参枣猪肝粥

【原　料】　党参20克,红枣15枚,猪肝100克,粟米100克,葱花、姜末、料酒、精盐、味精、五香粉各适量。

【制　作】　将党参、红枣择洗干净,红枣切碎去核,与党参共切细,剁成泥糊,备用;猪肝洗净后,切碎,剁成猪肝茸,待用。粟米淘洗干净,放入砂锅,加水适量,大火煮沸,改用小火煨煮30分钟,调入党参、红枣泥糊及猪肝茸,拌和均匀,继续用小火煨煮20分钟,待粟米熟烂,加葱花、姜末、料酒、精盐、味精、五香粉,搅匀,再煮至沸即成。

【用　法】　早晚分食。

【功　效】　益气养血,健脾生血。适用于气血两虚型妊娠合并贫血。

桂圆肉粟米粥

【原　料】　桂圆肉15克,红枣10枚,莲子30克,粟米50克。

【制　作】　将桂圆肉、红枣、莲子分别洗净后放入温开水中浸泡片刻,备用;将莲子取出,与淘净的粟米同入砂锅,加适量水,大火煮沸后,改用小火煨煮40分钟,待莲子熟烂,加入红枣、桂圆肉,

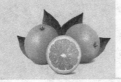

孕产妇宜吃的食物

继续用小火煨煮20分钟,待莲子、粟米熟烂即成。

【用　　法】　早晚分食。

【功　　效】　益气养血,健脾生血。适用于气血两虚型妊娠合并贫血。

葡萄莲枣粥

【原　　料】　葡萄干25克,莲子20克,红枣5枚,粟米50克。

【制　　作】　将葡萄干、莲子、红枣分别洗净,备用。将粟米淘洗干净,与莲子同放入砂锅,加适量水,大火煮沸后,改用小火煨煮30分钟,加入葡萄干、红枣,继续煨煮30分钟,待莲子、粟米煨煮至熟烂即成。

【用　　法】　早晚分食。

【功　　效】　益气养血,健脾生血。适用于气血两虚型妊娠合并贫血。

阿胶鸭肝粥

【原　　料】　鸭肝60克,阿胶10克,粟米100克,葱花、姜末、精盐、味精各适量。

【制　　作】　将鸭肝洗净,剁成泥糊,备用。粟米淘洗干净,放入砂锅,加水适量,大火煮沸后,改用小火煨煮30分钟;另锅放入阿胶,加水中火煮沸,待阿胶完全烊化后,对入粟米粥中,加鸭肝泥糊,拌和均匀,加葱花、姜末,继续用小火煨煮至粟米熟烂,加精盐、味精,搅拌匀和即成。

【用　　法】　早晚分食。

【功　　效】　益气养血,健脾生血。适用于气血两虚型妊娠合并贫血。

黄芪红花补血粥

【原　　料】　黄芪15克,红花5克,粟米100克。

【制　　作】　将黄芪、红花拣去杂质,洗净后同入砂锅,加水煎

四、孕期常见病的食疗方

煮40分钟,用洁净纱布过滤,将滤汁盛入碗中,备用;粟米淘洗干净,放入砂锅,加水适量,大火煮沸后,改用小火煨煮1小时,待粟米熟烂,加入黄芪红花药汁,拌和均匀即成。

【用　法】　早晚分食。

【功　效】　益气养血,健脾生血。适用于气血两虚型妊娠合并贫血。

猪肝鸡蛋粥

【原　料】　猪肝50克,鸡蛋1个,粳米50克,精盐、生姜、味精各适量。

【制　作】　将猪肝洗净后切碎,与淘洗的粳米一同加水煮粥,粥熟后打入鸡蛋,加精盐、生姜、味精调匀,再稍煮即成。

【用　法】　早晚分食。

【功　效】　益气养血,健脾生血。适用于气血两虚型妊娠合并贫血。

黄芪乌骨鸡粥

【原　料】　乌骨鸡1只,黄芪20克,糯米100克,葱白3茎,花椒、精盐各适量。

【制　作】　将鸡去毛及内脏,洗净,切块,同黄芪放入锅中,加适量水炖煮至熟烂,再入淘洗干净的糯米及葱、花椒、精盐,煮至粥熟即成。

【用　法】　早晚分食。

【功　效】　益气养血,健脾生血。适用于气血两虚型妊娠合并贫血。

鸽肉红枣饭

【原　料】　净乳鸽1只,红枣10枚,香菇3朵,粳米150克,生姜、白糖、植物油、黄酒各适量。

【制　作】　将乳鸽洗净斩块,放入碗中,用黄酒、白糖、熟植物

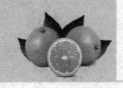

孕产妇宜吃的食物

油调汁腌渍；红枣、香菇、姜片同时放入鸽肉碗中拌匀；粳米入锅加水煮饭，待煮至水将干时，将鸽肉、红枣铺于米饭上，盖严后小火焖熟即成。

【用　　法】　早晚分食。

【功　　效】　益气养血，健脾生血。适用于气血两虚型妊娠合并贫血。

猪血烧豆腐

【原　　料】　猪血500克，豆腐300克，青椒1个，骨头汤、姜末、蒜末、葱花、植物油、精盐、黄酒、酱油、味精、胡椒粉、香油各适量。

【制　　作】　将切成丁的猪血、豆腐分别入沸水中氽(焯)过，待用；青椒去子后切成小的菱形片，待用。炒锅上火，放植物油烧热，把蒜末、姜末、青椒片煸香，注入骨头汤，用适量精盐、黄酒、酱油、味精调味，倒入猪血丁和豆腐丁，煮沸，一起倒入砂锅中，加盖用小火煨焖10分钟，启盖撒入胡椒粉和葱花，滴上几滴香油即成。

【用　　法】　佐餐，随量食用。

【功　　效】　益气养血，健脾生血。适用于气血两虚型妊娠合并贫血。

果汁荔枝肉

【原　　料】　荔枝10枚，苹果200克，猪瘦肉100克，植物油、葱花、姜末、料酒、红糖、精盐、味精、湿淀粉各适量。

【制　　作】　将苹果洗净，削去外皮，切碎，放入果汁机中，快速绞榨，过滤取汁，盛入杯中，备用；荔枝洗净，去皮核，待用；猪肉洗净后，切成薄片，放入碗中，加葱花、姜末、料酒、湿淀粉、红糖，抓揉均匀，待用。炒锅置火上，加植物油烧至六成热，加揉炙的猪肉片，煸炒片刻，放入蒸碗中，加苹果汁、荔枝肉及少许精盐、味精，蒸熟即成。

四、孕期常见病的食疗方

【用　　法】　当点心,随量食用,当日吃完。
【功　　效】　益气养血,健脾生血。适用于气血两虚型妊娠合并贫血。

白参乌骨鸡

【原　　料】　白参3克,乌骨鸡1只(约1 000克),葱花、姜末、精盐、味精、香油各适量。
【制　　作】　将白参拣去杂质,洗净,晒干或烘干,切成饮片或研成极细末,备用;乌骨鸡宰杀,去毛及内脏,洗净,入沸水锅氽片刻,捞出,放入煨煲的砂锅,加清水适量,放入参片(或调入参末),大火煮沸,烹入料酒,加葱花、姜末,改用小火煨煮1小时,待乌骨鸡熟烂,加精盐、味精,再煨炖至沸,淋入香油即成。
【用　　法】　佐餐,随量食用,吃鸡肉,饮汤汁,嚼食白参片。
【功　　效】　益气养血,健脾生血。适用于气血两虚型妊娠合并贫血。

归芪墨鱼片

【原　　料】　墨鱼300克,当归10克,生姜30克,黄芪20克,植物油、精盐、淀粉、香油各适量。
【制　　作】　将当归、黄芪放入锅中,加适量水,大火煮沸后改用小火煮约30分钟,去渣留汁;墨鱼洗净,切成片。炒锅上火,放油烧热,下墨鱼片和生姜丝同炒,加入精盐,用归芪汁加少许淀粉勾芡,淋上香油,出锅装盘即成。
【用　　法】　佐餐,随量食用。
【功　　效】　益气养血,健脾生血。适用于气血两虚型妊娠合并贫血。

熟地黄猪肉丸

【原　　料】　猪肉300克,熟地黄20克,洋葱、大白菜叶、芹菜、鸡蛋、面粉、精盐、胡椒粉、鲜汤、时令水果各适量。

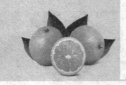

孕产妇宜吃的食物

【制 作】 将猪肉剁碎,地黄切细,与洋葱、芹菜、面粉、鸡蛋液、精盐、胡椒粉等制成馅,做成5个肉丸子;然后将大白菜叶放入热水中浸软,分别包好每个丸子,放在盘内入锅蒸熟;再用另一锅制作鲜汤,加入适量水果切成的薄片,将汤淋入肉丸上即成。

【用 法】 佐餐,随量食用。

【功 效】 益气养血,健脾生血。适用于气血两虚型妊娠合并贫血。

桂圆肉蒸童子鸡

【原 料】 童子鸡1只(约750克),桂圆肉30克,葱、姜、黄酒、精盐各适量。

【制 作】 将鸡宰杀,去毛及内脏,洗净,入沸水中氽一下,捞出,入碗,加桂圆肉、黄酒、葱、姜、精盐和适量清水,上蒸笼蒸1小时左右,除去葱、姜即成。

【用 法】 早晚分食。

【功 效】 益气养血,健脾生血。适用于气血两虚型妊娠合并贫血。

香菇炒猪肝

【原 料】 新鲜猪肝250克,香菇20克,玉兰片20克,料酒、精盐、味精、胡椒粉、姜丝、葱花、蒜末、湿淀粉、花椒油、植物油各适量。

【制 作】 将香菇用冷水泡发,洗净,切成丝,备用;玉兰片用冷水泡发,洗净,待用;将猪肝洗净,斜刀切成薄片,放入碗中,加料酒、精盐、胡椒粉、味精、姜丝、葱花、蒜末、湿淀粉,拌和调匀,腌片刻。炒锅置火上,加植物油烧至九成热时,放入腌制的猪肝片爆炒片刻,装入碗中;锅留底油,下香菇丝、玉兰片煸炒片刻后,再将猪肝片倒回锅中,翻炒均匀,淋入少量花椒油,出锅装盘即成。

【用 法】 佐餐,随量食用。

四、孕期常见病的食疗方

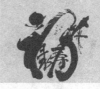

【功　效】 益气养血，健脾生血。适用于气血两虚型妊娠合并贫血。

炒苋菜

【原　料】 绿苋菜250克，香菇15克，蒜瓣5个，料酒、酱油、精盐、味精、红糖各适量。

【制　作】 将绿苋菜择洗干净，取嫩茎及菜叶，切成段，备用；香菇洗净后，用温开水泡发，切成香菇丝，待用；蒜瓣去外皮，洗净，用刀切成薄片。炒锅置火上，加植物油烧至六成热，加苋菜茎、叶段，急火快炒，加香菇丝、蒜瓣片，烹料酒适量，加酱油少许，并加精盐、味精、红糖，翻炒均匀即成。

【用　法】 佐餐，随量食用。

【功　效】 益气养血，健脾生血。适用于气血两虚型妊娠合并贫血。

香菇仔鸡

【原　料】 仔鸡1只（约1000克），香菇丝60克，笋丝60克，火腿丝15克，红酱油、黄酒、鲜汤、白糖、精盐、味精、葱花、姜丝各适量。

【制　作】 将肥壮仔鸡宰杀，去毛后用刀剖开脊骨（不剖肚），除去内脏，洗净，然后在剖开处扳一下，扩大切口，用刀背在脊骨上每3厘米斩一刀，使脊骨逐节脱开；把鸡投入八成热的水中翻余一下，用冷水洗净，使鸡肉白净、清爽；将香菇丝、笋丝、姜丝、葱花、火腿丝从鸡背剖开塞入肚内，加黄酒、酱油、白糖、味精、精盐，鲜汤也倒入肚内，肚朝上扣放在合适的汤碗中；汤碗放入蒸笼中，盖严笼盖，水煮沸后，用大火蒸半小时，蒸至鸡肉熟透时出笼；将鸡肚内的笋丝、生姜丝、香菇丝、火腿丝及调料汁倒在炒锅中。将鸡翅、颈剁成段，填在盆中底部，然后将鸡身先用刀剖为两半，切成指条（手指般长、宽），鸡腿也一劈两半，切成指条，按原切开刀移排在盆中，排

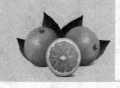

孕产妇宜吃的食物

成半立体鸡形;将盛有各种丝及调料汁的炒锅放在大火上,煮至卤汁浓时,端离炉火,用漏勺把各种丝捞起,沥去汁,分别排在鸡的四周,使之呈现红、白、黑、黄鲜艳之色,然后将卤汁浇在鸡肉上即成。

【用　法】　佐餐,随量食用。

【功　效】　益气养血,健脾生血。适用于气血两虚型妊娠合并贫血。

八珍猪肉墨鱼汤

【原　料】　党参10克,白术10克,茯苓10克,甘草3克,当归10克,熟地黄10克,川芎6克,白芍10克,猪肉250克,墨鱼50克,精盐、姜末、葱花、料酒、味精各适量。

【制　作】　将党参、白术、茯苓、甘草、当归、熟地黄、川芎、白芍洗净,切片,同入锅中,加水适量,煎煮2次,滤渣取汁(约2 500毫升),加入洗净切片的猪肉与洗净切丝的墨鱼,再加精盐、姜末、葱花、料酒等调料,以小火煨煮至猪肉、墨鱼熟烂,加入少许味精即成。

【用　法】　分2次吃肉喝汤,当日吃完。

【功　效】　益气养血,健脾生血。适用于气血两虚型妊娠合并贫血。

美味鸭血汤

【原　料】　鸭血500克,鸡汤1 000毫升,姜丝、葱花、蒜末、精盐、味精各适量。

【制　作】　将鸭血加精盐少许,调匀后放入碗中,蒸熟,用刀划成1.5厘米见方的鸭血块;再将原汁鸡汤置大火上煮沸,加入姜丝、葱花、蒜末、精盐、味精及鸭血块,煮沸后停火即成。

【用　法】　佐餐,随量食用。

【功　效】　益气养血,健脾生血。适用于气血两虚型妊娠合并贫血。

四、孕期常见病的食疗方

(2)脾肾阳虚型

主要症状 面色无华或苍白,眩晕,心悸,气短乏力,神疲懒言,畏寒肢冷,自汗,腰膝酸软,月经不调,舌质淡,舌体胖,苔薄白,脉沉细。

食疗原则 健脾补肾,温阳益血。

食物宜忌 宜食鹿肉、羊肉、动物肾脏、海参、淡菜、熟地黄、何首乌、鹿茸、人参、黄芪、山药、肉苁蓉、沙棘、补骨脂、紫河车、桑葚、当归等食物及药食两用之品;忌食生冷、油腻食物。

羊肾粥

【原　料】 羊肾2只,枸杞子30克,粟米100克,料酒适量。

【制　作】 将羊肾剖开,除去筋膜、臊腺,洗净后切碎,剁成羊肾糜,盛入碗中,用适量胡椒粉、葱花、姜末、湿淀粉抓匀,备用;粟米、枸杞子洗净,同放入砂锅,加水适量,大火煮沸后,改用小火煨煮30分钟,调入抓芡的羊肾糜,拌和均匀,加料酒,继续用小火煨煮至粟米熟烂、羊肾糜熟即成。

【用　法】 早晚分食。

【功　效】 补益脾肾,温阳益血。适用于脾肾阳虚型妊娠贫血。

鹿肉粥

【原　料】 鹿肉50克,粳米100克,精盐适量。

【制　作】 将鹿肉洗净,切片,与淘洗干净的粳米一同入锅,加入水,用大火煮沸后转用小火熬煮成稀粥,加入适量精盐即成。

【用　法】 早晚分食。

【功　效】 补益脾肾,温阳益血。适用于脾肾阳虚型妊娠贫血。

羊脊苁蓉粥

【原　料】 羊脊骨1具,肉苁蓉30克,菟丝子10克,粳米100克,葱花、姜末、精盐各适量。

【制　作】 将羊脊骨剁碎,菟丝子用布包好,与肉苁蓉一同放

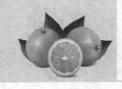

孕产妇宜吃的食物

入砂锅中,加水适量,煮炖4小时,取汤汁适量与淘洗干净的粳米一同熬煮成稀粥,加葱花、姜末、精盐调味即成。

【用　法】　早晚分食。

【功　效】　补益脾肾,温阳益血。适用于脾肾阳虚型妊娠贫血。

锁阳羊肉粥

【原　料】　锁阳20克,羊肉150克,粳米100克,精盐、味精、香油各适量。

【制　作】　将新鲜羊肉洗净,切细,备用;将锁阳拣去杂质,洗净,晾干后切成片,放入砂锅,加水浓煎后,去渣取汁备用。粳米淘洗干净,与切细的羊肉同放入砂锅,大火煮沸,改用小火煨煮成稠粥,粥将成时调入锁阳浓煎滤汁,并加入精盐、味精,拌和均匀,再煨煮至沸,淋入香油即成。

【用　法】　早晚分食。

【功　效】　补益脾肾,温阳益血。适用于脾肾阳虚型妊娠贫血。

当归红枣羊肉羹

【原　料】　当归30克,红枣10枚,羊肉100克,藕粉100克。

【制　作】　将当归洗净,切片,入锅,加水,煎取浓缩液;红枣用冷水浸泡1小时,去核,备用;羊肉洗净,剁成肉糜,与红枣肉、当归浓缩液同入锅中,加清水适量,用小火煨炖至羊肉熟烂,趁热调入藕粉,搅拌成稠羹即成。

【用　法】　当点心,早晚各1次。

【功　效】　补益脾肾,温阳益血。适用于脾肾阳虚型妊娠贫血。

猪肾黑豆羹

【原　料】　猪腰子2个,黑豆30克,红枣15枚,料酒、精盐、味精、五香粉、葱花、姜末、湿淀粉各适量。

【制　作】　将猪腰子洗净,一剖为二,去筋膜、臊腺,用快刀轻剖成斜纹细花,切成1厘米见方的小丁,盛入碗中,备用;红枣、黑

四、孕期常见病的食疗方

豆分别拣去杂质、洗净、同放入砂锅,加水适量,大火煮沸后,改用小火煨煮30分钟,加猪腰子丁,并加料酒、葱花、姜末,继续用小火煨煮30分钟,待黑豆、猪腰子丁熟烂,加精盐、味精、五香粉,用湿淀粉勾芡成羹。

【用　法】　佐餐,随量食用。

【功　效】　补益脾肾,温阳益血。适用于脾肾阳虚型妊娠贫血。

参芪当归羊血羹

【原　料】　羊血块300克,党参15克,黄芪15克,当归10克,料酒、葱花、姜末、蒜泥、精盐、味精、五香粉、香油、湿淀粉各适量。

【制　作】　将党参、黄芪、当归洗净,切成饮片,放入纱布袋,扎口,备用;将羊血块按常法放入水中浸泡片刻;洗净,细切成1厘米见方的小丁,盛入碗中,待用;烧锅置火上,加水适量,放入药袋,大火煮沸,改用中火煨煮40分钟,取出药袋,滤尽药汁,加清汤(或鸡汤)适量,放入羊血小丁块,烹入料酒,加葱花、姜末、蒜泥、精盐、味精,大火煮沸,用湿淀粉勾芡成羹,停火,撒入五香粉、淋入香油即成。

【用　法】　佐餐,上下午分食。

【功　效】　补益脾肾,温阳益血。适用于脾肾阳虚型妊娠贫血。

参归鳝鱼羹

【原　料】　党参20克,当归15克,鳝鱼500克,料酒、葱花、姜末、精盐、味精、五香粉、湿淀粉、香油各适量。

【制　作】　将党参、当归择洗干净,切片后同放入纱布袋,扎口备用。将鳝鱼宰杀,去头、骨、内脏,洗净,切成细丝,与药袋同置锅中,加水适量,中火煨煮1小时,取出药袋,滤尽药汁,烹入料酒,加葱花、姜末、精盐、味精、五香粉,小火上再煮至沸,用湿淀粉勾芡成羹,淋入香油即成。

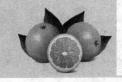
孕产妇宜吃的食物

【用　　法】　佐餐，当日吃完。
【功　　效】　补益脾肾，温阳益血。适用于脾肾阳虚型妊娠贫血。

人参鹿角霜粉

【原　　料】　生晒参50克，鹿角霜150克。
【制　　作】　将生晒参切片，与鹿角霜同研为细粉，瓶装即成。
【用　　法】　每次3克，每日2次，温开水送服。
【功　　效】　补益脾肾，温阳益血。适用于脾肾阳虚型妊娠贫血。

胎盘鹿角胶粉

【原　　料】　新鲜胎盘（紫河车）1个，鹿角胶50克。
【制　　作】　将新鲜胎盘连同脐带洗净，烘干，与鹿角胶共研为细粉，瓶装备用。
【用　　法】　每次5克，每日2次，温开水冲服。
【功　　效】　补益脾肾，温阳益血。适用于脾肾阳虚型妊娠贫血。

洋葱土豆炒猪肝

【原　　料】　猪肝500克，洋葱250克，炸土豆条500克，炒青菜250克，面粉100克，精盐、味精、胡椒粉、辣酱油、鲜汤、植物油、黄酒各适量。
【制　　作】　将猪肝洗净，剔去筋皮，切成薄片，撒上精盐、胡椒粉，蘸上面粉，用热油煎上色；用煎猪肝的油炒洋葱丝，炒黄后烹入辣酱油，调好口味，再将猪肝放入黄油中加热，起锅时配上炸土豆条、炒青菜，浇上炒洋葱丝及汤汁即成。
【用　　法】　佐餐，随量食用。
【功　　效】　补益脾肾，温阳益血。适用于脾肾阳虚型妊娠贫血。

砂锅牛肾

【原　　料】　牛肾1个，母鸡肉200克，熟火腿肉30克，花椒末、葱段、湿淀粉、料酒、姜片、精盐、味精、香油各适量。
【制　　作】　将牛肾洗净，剖为两半后，去臊腺及筋膜，用快刀

四、孕期常见病的食疗方

剖切成牛肾薄片,盛入碗中,加入花椒末、葱段、湿淀粉,拌和均匀,揉搓片刻,备用。再将鸡肉、火腿肉切成小丁,与牛肾片同放入砂锅,加清水(或清汤)适量,大火煮沸,烹入料酒,加姜片、精盐等作料,改用小火煨炖1小时,待牛肾片熟烂,加入味精、香油,拌和均匀即成。

【用　法】　佐餐,随量食用,吃牛肾片、鸡肉丁、火腿丁,饮汤汁。

【功　效】　补益脾肾,温阳益血。适用于脾肾阳虚型妊娠贫血。

杜仲腰花

【原　料】　炙杜仲15克,猪腰子250克,青椒2只,鲜汤、精盐、黄酒、味精、酱油、白糖、葱段、湿淀粉、香油、植物油各适量。

【制　作】　将猪腰子剖开,去筋膜及臊腺,洗净,切剞花刀,再泡在水里使血水浸泡出来,除去臭味,然后先纵向用直刀间隔0.2厘米切平行线,再横过来用斜刀切平行线,一刀不断,一刀断;青椒去子洗净,切成片;将杜仲放在小碗中,加入清水,上笼蒸30分钟。锅上火,放植物油烧至四成热,倒入切好的腰花滑炒,一变色即出;炒锅内留适量底油,用大火烧热,放入葱段和青椒片,煸炒一下,再放入蒸过的杜仲,加入鲜汤,倒入滑炒过的腰花片,加黄酒、酱油、精盐和白糖,煮沸后加味精,用湿淀粉勾芡,淋上香油即成。

【用　法】　佐餐,随量食用。

【功　效】　补益脾肾,温阳益血。适用于脾肾阳虚型妊娠贫血。

大葱爆炒羊肉丁

【原　料】　羊肉250克,鸡蛋1个,植物油、大葱、湿淀粉、精盐、葱段、酱油、黄酒、味精、香油各适量。

【制　作】　将羊肉洗净,切丁,放入碗中,加入鸡蛋清、湿淀粉、精盐,拌匀。炒锅上火,放入植物油烧至六成热,放入羊肉丁,划散,再放入葱段搅散,迅速倒入漏勺;锅内留余油适量,将羊肉

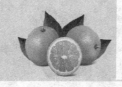

孕产妇宜吃的食物

丁、大葱、精盐、酱油、黄酒、味精入锅,在大火上翻炒,用湿淀粉勾芡,淋上香油,装盘出锅即成。

【用　　法】　佐餐,随量食用。

【功　　效】　补益脾肾,温阳益血。适用于脾肾阳虚型妊娠贫血。

姜附烧狗肉

【原　　料】　狗肉500克,熟附片5克,水发玉兰片50克,植物油、酱油、葱、花椒、八角、桂皮、姜片、精盐、黄酒、白糖、醋各适量。

【制　　作】　将熟附片、姜片放入砂锅,加适量水,浓煎2次,每次30分钟,合并2次浓煎液,再浓缩至50毫升,备用;将狗肉(经检疫合格)放入清水中浸泡1小时,入沸水锅中汆透,捞出,在清水中过凉,切成2厘米见方的狗肉块,入锅煮至八成熟,捞出放在大碗内,加酱油、葱、花椒、八角、桂皮,再加适量鲜汤,放入笼屉,上笼蒸熟烂取出;另将玉兰片、葱、姜切成丝,待用。炒锅置火上,加植物油烧至八成热时,取出狗肉块,沥净汤汁,用湿淀粉抓匀,放入油锅炸至深红色,倒出,沥净油;锅内放入少量植物油烧至六成热,放入姜、葱丝煸炒炝锅,添汤,并放入酱油、精盐、味精、黄酒、白糖、醋、玉兰片丝及炸过的狗肉,倒入浓煎药汁,大火煮至汤汁将沸时加盖,微火焖5分钟,揭盖后翻炒,待汤汁将尽时将狗肉块盛在盘内,在狗肉块上浇上原汁即成。

【用　　法】　佐餐,随量食用。

【功　　效】　补益脾肾,温阳益血。适用于脾肾阳虚型妊娠贫血。

红烧鹿肉

【原　　料】　鹿肉500克,玉兰片25克,香菜、黄酒、白糖、鲜汤、精盐、味精、酱油、花椒水、植物油、葱段、姜片、湿淀粉、香油各适量。

【制　　作】　将炒锅烧热,放入植物油,下葱段、姜片煸炒出香,再下酱油、花椒水、精盐、黄酒、味精、鲜汤,放入鹿肉、玉兰片,用大

四、孕期常见病的食疗方

火煮沸后转用小火煨炖至肉熟烂,再移至大火上煮沸,用湿淀粉勾芡,淋上香油,撒上香菜段即成。

【用　法】　佐餐,随量食用。

【功　效】　补益脾肾,温阳益血。适用于脾肾阳虚型妊娠贫血。

蘑菇羊血汤

【原　料】　鲜蘑菇150克,羊血块200克,葱花、姜末、料酒、青蒜、精盐、味精、五香粉、麻辣汁各适量。

【制　作】　将鲜蘑菇择洗干净,并将大的纵剖为二,同盛入碗中,备用;将羊血块洗净,入沸水锅氽透,取出,切成小块,待用;烧锅置火上,加植物油烧至六成热时,加葱花、姜末,煸炒出香,加鸡汤或清水适量,并加羊血块,烹入料酒,大火煮沸,加蘑菇,拌和均匀,改用小火煨煮30分钟,加青蒜细末、精盐、味精、五香粉及少许麻辣汁,再煮至沸即成。

【用　法】　佐餐,随量食用。

【功　效】　补益脾肾,温阳益血。适用于脾肾阳虚型妊娠贫血。

当归生姜羊肉汤

【原　料】　当归15克,生姜15克,羊肉500克,葱花、料酒、精盐、味精、五香粉各适量。

【制　作】　将羊肉洗净,切块,入沸水锅中氽一下,与洗净的当归一同放入砂锅内,加适量水,用大火煮沸后转用小火炖3小时,调入精盐即成。

【用　法】　佐餐,随量食用。

【功　效】　补益脾肾,温阳益血。适用于脾肾阳虚型妊娠贫血。

羊肉山药虫草汤

【原　料】　羊肉750克,冬虫夏草6克,淮山药30克,枸杞子15克,生姜、蜜枣、精盐各适量。

【制　作】　将羊肉洗净,切块,入沸水锅中氽一下,与洗净的

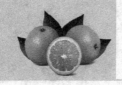

孕产妇宜吃的食物

冬虫夏草、淮山药、枸杞子、生姜、蜜枣一同放入砂锅内,加适量水,用大火煮沸后转用小火炖3小时,调入精盐即成。

【用　　法】　佐餐,随量食用。

【功　　效】　补益脾肾,温阳益血。适用于脾肾阳虚型妊娠贫血。

归芪烧羊肉

【原　　料】　当归50克,黄芪50克,枸杞子20克,羊肉500克,植物油、料酒、葱花、姜末、精盐、味精、五香粉、酱油、红糖各适量。

【制　　作】　将羊肉洗净,切成大块,入沸水锅氽透,捞出洗净,切成小方块,备用;将当归、黄芪、枸杞子分别拣去杂质,洗净,晒干或烘干,当归、黄芪切成片,放入纱布袋中,扎紧袋口,与枸杞子同放入碗中,待用;炒锅置火上,加植物油烧至六成热,加葱花、姜末煸炒出香,放入羊肉块,翻炒时烹入料酒,炒匀后,加清汤,倒入煨煲的砂锅,放入当归、黄芪药袋及枸杞子,并加清水适量,大火煮沸后,改用小火煨烧1小时,取出药袋沥尽药汁,加精盐、味精、五香粉、酱油、红糖,加盖焖烧至羊肉熟烂即成。

【用　　法】　佐餐,随量食用,吃羊肉,饮汤汁,嚼食枸杞子。

【功　　效】　补益脾肾,温阳益血。适用于脾肾阳虚型妊娠贫血。

归参山药炖猪肾

【原　　料】　猪腰子200克,党参15克,当归15克,淮山药30克,酱油、料酒、醋、葱花、姜末、蒜泥、五香粉、香油各适量。

【制　　作】　将猪腰子剔去筋膜及臊腺,洗净备用。将党参、当归、山药分别拣去杂质,洗净,切成片,放入纱布袋中,扎口,与猪腰子同入锅中,加水适量,大火煮沸,烹入料酒,改用小火煨煮30分钟,取出药袋,继续煨炖10分钟,将猪腰子取出,用冷开水漂一下,用快刀细切成腰花,装盘待用;煨炖汤汁继续用小火煮沸,加酱油、醋、葱花、姜末、蒜泥,待汤汁黏稠时,浇在盘装的腰花上,撒上五香

四、孕期常见病的食疗方

粉,淋入香油即成。

【用　　法】　佐餐,随量食用。

【功　　效】　补益脾肾,温阳益血。适用于脾肾阳虚型妊娠贫血。

虫草炖胎盘

【原　　料】　鲜胎盘1只,白果50克,冬虫夏草6克,麻黄9克,生姜9克,精盐适量。

【制　　作】　将新鲜胎盘割开血管,用清水反复洗净;冬虫夏草用温水洗净;白果去壳,放入锅内,加水煮熟,捞出,去皮膜,切去两头,去心,再用沸水焯去苦水;麻黄洗净,切碎,用纱布袋装好;生姜洗净,去皮,拍破。将上述用料一起放入砂锅内,加适量水,炖至胎盘熟烂,取出麻黄药袋,调入适量精盐即成。

【用　　法】　佐餐,随量食用。

【功　　效】　补益脾肾,温阳益血。适用于脾肾阳虚型妊娠贫血。

白参补骨脂炖肉

【原　　料】　白参3克,补骨脂10克,猪瘦肉150克,葱段、姜片、精盐、味精、五香粉各适量。

【制　　作】　将补骨脂入锅,加水适量,煎取浓液,备用;白参切成薄片。猪肉洗净,切成小块,与白参片、补骨脂浓缩液同入锅中,加葱段、姜片、精盐及清水适量,小火煨炖1小时,调入味精、五香粉即成。

【用　　法】　佐餐,随量食用,当日吃完。

【功　　效】　补益脾肾,温阳益血。适用于脾肾阳虚型妊娠贫血。

鸭血虾米汤

【原　　料】　鸭血块250克,嫩豆腐2块,海米20克,料酒、葱花、姜末、精盐、味精、五香粉、香油各适量。

【制　　作】　将虾米拣去杂质,洗净,盛入碗中,加适量温开水浸泡,备用;将鸭血块、嫩豆腐用清水漂洗一下,入沸水锅焯1分

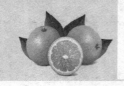

孕产妇宜吃的食物

钟,捞出,洗净,切成小块,待用。将煨煲的汤锅加鲜汤(或清汤)适量,置火上,大火煮沸,倒入鸭血块,烹入料酒,煮沸后,再倒入嫩豆腐块,加虾米、葱花、姜末,继续用小火煨煮40分钟,加精盐、味精、五香粉,再煮至沸,淋入香油即成。

【用　法】　佐餐,随量食用,吃豆腐、鸭血,饮汤汁,嚼食虾米。

【功　效】　补益脾肾,温阳益血。适用于脾肾阳虚型妊娠贫血。

(3)肝肾阴虚型

主要症状　妊娠期出现面色萎黄或见两颧潮红,头晕目眩,腰膝酸软,咽喉干痛,低热盗汗,五心烦热,失眠多梦,或有月经过多及崩漏不止等出血倾向,舌质淡,苔少,脉细数。

食疗原则　滋补肝肾,益精养血。

食物宜忌　宜选食淡菜、海蛰、黑芝麻、核桃仁、冬虫夏草、桑葚、黑豆、枸杞子、制何首乌、乌骨鸡、鸡蛋、鸭肉、乌龟、甲鱼、龟版胶、山药、鲍鱼、动物骨髓等食物及药食两用之品;忌食辛辣、香燥、动火食物。

猪蹄红枣阿胶饮

【原　料】　净猪蹄2只,红枣15枚,阿胶10克,料酒、葱花、姜末、精盐、味精、五香粉各适量。

【制　作】　将阿胶片洗净,放入锅中,加水煮沸,待其完全烊化,保持温热,备用。将猪蹄、红枣分别洗净,同放入砂锅,加水适量,大火煮沸,烹入料酒,加葱花、姜末,改用小火煨煮1.5小时,加入阿胶煎液,继续煨煮至猪蹄熟烂,加精盐、味精、五香粉,拌匀即成。

【用　法】　佐餐,随量食用。

【功　效】　滋补肝肾,益精养血。适用于肝肾阴虚型妊娠贫血。

淡菜当归红枣饮

【原　料】　淡菜30克,当归15克,红枣15枚。

四、孕期常见病的食疗方

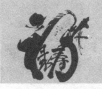

【制　　作】　将当归择洗干净,切成片,放入洁净纱布袋中,扎口,备用。淡菜、红枣分别拣去杂质,洗净后,同放入砂锅,加温开水浸泡片刻,待淡菜涨发开后,大火煮沸,放入当归药袋,改用小火煨煮40分钟,取出药袋沥尽药液,继续用小火煨煮至淡菜熟烂即成。

【用　　法】　早晚分食。

【功　　效】　滋补肝肾,益精养血。适用于肝肾阴虚型妊娠贫血。

咸黑豆汁

【原　　料】　黑大豆50克,精盐2克。

【制　　作】　将黑大豆洗净,用冷开水浸泡12小时,放入家用压榨粉碎机中榨汁,将汁入锅煮沸,加精盐调匀即成。

【用　　法】　当饮料,随量饮用。

【功　　效】　滋补肝肾,益精养血。适用于肝肾阴虚型妊娠贫血。

黑芝麻豆奶

【原　　料】　黑芝麻30克,黄豆40克,红糖适量。

【制　　作】　将黑芝麻拣去杂质,淘洗干净,晾干或晒干,用微火炒熟,趁热研成细末,备用。将黄豆淘洗干净,用清水浸泡8小时,放入家用粉碎机研磨成浆,用洁净纱布过滤,将所取浆汁放入砂锅,大火煮沸后,改用小火煨煮15分钟(以勿溢出为度),加入红糖,并调入黑芝麻细末,拌和均匀即成。

【用　　法】　当饮料,随量饮用,当日饮完。

【功　　效】　滋补肝肾,益精养血。适用于肝肾阴虚型妊娠贫血。

桑葚牛奶

【原　　料】　鲜桑葚50克,鲜牛奶200毫升。

【制　　作】　将新鲜桑葚洗干净,晒干或烘干,放入大茶杯中,用沸水冲泡,加盖焖15分钟,待用。将鲜牛奶放入另锅中,中火煮

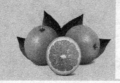

孕产妇宜吃的食物

沸即离火,将牛奶调入冲泡桑葚的杯中,拌和均匀即成。

【用　　法】　当茶频饮,可冲泡3~5次,当日饮完。

【功　　效】　滋补肝肾,益精养血。适用于肝肾阴虚型妊娠贫血。

紫菜枸杞茶

【原　　料】　紫菜6克,枸杞子30克。

【制　　作】　将紫菜(干品)拣去杂质,一分为二,装入绵纸袋中,封口、挂线,备用;枸杞子洗净,晒干或烘干,分作两份待用。每次取1袋紫菜,放入杯中,加15克枸杞子,用刚煮沸的开水冲泡,加盖闷15分钟即成。

【用　　法】　冲茶饮,每日2次,可冲泡3~5次。

【功　　效】　滋补肝肾,益精养血。适用于肝肾阴虚型妊娠贫血。

桂圆枸杞茶

【原　　料】　桂圆肉10枚,枸杞子15克。

【制　　作】　将桂圆肉、枸杞子分别洗净,放入瓷碗中,隔水蒸熟,取出,放入杯中,用沸水冲泡,加盖闷10分钟即成。

【用　　法】　代茶饮,可冲泡3~5次,当日吃完,桂圆肉、枸杞子嚼食咽下。

【功　　效】　滋补肝肾,益精养血。适用于肝肾阴虚型妊娠贫血。

当归枸杞养血茶

【原　　料】　当归5克,枸杞子15克,红枣10枚。

【制　　作】　将当归拣去杂质,洗净,晒干或烘干,切成小碎块,与洗净的枸杞子、红枣同放入杯中,用沸水冲泡,加盖闷15分钟即成。

【用　　法】　当茶频饮,可冲泡3~5次,嚼食枸杞子、红枣。

【功　　效】　滋补肝肾,益精养血。适用于肝肾阴虚型妊娠贫血。

何首乌茶

【原　　料】　制何首乌15克,红枣15枚。

四、孕期常见病的食疗方

【制　作】　将制何首乌、红枣分别拣去杂质,洗净;制何首乌切成饮片,红枣切碎去核,均晒干或烘干,研成粗粉粒,一分为二,分别装入绵纸袋中,封口挂线,备用。每次取1袋,放入杯中,用煮沸的水冲泡,加盖闷15分钟即成。

【用　法】　当茶频饮,每次1袋,可冲泡3～5次。

【功　效】　滋补肝肾,益精养血。适用于肝肾阴虚型妊娠贫血。

海藻枸杞茶

【原　料】　海藻(干品)6克,枸杞子30克。

【制　作】　将购买的干品海藻拣去杂质,切成1厘米长的小段,放在洁净纱布袋口,扎口,挂线,与枸杞子(择洗干净)同放入大杯中,用刚煮沸的水冲泡,加盖闷15分钟即成。

【用　法】　当茶频饮,可冲泡3～5次。

【功　效】　滋补肝肾,益精养血。适用于肝肾阴虚型妊娠贫血。

葡萄枸杞茶

【原　料】　葡萄干30克,枸杞子15克。

【制　作】　将葡萄干、枸杞子分别拣去杂质,洗净,晒干或烘干,同放入杯中,用刚煮沸的水冲泡,加盖闷15分钟即成。

【用　法】　当茶频饮,可冲泡3～5次,葡萄干、枸杞子嚼食咽下。

【功　效】　滋补肝肾,益精养血。适用于肝肾阴虚型妊娠贫血。

桑葚茶

【原　料】　桑葚粉100克。

【制　作】　桑葚粉可自制,亦可在中药店购买,自家制作方法如下:将熟透的新鲜桑葚采集后,先洗净后,晒干或烘干,亦可蒸熟晒干,研成细粉,贮入瓶中(需防止霉变),备用。每次取桑葚粉5克,放入杯中,用沸水冲泡,加盖闷15分钟即成。

【用　法】　冲茶饮用,可冲泡3～5次。

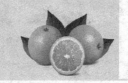

【功　效】　滋补肝肾,益精养血。适用于肝肾阴虚型妊娠贫血。

红糖枸杞茶

【原　料】　枸杞子30克,红糖适量。

【制　作】　将枸杞子洗净,晒干或烘干,与红糖拌和均匀,一分为二,装入绵纸袋中,封口备用。每次1袋,放入杯中,用沸水冲泡,加盖闷15分钟即成。

【用　法】　冲茶饮用,每日2次,可冲泡3～5次,每次饮用2/3,再加沸水冲泡。

【功　效】　滋补肝肾,益精养血。适用于肝肾阴虚型妊娠贫血。

淡菜粥

【原　料】　淡菜30克,粟米100克,料酒、葱花、姜末、精盐、味精、五香粉各适量。

【制　作】　将淡菜拣去杂质,洗净,放入碗中,用开水浸泡片刻,待其泡发开,取出,切碎,剁成淡菜细末(或淡菜糜糊),盛入碗中,加料酒、葱花、姜末,拌和均匀,备用。粟米淘洗干净,放入砂锅,加水适量,大火煮沸后,改用小火煨煮30分钟,调入淡菜糜糊,搅匀,继续用小火煨煮至粟米熟烂,加精盐、味精、五香粉,混合均匀即成。

【用　法】　早晚分食。

【功　效】　滋补肝肾,益精养血。适用于肝肾阴虚型妊娠贫血。

枸杞子粥

【原　料】　枸杞子30克,红枣5枚,粟米100克。

【制　作】　将枸杞子拣去杂质,洗净,放入碗中,加清水适量,浸泡30分钟,备用。将粟米、红枣淘洗干净,放入砂锅,加水适量,大火煮沸,改用小火煨煮30分钟,缓缓加入浸泡的枸杞子及其浸泡液,拌和均匀,继续用小火煨煮至粟米熟烂即成。

【用　法】　早晚分食。

四、孕期常见病的食疗方

【功　效】　滋补肝肾，益精养血。适用于肝肾阴虚型妊娠贫血。

海藻红枣粥

【原　料】　海藻(干品)10克,红枣15枚,粟米100克。

【制　作】　将海藻拣去杂质、洗净,浸泡于温开水中,备用；红枣、粟米淘净后,同入砂锅,加水适量,大火煮沸后,改用小火煨煮30分钟,调入海藻及其浸泡汁水,继续煨煮至粟米熟烂即成。

【用　法】　早晚分食。

【功　效】　滋补肝肾,益精养血。适用于肝肾阴虚型妊娠贫血。

参归海参羹

【原　料】　党参15克,当归15克,炙黄芪15克,海参50克,红枣15枚,红糖20克,湿淀粉适量。

【制　作】　将党参、当归、黄芪洗净,切成片,同入砂锅,加水浓煎2次,每次30分钟,合并2次煎汁,备用；将海参泡发,纵剖成细条,横断成黄豆大小的海参丁,待用；将红枣洗净,放入砂锅,加适量水,用大火煮沸,加党参、黄芪、当归煎汁,改用小火煨煮20分钟,入海参丁,并加红糖共煮10分钟,用湿淀粉勾芡成羹即成。

【用　法】　早晚分食。

【功　效】　滋补肝肾,益精养血。适用于肝肾阴虚型妊娠贫血。

枸杞银耳羹

【原　料】　枸杞子30克,银耳15克,冰糖5克,红糖15克,蜂蜜10克。

【制　作】　将银耳用温开水泡发,拣去杂质后,洗净,放入蒸碗中,备用。将枸杞子洗净,或散放在银耳四周,加冰糖碎屑,并撒布红糖于银耳上,视蒸碗大小,或可加清水适量,上笼蒸至银耳熟烂、黏稠成羹,取出,趁热调入蜂蜜即成。

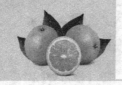

孕产妇宜吃的食物

【用　　法】　早晚分食。

【功　　效】　滋补肝肾,益精养血。适用于肝肾阴虚型妊娠贫血。

二 胶 膏

【原　　料】　龟版胶60克,阿胶50克,黄酒100毫升。

【制　　作】　将龟版胶、阿胶敲碎,与黄酒同入容器中,入锅隔水炖化成稠膏即成。

【用　　法】　每次1匙,每日2次,温开水送服。

【功　　效】　滋补肝肾,益精养血。适用于肝肾阴虚型妊娠贫血。

桑葚红花补血膏

【原　　料】　桑葚1 000克,红花200克,红枣200克,红糖适量。

【制　　作】　将红花拣去杂质、洗净,放入砂锅,加足量水,煎煮2次,每次30分钟,过滤取汁,备用。桑葚、红枣分别择洗干净,红枣放入清水中浸泡30分钟,切碎,去核,与去柄的桑葚共捣烂为泥糊,按常规方法,入锅,加红花煎汁,调和均匀,用小火熬制成膏,调入红糖,拌和均匀,冷却,贮入罐中,存入冰箱(4℃),即成。

【用　　法】　每次1匙(约15克),每日2次,温开水送服。

【功　　效】　滋补肝肾,益精养血。适用于肝肾阴虚型妊娠贫血。

首乌芝麻山药粉

【原　　料】　制何首乌250克,黑芝麻250克,淮山药250克。

【制　　作】　将黑芝麻拣去杂质,洗净,晒干后,微火炒熟出香,趁热研为细粉,备用。将淮山药洗净,切片,晒干或烘干;制何首乌依同法晒干或烘干,共研为细粉,并与黑芝粉充分拌和均匀,放入容器,密闭干燥贮存即成。

【用　　法】　每次25克,每日2次,用温开水调成稀糊状食用。

四、孕期常见病的食疗方

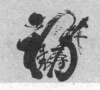

【功　效】　滋补肝肾，益精养血。适用于肝肾阴虚型妊娠贫血。

凉拌羊栖菜

【原　料】　新鲜羊栖菜250克，香菇15克，黑木耳15克，植物油、葱花、姜末、精盐、味精、酱油、五香粉、香油各适量。

【制　作】　将香菇、黑木耳拣洗干净，放入温开水中泡发，清水冲洗后，香菇切成丝，黑木耳撕成小瓣，同放入油锅中，急火熘炒片刻，加葱花、姜末，翻炒出香，盛入碗中，备用；将新鲜羊栖菜拣去杂质，拣洗干净，切成段，用漏勺沉入沸水锅中焯数下，取出后，放入盘碗内码齐，并将香菇丝、木耳瓣铺放在羊栖菜上，加精盐、味精、酱油、红糖、五香粉、香油等作料，拌和均匀即成。

【用　法】　佐餐，随量食用，当日吃完。

【功　效】　滋补肝肾，益精养血。适用于肝肾阴虚型妊娠贫血。

熟地黄肝片

【原　料】　鲜猪肝250克，熟地黄20克，水发黑木耳50克，净青菜50克，葱花、姜末、料酒、酱油、精盐、醋、味精、湿淀粉、植物油、香油各适量。

【制　作】　将熟地黄拣去杂质，洗净，晾干后切成片，放入砂锅，加水适量，浓煎，提取浓缩液20毫升，备用；将猪肝洗净，切成薄片，待用；将青菜洗净，用沸水氽一下，连同洗净的黑木耳，以及葱花、姜末、料酒、酱油、精盐、醋、味精、湿淀粉、熟地黄提取液及少量鲜汤一起调成芡汁，待用。炒锅置火上，加植物油烧至七成热，将猪肝投入，滑散，炒透后倒入漏勺；锅留底油，用大火烧煮，倒入芡汁，并将猪肝倒入，随即用湿淀粉勾芡，搅拌均匀，呈芡羹时，淋入少许香油即成。

【用　法】　佐餐，随量食用，吃猪肝、黑木耳，饮汤汁，当日吃完。

【功　效】　滋补肝肾，益精养血。适用于肝肾阴虚型妊娠贫血。

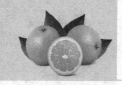

孕产妇宜吃的食物

淡菜炖鸡蛋

【原　料】　鸡蛋2个，淡菜20克，葱花、姜末、香油各适量。

【制　作】　将淡菜（干品）拣去杂质，洗净，放入碗中，加煮沸的开水浸泡，待其涨发透后，切碎，剁成淡菜细末，备用。将鸡蛋磕入蒸碗内，用竹筷顺时针方向连续搅打50次，加葱花、姜末，并撒入淡菜末及适量清水，继续搅打20次，放入笼屉，温火蒸约15分钟，或可放入冷水锅中，蒸10～15分钟，取出，淋入香油即成。

【用　法】　佐餐，随量食用。

【功　效】　滋补肝肾，益精养血。适用于肝肾阴虚型妊娠贫血。

杞子黑豆炖猪骨

【原　料】　枸杞子30克，黑大豆30克，猪骨300克，料酒、葱花、姜末、精盐、味精、五香粉各适量。

【制　作】　将枸杞子、黑大豆拣去杂质，洗净，与冲洗后的猪骨同入锅中，以铁锅为宜，加清水适量，用大火煮沸，撇去浮沫，烹入料酒，改用小火煨炖至黑大豆熟烂，汤汁黏稠，加葱花、姜末、精盐、味精、五香粉，继续煨煮至沸即成。

【用　法】　佐餐，随量食用，当日吃完。

【功　效】　滋补肝肾，益精养血。适用于肝肾阴虚型妊娠贫血。

虫草煲骨髓

【原　料】　冬虫夏草4克，黄精6克，陈皮3克，牛骨髓250克，精盐、味精各适量。

【制　作】　将冬虫夏草、黄精、陈皮和牛骨髓分别用清水洗净，同放入瓦煲内加入适量清水，用大火煮沸，改用小火继续煲3小时，食用前加精盐和味精调味即成。

【用　法】　佐餐，随量食用。

【功　效】　滋补肝肾，益精养血。适用于肝肾阴虚型妊娠贫血。

四、孕期常见病的食疗方

虫草炖乌鸡

【原　　料】　冬虫夏草6克,乌鸡1只(约1000克),姜片、葱段、胡椒粉、鸡汤、精盐各适量。

【制　　作】　将冬虫夏草用温水洗净,乌鸡宰杀后去毛、内脏及脚爪,洗净,放沸水锅中氽一下,同放汤碗内,注入鸡汤,加入生姜、葱、胡椒粉、精盐,上笼蒸至鸡肉熟烂,出笼拣去葱、生姜即成。

【用　　法】　佐餐,随量食用。

【功　　效】　滋补肝肾,益精养血。适用于肝肾阴虚型妊娠贫血。

虫草生地炖鱼鳔

【原　　料】　冬虫夏草1克,生地黄15克,鱼鳔100克,生姜2片,红枣2枚,精盐适量。

【制　　作】　将鱼鳔用清水浸透发开,洗净切开;冬虫夏草、生地黄、生姜、红枣分别洗净,与鱼鳔一同放入炖盅内,加适量凉开水,盖上炖盅盖,放入锅内,隔水炖5小时左右,调入精盐即成。

【用　　法】　佐餐,随量食用。

【功　　效】　滋补肝肾,益精养血。适用于肝肾阴虚型妊娠贫血。

虫草枸杞煲鲍鱼

【原　　料】　鲜鲍鱼60克,冬虫夏草1克,枸杞子30克,精盐适量。

【制　　作】　将鲍鱼去壳,去掉污秽粘连部分,洗净,切成片;冬虫夏草、枸杞子分别洗净。瓦煲内加适量清水,用大火煲至水开后放入鲍鱼、枸杞子、冬虫夏草,改用中火继续煲3小时左右,调入精盐即成。

【用　　法】　佐餐,随量食用。

【功　　效】　滋补肝肾,益精养血。适用于肝肾阴虚型妊娠贫血。

猪蹄汤

【原　　料】　净猪蹄4只,精盐、味精、五香粉、米酒、山楂片、葱

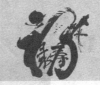

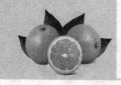

花、姜末各适量。

【制　作】　将净猪蹄洗净,放入砂锅,加米酒、山楂片、葱花、姜末及清水适量,大火煮沸后,改用小火煨煮1.5小时,待猪蹄熟烂,加精盐、味精、五香粉,拌和均匀即成。

【用　法】　佐餐,吃猪蹄喝汤。

【功　效】　滋补肝肾,益精养血。适用于肝肾阴虚型妊娠贫血。

香菇莼菜汤

【原　料】　香菇10枚,莼菜100克,笋尖1个,绍酒、精盐、味精、香油各适量。

【制　作】　将香菇(干品)放入温开水中泡透,捞出,切成细丝,放入碗中,备用;莼菜用清水漂洗干净,待用;笋尖剖成薄片,切成细丝。汤锅置火上,加清汤及浸泡香菇的滤汁,大火煮沸,烹入绍酒,加莼菜、香菇丝、笋丝,拌和,再煮至沸,加精盐、味精,淋入香油即成。

【用　法】　佐餐,随量食用,当日吃完。

【功　效】　滋补肝肾,益精养血。适用于肝肾阴虚型妊娠贫血。

紫菜鸡蛋汤

【原　料】　紫菜10克,鸡蛋1个,冬笋片30克,猪瘦肉50克,鸡汤、精盐、味精、淀粉、葱花、姜末、料酒、五香粉、香油各适量。

【制　作】　将猪肉洗净,用快刀切成薄片,放入碗中,加淀粉、葱花、姜末、料酒、精盐、味精及清水适量,抓揉均匀,备用;将鸡蛋磕入碗中,顺时针方向连续搅打50次,加入拣去杂质的紫菜及清水,继续搅打20次,待用。汤锅置火上,加鸡汤适量,大火煮沸,加入冬笋片,并加抓芡的猪肉片,中火煮沸10分钟,品味后可适量加精盐、味精、五香粉,调入紫菜鸡蛋糊,轻轻拌和均匀,再煮至沸,淋入香油即成。

【用　法】　佐餐,随量食用,当日吃完。

四、孕期常见病的食疗方

【功　效】　滋补肝肾,益精养血。适用于肝肾阴虚型妊娠贫血。

牛髓地黄当归汤

【原　料】　黑牛髓60克,熟地黄20克,当归10克,蜂蜜适量。

【制　作】　将从中药店购买的黑牛髓放入砂锅,加水浸泡片刻,备用;将熟地黄、当归洗净,切成片,另放入锅加水煎煮40分钟,过滤取汁,将汁加入骨髓浸泡的砂锅,锅置火上,中火煨煮30分钟,停火后,调入蜂蜜,拌匀即成。

【用　法】　早晚分食

【功　效】　滋补肝肾,益精养血。适用于肝肾阴虚型妊娠贫血。

(十)先兆流产

1. 概述　先兆流产是指妊娠7个月内出现流产预兆,经保胎治疗妊娠有可能继续者。先兆流产归属现代医学规范的异常妊娠流产项下。所谓流产,即妇女妊娠在28周前终止,胎儿体重在1 000克以下者。流产有自然流产与人工流产之分,自然流产指胎儿尚无独立生存能力,也未使用人工方法,而因某种原因,胚胎或胎儿自动脱离母体而排出;人工流产是指因某种原因,应用人工方法使妊娠终止者。本书仅介绍先兆流产,也是自然流产中的一种临床常见症状。

自然流产根据其发展及临床特征,可分为先兆流产、难免流产、过期流产和习惯流产等多种类型。先兆流产有以下主要特征:①育龄妇女停经后出现阴道少量出血,腰酸,下腹微痛及有下坠感。②子宫大小与停经周数相符合,宫颈口未开,妊娠产物尚未排出。③尿妊娠试验阳性,B型超声波检测提示已有胚囊或有胎音、胎动,有希望继续妊娠者。中医称为胎动不安或胎漏。

西医学认为,流产(包括先兆流产在内)的原因很多,有遗传因素、外界因素、母体因素、免疫因素和母胎血型不合等,而以遗传的基因组合异常为最常见。

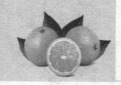

孕产妇宜吃的食物

对于先兆流产者,运用辨证施食的原则,以益气养血、补肾安胎为主,佐以补脾、清热、调气之品,常可获得较为满意的效果。

对孕妇出现先兆流产征兆,必须高度重视,及时就医,采取有效措施以阻止其发展。如果先兆流产未能予以逆转,并进一步发展,常可导致不可避免流产,亦即"难免流产"。如果阴道出血时间长,出血量增多,超过正常月经量,且有血块排出,阵发性下腹部疼痛加剧,检查子宫口逐渐开大,有的羊膜囊已膨出或破裂,有的胚胎组织堵塞于子宫颈管中,甚至宫颈外口,此时流产已不可避免,妊娠已不能继续。有的患者因胚胎发育不良,可没有出血及腹痛过程,但 B 型超声波检测提示宫内胚胎已死亡,亦属难免流产。难免流产有完全流产与不完全流产之分:如短时期内胚胎组织及妊娠物完全排出,阴道出血逐渐停止或仅见极少量出血,腹痛消失,称为完全流产。如部分妊娠物已排出体外,尚有部分残留在子宫腔内,以致出血不止,甚至大出血,称为不全流产,且易诱发感染。孕妇妊娠 12 周以内,胚胎自然殒堕者,中医称之为"堕胎";妊娠 12～28 周,胎儿已成形而自然殒堕者,中医称其为"小产"。

如出血持续不止,或出血虽已停止,而子宫小于妊娠月份,或胎动消失,小便妊娠试验转为阴性的,应考虑为死胎。在这种情况下,胚胎在子宫内死亡已超过 2 个月,但仍未自然排出者,中医称为"胎死不下"。此时,胎盘与子宫壁紧密粘连,不易分离,且胎儿死亡后释放凝血活酶入血液循环系统,易发生凝血机制障碍,故流产时常出现大出血。

2. 辨证施食
(1)气血两虚型
主要症状 患者妊娠早期,阴道出血,小腹坠痛;或妊娠中期,胎动不安,阴道出血,面色萎黄或苍白,神倦乏力,气短懒言,头昏,心悸,舌淡,脉虚弱。
食疗原则 益气养血,摄血安胎。

四、孕期常见病的食疗方

食物宜忌 饮食宜清淡、富含营养,可选用山药、莲子、红枣、桂圆肉、母鸡肉、白扁豆、砂仁、藕粉、鲤鱼、人参、黄芪、阿胶、苎麻根等食物及药食兼用品;忌食生冷、油腻、厚味及辛辣刺激性食物,忌食肉桂、干姜、桃仁、山楂、薏苡仁、冬葵子、河蟹等碍胎食物。

莲子白术茯苓羹

【原　料】 莲子30克,白术10克,茯苓10克,冰糖、湿淀粉适量。

【制　作】 将白术洗净,晒干或烘干,切成片或切碎,放入砂锅,加水煎煮30分钟,过滤取汁,备用。将莲子、茯苓分别洗净,用水浸泡片刻,莲子掰开去莲心,茯苓软后切成片,放入砂锅,加水,用大火煮沸后,改用小火煨煮1小时,待莲肉、茯苓熟烂、黏稠,调入白术浓煎滤汁,加入冰糖,溶化后,用适量湿淀粉(或调湿的藕粉)勾芡成羹。

【用　法】 早晚分食,或当点心,分2次饮用。

【功　效】 健脾益气,安胎。适用于气血两虚型先兆流产。

黄芪糯米粥

【原　料】 炙黄芪15克,白术10克,糯米50克。

【制　作】 将黄芪、白术洗净,装入布袋,扎紧袋口,与淘洗干净的糯米同入锅中,加适量水,大火煮沸,改小火煮成稠粥,去药袋即成。

【用　法】 早晚分食。

【功　效】 补气健脾,固胎。适用于气血两虚型先兆流产。

苎麻根桂圆粥

【原　料】 苎麻根30克,桂圆肉20克,粳米50克。

【制　作】 将苎麻根、桂圆肉分别洗净,苎麻根晾干,切片后放入纱布袋,扎紧袋口,与桂圆肉同放入砂锅,大火煮沸后,改用小火煨煮30分钟,取出苎麻根药袋,继续用小火煨煮至桂圆肉熟烂,

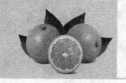

孕产妇宜吃的食物

粥黏稠即成。

【用　　法】　早晚分食。

【功　　效】　健脾益气,安胎。适用于气血两虚型先兆流产。

莲子阿胶糯米饭

【原　　料】　莲子30克,阿胶10克,糯米100克。

【制　　作】　将莲子放入碗中用沸水浸泡片刻,去莲心后待用;将阿胶敲碎,研成细末,放入莲子肉碗中,拌和均匀,入笼蒸熟,待用。将糯米淘洗干净,入锅,加水煮沸,调入蒸熟的莲子阿胶,拌匀,按常法制成糯米饭即成。

【用　　法】　早晚分食。

【功　　效】　益气健脾,止血安胎。适用于气血两虚型先兆流产。

阿胶蛋汤冲服白参粉

【原　　料】　阿胶10克,鸡蛋1个,白参粉3克。

【制　　作】　将鸡蛋去壳,放碗中搅匀,放入沸水锅中制成蛋汤,再放入阿胶烊化即成。

【用　　法】　早晚用阿胶鸡蛋汤各冲服白参粉1.5克。

【功　　效】　益气养血,固胎。适用于气血两虚型先兆流产。

阿胶桂圆红枣汤

【原　　料】　阿胶10克,桂圆肉20克,红枣10枚。

【制　　作】　将阿胶敲碎,研成细末,备用。桂圆肉、红枣分别洗净,红枣用温水浸泡片刻,去核后,与桂圆肉同放入砂锅,加水用小火煨煮至黏稠熟烂,改用中火,调入阿胶细末,待阿胶完全烊化,拌匀即成。

【用　　法】　早晚分食,或当点心温食。

【功　　效】　益气养血,固胎。适用于气血两虚型先兆流产。

四、孕期常见病的食疗方

阿胶蛋花汤

【原　　料】　阿胶10克,鸡蛋1只,精盐适量。
【制　　作】　将阿胶敲碎,研成细末,放入砂锅,加适量水,中火加热,待阿胶完全烊化后,调入搅打均匀的鸡蛋,边煮沸边搅拌成蛋花汤,加少许精盐即成。
【用　　法】　早晚分食。
【功　　效】　益气养血,固胎。适用于气血两虚型先兆流产。

莲子阿胶葡萄干汤

【原　　料】　莲子100克,阿胶10克,葡萄干30克。
【制　　作】　将阿胶用水250毫升烊化。将莲子去皮、心,与洗净的葡萄干同入锅中,加入适量水,大火煮沸,改小火炖煮至莲子熟烂,加入烊化的阿胶即成。
【用　　法】　上下午分食。
【功　　效】　益气健脾,养血清热。适用于气血两虚型先兆流产。

(2)肾虚型

主要症状　患者胎动不安,或胎漏下血,腰腿酸软,身体瘦弱,头眩,耳鸣,舌苔淡薄,脉较沉弱。

食疗原则　益肾安胎。

食物宜忌　与"气血两虚型"基本相同,另可选用核桃仁、黑豆、胎盘(即紫河车)、杜仲、菟丝子、桑寄生等益肾之品。

鲤鱼阿胶粥

【原　　料】　鲤鱼500克,糯米100克,阿胶10克,菟丝子30克,橘皮、精盐各适量。
【制　　作】　将鲤鱼去鳞、鳃及内脏,用清水洗净;将阿胶用刀切成片,放锅内炒一下,备用;将糯米淘洗干净;橘皮、菟丝子分别洗净。在煮锅内加适量水,大火煮沸,将鲤鱼、橘皮、菟丝子入锅熬

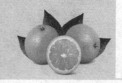

孕产妇宜吃的食物

汤,待鱼肉熟烂时,取汁放入糯米、阿胶,加适量水,熬成粥,调入精盐即成。

【用　法】　上下午分食。

【功　效】　补肾健脾,止血安胎。适用于肾虚型先兆流产,对兼有脾虚、气血两虚者也适宜。

菟丝子艾叶粥

【原　料】　菟丝子30克,艾叶10克,粳米50克,红糖15克。

【制　作】　将菟丝子、艾叶分别拣去杂质,艾叶切碎,与菟丝子同放入砂锅,加水浸泡片刻,中火煎煮30分钟,过滤取汁,浓缩至100毫升,备用。将粳米淘洗干净,加适量水,煨煮成黏稠粥,粥成时,加入红糖及菟丝子艾叶浓煎汁,拌和均匀,再煨煮至沸即成。

【用　法】　早晚分食。

【功　效】　补肾安胎。适用于肾虚型先兆流产。

山茱萸莲子糯米粥

【原　料】　山茱萸10克,莲子30克,糯米50克,白糖适量。

【制　作】　将山茱萸、莲子洗净,与淘洗干净的糯米同放锅中,加适量水,大火煮沸,改小火煮至粥稠、莲子熟烂,调入白糖即成。

【用　法】　早晚分食。

【功　效】　补肾健脾,止血安胎。适用于肾虚型先兆流产,对兼有脾虚、气血两虚者也适宜。

黑豆川断糯米粥

【原　料】　黑豆30克,川续断30克,糯米50克,白糖适量。

【制　作】　将川续断洗净,装入布袋,扎紧袋口,与淘洗干净的黑豆、糯米同入锅中,加适量水,大火煮沸,改小火煮成稠粥,去药袋加入白糖即成。

【用　法】　早晚分食。

四、孕期常见病的食疗方

【功　效】　补肾安胎。适用于肾虚型先兆流产。

枣泥山药糕

【原　料】　山药500克,枣泥200克,炒米粉500克,白糖、熟猪油、青梅、松子仁各适量。

【制　作】　将山药洗净,蒸熟,剥去皮,压成泥;将炒米粉加清水拌匀,调成厚浆待用;猪油和糖在锅中溶化,放入山药泥同炒,将厚浆浇入,边浇边炒,干后起锅,即成山药泥糖汁;将青梅、松子仁剁碎,撒在抹油的碗内,放入一部分山药泥糖汁,中间放进枣泥,再放进山药泥糖汁,将碗口抹平;上笼蒸半小时,出笼后覆入盆中即成。

【用　法】　当点心,随量食用。

【功　效】　补肾健脾,益气安胎。适用于肾虚型先兆流产,对兼有脾虚、气血两虚者也适宜。

杜仲阿胶煎

【原　料】　杜仲10克,桑寄生15克,阿胶10克。

【制　作】　先将杜仲、桑寄生用冷水浸泡后煎煮成稠汁,再将阿胶放入加热烊化即成。

【用　法】　早晚分饮。

【功　效】　补肾安胎。适用于肾虚型先兆流产。

杜仲煨黑豆

【原　料】　杜仲50克,黑豆50克。

【制　作】　将黑豆用冷水泡发,与杜仲同入锅中,加适量水,煨煮至黑豆熟烂即成。

【用　法】　分2次吃豆饮汤。

【功　效】　补肾安胎。适用于肾虚型先兆流产。

桑寄生炖猪肚

【原　料】　桑寄生50克,猪肚1个,酱油、精盐、味精、红糖、

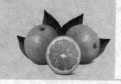

料酒、葱花、姜末、香油各适量。

【制　　作】　将桑寄生洗净,晾干后切碎,装入纱布袋,扎紧袋口,备用;将猪肚放入清水中浸泡片刻,除去外表筋膜,从开口侧将猪肚内壁翻出,用精盐搓洗其内壁上的附着物,用水冲洗干净,去除异味。将桑寄生袋塞入猪肚内,用线缝合一侧开口,放入砂锅,加足量水(以淹没猪肚为度),大火煮沸,撇去浮沫,烹入料酒,加葱花、姜末,改用小火煨煮1小时,待猪肚熟烂,取出猪肚(汤汁勿弃,另用),切成猪肚丝或猪肚条,放入盘中;汤汁放入锅中,加酱油、精盐、味精、红糖、香油、煨煮拌和成可口调味汁,倒在猪肚上即成。

【用　　法】　佐餐,随量食用。

【功　　效】　补肾安胎。适用于肾虚型先兆流产。

杜仲炖母鸡

【原　　料】　杜仲50克,母鸡1只(约1 000克),葱花、姜末、料酒、精盐、味精各适量。

【制　　作】　将杜仲洗净,晾干后切碎,放入纱布袋,扎紧袋口,备用。将母鸡宰杀,去毛及内脏,洗净,放入沸水锅氽透,捞出,用清水冲洗后,放入砂锅,加足量水(以淹没母鸡为度),大火煮沸,烹入料酒,加杜仲药袋,改用小火煨煮40分钟,取出药袋,加葱花、姜末,继续用小火煨煮至鸡肉熟烂,加精盐、味精,拌匀即成。

【用　　法】　佐餐,随量食用。

【功　　效】　补肾安胎。适用于肾虚型先兆流产。

(3) 血热型

主要症状　患者胎动腹痛,漏下色鲜,面红唇赤,口干,心烦,手心发热,小便黄赤,舌红苔黄,脉滑数。

食疗原则　清热养血,佐以安胎。

食物宜忌　宜食清淡、富有营养及具有清热、养血、保胎作用的食物及药食兼用品,如荷叶、葡萄、苎麻根、芦根、苜蓿子、黄芩、地榆、墨旱莲等;忌食辛辣刺激性及动火的食物。

四、孕期常见病的食疗方

黄芩苎麻根蜜饮

【原　料】　黄芩10克,苎麻根50克,蜂蜜适量。

【制　作】　将苎麻根洗净,晒干或烘干,切成片,与切片的黄芩同放入砂锅,加适量水,浸泡片刻,煎煮30分钟,用洁净纱布过滤,收集滤汁放入容器,待其温热时,加入蜂蜜,拌和均匀即成。

【用　法】　上下午分食。

【功　效】　清热安胎。适用于血热型先兆流产。

荸荠豆奶

【原　料】　豆浆100毫升,荸荠100克,芹菜80克。

【制　作】　豆浆煮沸后冷却;荸荠去皮后切块;芹菜洗净,切碎。将所有材料放入搅拌机中,搅打成汁,用漏网滤去渣滓,滤液注入杯中即成。

【用　法】　上下午分食。

【功　效】　清热凉血,补气安胎。适用于血热型先兆流产,对兼有气虚者也适宜。

瓜蒂芦根藕粉羹

【原　料】　南瓜蒂20克,鲜芦根30克,藕粉50克,红糖适量。

【制　作】　将南瓜蒂、鲜芦根分别洗净,切碎或切成碎小段,同放入砂锅,加水浸泡片刻,浓煎成稠黏汤汁,用洁净纱布过滤,收取滤汁回入砂锅,上微火,加入调匀的湿藕粉,并加红糖,拌成羹。

【用　法】　每日1剂,分2次服。

【功　效】　清热凉血,补气安胎。适用于血热型先兆流产,对兼有气虚者也适宜。

生地黄苎麻根粥

【原　料】　生地黄20克,苎麻根30克,糯米60克。

【制　作】　将生地黄、苎麻根洗净,入锅,加适量水,煎煮2

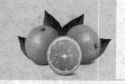

孕产妇宜吃的食物

次,每次30分钟,合并滤汁,与淘洗干净的糯米同入锅中,加水用小火煮成稠粥。

【用　　法】　早晚分食。

【功　　效】　清热凉血,滋阴安胎。适用于血热型先兆流产,对兼有肾阴虚弱者也适宜。

黄芩川断粥

【原　　料】　黄芩10克,川续断30克,糯米50克,白糖适量。

【制　　作】　将黄芩、川续断洗净,装入布袋,扎紧袋口,与淘洗干净的糯米同入锅中,加适量水,大火煮沸,改小火煮成稠粥,调入白糖即成。

【用　　法】　早晚分食。

【功　　效】　清热安胎。适用于血热型先兆流产,对兼有肾阴虚弱者也适宜。

鲜荷叶苎麻根粥

【原　　料】　鲜荷叶60克,苎麻根30克,粳米、白糖各适量。

【制　　作】　将鲜荷叶洗净,切成细丝。苎麻根洗净,与荷叶同入锅中,加适量水,煎煮30分钟,取汁与淘洗干净的粳米同入锅中,加适量水,煮成稠粥,加入白糖即成。

【用　　法】　早晚分食。

【功　　效】　清热凉血,祛暑安胎。适用于血热型先兆流产,对夏季血热型先兆流产也适宜。

凉拌苦瓜

【原　　料】　苦瓜250克,洋葱、精盐、酱油、醋、香油各适量。

【制　　作】　将苦瓜剖开,去子,切成薄片(愈薄愈好);洋葱切成碎末。将苦瓜片放入盘内,排放整齐,将酱油、醋、精盐、香油等调料和洋葱末拌和,一起淋于苦瓜片上,然后放入冰箱,随吃随取。

【用　　法】　佐餐,随量食用。

四、孕期常见病的食疗方

【功　效】　清热凉血,祛暑安胎。适用于血热型先兆流产,对夏季血热型先兆流产也适宜。

苜蓿子鸡蛋汤

【原　料】　苜蓿子3克,鸡蛋2只。

【制　作】　将秋季苜蓿子成熟,收割全草,晒干,打下苜蓿子,收贮备用,或从中药店购买,将其洗净,微捣烂,放入砂锅,加适量水浸泡片刻,煮沸15分钟,将鸡蛋打入汤中,煮至蛋熟即成。

【用　法】　随餐食用。

【功　效】　清热凉血,祛暑安胎。适用于血热型先兆流产,对夏季血热型先兆流产也适宜。

(十一)习惯性流产

1. 概述　若妇女怀孕后,自然流产连续发生3次或3次以上者,现代医学定名为"习惯性流产"。习惯性流产所致女性不孕,在很大程度上困扰着不育夫妇及其家庭。据统计,自然流产率约占妊娠总数的20%,其中约2%可发展为习惯性流产。

(1)习惯性流产的因素:①子宫因素。如子宫畸形、子宫内膜类固醇受体缺乏、子宫血液供应不佳、宫腔粘连与黏膜下子宫肌瘤,以及宫颈内口功能不全等均可导致习惯性流产。②内分泌因素。由妊娠引起的激素变化对妊娠的维持起着重要作用。如果内分泌功能失调如原发性孕激素分泌不足,原发性绒毛膜促性腺激素分泌不足,以及甲状腺、肾上腺皮质、胰腺等功能障碍,皆可影响卵巢及黄体形成而影响正常妊娠的维持,导致流产。③遗传因素。胚胎的染色体异常(主要是数目异常,部分为结构异常)是自然流产的原因,而且还涉及夫妇双方。④免疫因素。以 ABO 型血型不合为主,ABO 型血型不合胎儿溶血症发生率比 Rh 型血型不合明显为高。其表现以新生儿早期黄疸为主,亦有引起习惯性流产的。⑤其他因素。如孕妇患有慢性肾功能不全、系统性红斑狼疮,

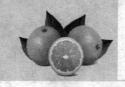

孕产妇宜吃的食物

以及阴道、宫颈某些革兰阳性杆菌、真菌或巨噬细胞、病毒等感染等,亦可导致流产。另外,慢性胎盘功能不全可引起晚期流产、死胎、死产和围生期死亡。

(2)对习惯性流产患者的体检:应详细了解病史、每次流产经过、夫妇双方的家庭史、婚配关系及职业等,并仔细进行体格检查。同时测定肾功能、甲状腺功能及进行葡萄糖耐量试验。如有必要时,应在有条件的医院选择做以下特殊检查:①染色体检查。对原因不明的习惯性流产患者,夫妇应同时进行染色体检查。②宫腔镜、腹腔镜、子宫输卵管造影等检查,以明确病因。③必要时,须进行宫颈功能不全的检查。④夫妇双方血型检查。⑤黄体功能检查。⑥B超检查。

中医学认为,该病多由于气血两虚、肾气虚弱、阴虚内热所致,并认为习惯性流产的发病机制同先兆流产有许多相似之处,治疗原则也大致相同,如补肾健脾,益气养血,清热除烦,化痰祛瘀等。

在现代医学界,习惯性流产是妇产科常见疑难病之一,单用西药防治,疗效不甚理想,而采用中医药或中西医结合治疗,却有明显疗效,在中医辨证施治理论指导下的食疗、药膳可在习惯性流产病症中发挥较好的辅助治疗作用。

2. 辨证施食

(1)气血两虚型

主要症状 有流产史,阴道出血,伴面色萎黄或苍白,神疲乏力,气短懒言,头昏,心悸,胎动不安,下腹坠胀,舌淡,脉虚弱或细弱。

食疗原则 益气养血安胎。

食物宜忌 饮食宜清淡,富于营养,可选用山药、莲子、红枣、桂圆肉、母鸡肉、鲤鱼、白扁豆、砂仁、藕粉、人参、党参、黄芪、阿胶、苎麻根、当归、川续断、熟地等食物及药食兼用品;忌食肉桂、干姜、桃仁、山楂、薏苡仁、冬葵子、河蟹等碍胎食物。

四、孕期常见病的食疗方

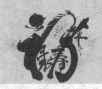

参芪南瓜蒂饮

【原　料】　人参粉3克,炙黄芪30克,南瓜蒂12克。

【制　作】　将炙黄芪、南瓜蒂洗净,入锅,加适量水,煎煮2次,每次30分钟,合并药汁,分2次冲服人参粉即成。

【用　法】　上下午分食。

【功　效】　补气安胎。适用于气血两虚型习惯性流产。

白术茯苓阿胶羹

【原　料】　白术10克,茯苓10克,阿胶15克,冰糖20克。

【制　作】　将茯苓洗净,晒干或烘干,研成极细末,备用;将阿胶敲碎,研成粗粉粒,待用。将白术洗净,晒干或烘干,切碎,放入砂锅,加水煎煮30分钟后过滤去渣,取滤汁回入砂锅,加入阿胶粗粉粒,用小火煮沸,待阿胶完全烊化,调入茯苓细末及冰糖,用小火边煨边调拌成羹即成。

【用　法】　早晚分食,或当点心温食。

【功　效】　健脾益气,止血安胎。适用于气血两虚引起的习惯性流产。

苎麻根莲子桂圆粥

【原　料】　苎麻根、莲子各30克,桂圆肉20克,粳米50克。

【制　作】　将苎麻根、桂圆肉、莲子分别洗净,苎麻根晾干,切片后放入纱布袋,扎紧袋口,与桂圆肉同放入碗中,待用。莲子先放入砂锅,加水浸泡片刻,中火煎煮30分钟,待莲子熟后,放入苎麻根药袋及桂圆肉,并加入淘洗干净的粳米,视需要可酌加适量温开水,大火煮沸后,改用小火煨煮30分钟,取出苎麻根药袋,继续用小火煨煮至桂圆肉熟烂,粥黏稠即成。

【用　法】　早晚分食。

【功　效】　益气健脾,养血安胎。适用于气血两虚引起的习惯性流产。

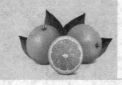

孕产妇宜吃的食物

阿胶炖肉

【原　　料】　阿胶10克,猪瘦肉100克,精盐适量。

【制　　作】　将猪瘦肉洗净,切成块,加适量水,炖熟,加入阿胶,烊化后加少许精盐,调味即成。

【用　　法】　佐餐,随量食用。

【功　　效】　养血止血安胎。适用于气血两虚型习惯性流产。

桂圆红枣蛋花汤

【原　　料】　桂圆肉20克,红枣10枚,阿胶10克,鸡蛋1只,精盐适量。

【制　　作】　将阿胶敲碎,研成粗粉粒,待用。将桂圆肉、红枣分别洗净,红枣用温水浸泡片刻,去核后,与桂圆肉同放入砂锅,加水,用小火煨煮至熟烂,改用中火,调入阿胶粉粒,待阿胶完全烊化,拌匀,加入搅打均匀的鸡蛋糊,边煮沸边搅拌成蛋花汤,加少许精盐即成。

【用　　法】　早晚分食。

【功　　效】　益气养血,止血安胎。适用于气血两虚引起的习惯性流产。

鸽肉参芪汤

【原　　料】　白鸽1只,党参15克,黄芪30克,山药30克,香油、精盐各适量。

【制　　作】　将白鸽去毛及内脏,洗净,切块,与洗净的党参、黄芪、山药一同放入砂锅中,加适量清水,大火煮沸,再转用小火慢炖至鸽肉熟烂,加入精盐,淋上香油即成。

【用　　法】　佐餐,随量食用。

【功　　效】　补气养血安胎。适用于气血两虚型习惯性流产。

猪肉参枣汤

【原　　料】　猪瘦肉250克,白参3克,山药50克,红枣20克,

四、孕期常见病的食疗方

精盐适量。

【制　作】　将猪瘦肉洗净,切块,与洗净的白参、红枣、山药一同放入砂锅内,加适量水,用大火煮沸后转用小火炖至猪肉熟烂,加精盐调味即成。

【用　法】　佐餐,随量食用。

【功　效】　补气养血安胎。适用于气血两虚型习惯性流产。

(2) 肾气虚弱型

主要症状　患者有流产史,又再受孕伴腰膝酸软,头昏耳鸣,身体瘦弱,胎动不安,或胎漏下血,色红质稠,心烦,舌苔淡薄,脉细弱或细数。

食疗原则　补肾益气,固肾安胎。

食物宜忌　宜食核桃仁、黑芝麻、黑大豆、胎盘、山药、阿胶、苎麻根、杜仲、桑寄生、菟丝子、女贞子、艾叶等食物及药食兼用品;忌食生冷、辛辣刺激性食物。

寿胎蜜饮

【原　料】　菟丝子30克,桑寄生30克,川续断30克,苎麻根20克,蜂蜜适量。

【制　作】　将菟丝子、桑寄生、川续断、苎麻根洗净,入锅,加适量水,煎煮2次,每次30分钟,合并滤汁,待药汁转温后调入蜂蜜即成。

【用　法】　上下午分饮。

【功　效】　补肾固胎。适用于肾气虚弱型习惯性流产。

羊肉苁蓉羹

【原　料】　羊瘦肉100克,肉苁蓉15克,姜末3克,葱花5克,湿淀粉、精盐各适量。

【制　作】　将肉苁蓉用温水浸泡,洗净,切碎,放入锅中,加适量清水,煮烂后取浓汁;羊瘦肉洗净,切成丁,放入肉苁蓉浓汁内,

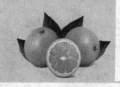

孕产妇宜吃的食物

加适量清水,煮至羊肉熟烂,加入姜末、葱花、精盐,用湿淀粉勾芡,再稍煮即成。

【用　　法】　佐餐,随量食用。

【功　　效】　温阳补肾固胎。适用于肾气虚弱型习惯性流产。

川断菟丝子艾叶粥

【原　　料】　川续断30克,菟丝子30克,艾叶10克,粳米50克,红糖适量。

【制　　作】　将川续断、菟丝子、艾叶分别拣去杂质,川续断洗净后晒干或烘干,切成片;艾叶切碎,与川续断片、菟丝子同放入砂锅,加水浸泡片刻,中火煎30分钟,过滤取汁,浓缩至100毫升,待用。将粳米淘洗干净,加适量水并加入药汁,煨煮成黏稠粥,粥成时,加入红糖,拌和均匀,再煨煮至沸即成。

【用　　法】　早晚分食,以温食为宜。

【功　　效】　益肾固胎,温经止血。适用于肾气虚弱型习惯性流产,对肾气虚弱兼夹阳气不足者也适宜。

黑豆菟丝子米粥

【原　　料】　黑豆40克,菟丝子30克,糯米60克。

【制　　作】　将菟丝子洗净后装入布袋,扎紧袋口,与淘洗干净的黑豆、糯米同入锅中,加适量水,大火煮沸,改用小火煮至黑豆熟烂、粥稠,取出药袋即成。

【用　　法】　早晚分食。

【功　　效】　补肾固胎。适用于肾气虚弱型习惯性流产。

桑寄生升麻炖猪肚

【原　　料】　桑寄生50克,升麻10克,猪肚1个,姜末、葱花、酱油、精盐、味精、红糖、香油各适量。

【制　　作】　将桑寄生、升麻分别拣去杂质,洗净,晾干或晒干,切碎,放入纱布袋,扎紧袋口,备用;将猪肚放入清水中浸泡片刻,

四、孕期常见病的食疗方

除去外表筋膜,从开口侧将猪肚内壁翻出,用少许精盐搓揉其内壁上的附着物,用水冲洗干净,去除异味,回复猪肚自然状态。将桑寄生、升麻药袋塞入猪肚内,用线缝合开口侧留的缝口,放入砂锅,加足量水(以淹没猪肚为度),大火煮沸,撇去浮沫,加料酒、葱花、姜末,改用小火煨煮 1 小时,待猪肚熟烂,取出猪肚,除去缝合线头,将其切成 3.5 厘米宽的条,切成肚丝或肚条,放入盘中;汤汁放入锅中,加酱油、精盐、味精、红糖、香油,煨煮成可口调味汁,倒在猪肚条上即成。

【用　法】　佐餐,随量食用。

【功　效】　益肾固胎。适用于肾气虚弱型习惯性流产。

川断杜仲煨牛鼻子

【原　料】　川续断 30 克,杜仲 30 克,牛鼻子 1 个,姜末、葱花、料酒、精盐、白糖、香油各适量。

【制　作】　将川续断、杜仲洗净,装入布袋,扎紧袋口,与洗净、切块的牛鼻子同入锅中,加适量水,煨煮 40 分钟,待牛鼻子熟烂后弃去药袋,加入姜末、葱花、料酒、精盐、白糖,煨煮 2~3 分钟,淋上香油即成。

【用　法】　佐餐,随量食用。

【功　效】　补肾固胎。适用于肾气虚弱型习惯性流产。

杜仲苎麻根炖母鸡

【原　料】　杜仲 50 克,苎麻根 30 克,母鸡 1 只(约 1000 克),葱花、姜末、精盐、味精各适量。

【制　作】　将杜仲、苎麻根分别拣去杂质,洗净,晒干,切成片,放入纱布袋,扎紧袋口,备用。将母鸡宰杀,去毛及内脏,洗净,放入沸水锅氽透,捞出,用清水冲洗后,转入砂锅,加适量水(以淹没母鸡为度),大火煮沸撇去浮沫,加杜仲、苎麻根药袋,改用小火煨煮 40 分钟,取出药袋,沥尽药汁,加葱花、姜末,继续用小火煨煮

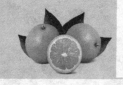

至鸡肉熟烂,加精盐、味精,拌匀即成。

【用　法】　佐餐,随量食用。

【功　效】　益肾安胎。对肾气虚弱引起的习惯性流产尤为适宜,也适用于肾虚兼气血不足引起的先兆流产。

山药牛肾枸杞汤

【原　料】　牛肾1只,淮山药60克,枸杞子15克,芡实30克,生姜、精盐、香油各适量。

【制　作】　将牛肾从中间剖开,剔去筋膜、臊腺,用清水反复冲洗,下沸水锅中氽一下,然后与洗净的淮山药、枸杞子、芡实、生姜一同放入砂锅内,加适量水,先用大火煮沸,再转用小火炖2小时,加精盐调味,淋上香油即成。

【用　法】　佐餐,随量食用。

【功　效】　益肾安胎。对肾气虚弱引起的习惯性流产尤为适宜,也适用于肾虚兼气血不足引起的先兆流产。

(3)阴虚内热型

主要症状　患者有流产史,受孕后胎动腹痛,漏下色鲜,伴面红唇赤,口干,心烦,头昏目眩,手心发热,小便黄赤,舌红苔黄,脉滑数。

食疗原则　滋阴清热,凉血安胎。

食物宜忌　宜食葡萄、苜蓿子、荷叶、苎麻根、生地黄、熟地黄、墨旱莲、芦根、黄芩、地榆、藕粉、阿胶等食物及药食兼用品;忌食辛辣、刺激性及动火的食物。

生地黄芩蜜饮

【原　料】　生地黄20克,黄芩10克,苎麻根50克,蜂蜜适量。

【制　作】　将生地黄、黄芩、苎麻根分别拣去杂质,洗净,晒干,切成片或切碎,同放入砂锅,加适量水浸泡片刻后,中火煎煮

四、孕期常见病的食疗方

30分钟,用洁净纱布过滤,取滤汁放入容器,待其温热时,加入蜂蜜,拌和均匀即成。

【用　法】　上下午分饮。

【功　效】　滋补肝肾,清热安胎。适用于阴虚内热型习惯性流产。

墨旱莲鲜汁

【原　料】　鲜墨旱莲50克,白糖适量。

【制　作】　每年夏季,当墨旱莲枝叶繁茂时,割取其地上部分,用清水洗净,放入温开水中浸泡片刻,捞出后捣烂取汁,调入少量白糖即成。

【用　法】　上下午分饮。

【功　效】　滋阴清热,止血安胎。适用于阴虚内热型习惯性流产。

双蒂莲须羹

【原　料】　南瓜蒂20克,荷叶蒂20克,莲须20克,鲜芦根30克,藕粉50克,红糖适量。

【制　作】　将南瓜蒂、荷叶蒂、鲜芦根分别洗净,晾干或晒干,切成片或切成碎小段,备用。将莲须拣去杂质,洗净,晾干后切碎,与南瓜蒂、荷叶蒂、鲜芦根同放入砂锅,加水浸泡片刻,然后浓煎成汤汁,用洁净纱布过滤,取滤汁回入砂锅,上微火,加入调匀的湿藕粉,并加红糖,搅拌成羹即成。

【用　法】　每日1剂,顿食。

【功　效】　清热凉血,止血安胎。适用于阴虚内热型习惯性流产。

生地黄枸杞子粥

【原　料】　生地黄30克,枸杞子15克,粳米60克,冰糖屑15克。

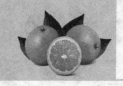

【制　作】　将生地黄洗净,入锅,加适量水煎煮30分钟,取汁,与淘洗干净的枸杞子、粳米同入锅中,加适量水,大火煮沸,改用小火煮成稠粥,趁热调入冰糖屑即成。

【用　法】　早晚分食。

【功　效】　滋阴清热,凉血安胎。适用于阴虚内热型习惯性流产。

荸荠鸭汤

【原　料】　熟鸭脯肉200克,清水荸荠10个,熟火腿50克,松子仁20粒,水发黑木耳25克,精盐、味精、猪油、鸡汤各适量。

【制　作】　将熟鸭脯肉切成0.7厘米见方的丁,连同松子仁一同放入汤碗内;荸荠与熟火腿分别切成丁放在盘内。汤锅置火上,放入鸡汤、荸荠丁、水发黑木耳略煮一会儿,再放入熟火腿丁、精盐、味精煮沸,撇去浮沫,加入猪油,起锅盛入装有熟鸭脯肉丁的汤碗内即成。

【用　法】　佐餐,随量食用。

【功　效】　滋阴清热安胎。适用于阴虚内热型习惯性流产。

双耳甲鱼汤

【原　料】　甲鱼1只(约750克),银耳30克,黑木耳30克,精盐、黄酒、葱段、姜片、香油各适量。

【制　作】　将甲鱼宰杀后从头颈处割开,剖腹,去内脏,斩去脚爪,入沸水锅中余水,刮去背壳黑膜,剁成数块,甲鱼壳与甲鱼肉一同放在汤锅内炖;银耳与黑木耳水发后洗净。锅中放入适量清水,放入甲鱼、银耳、黑木耳、精盐、黄酒、葱段、姜片、香油,先用大火煮沸,再改用小火慢炖,直至甲鱼肉熟烂入味,拣去葱、姜即成。

【用　法】　佐餐,随量食用。

【功　效】　滋阴清热安胎。适用于阴虚内热型习惯性流产。

五、产妇常见病的食疗方

五、产妇常见病的食疗方

（一）子宫复旧不全

1. 概述 孕妇分娩后，由于子宫肌肉的收缩作用，使子宫体积明显缩小，一般在产后 5～6 周时可恢复到怀孕以前的状态。这个过程叫子宫复旧。当复旧功能受到阻碍时，会发生子宫复旧不全。子宫复旧不全是指产后子宫恢复不良，产后恶露超过 20 天以上仍淋漓不尽。

西医学认为，本病属晚期产后出血范畴，孕妇产后部分胎盘、胎膜残留，子宫内膜炎，子宫过度后倾、后屈，影响恶露排出，多胎妊娠、羊水过多、胎盘过大等因素，均可引起子宫复旧不全。也就是说，当部分胎盘、胎膜残留或感染而影响子宫收缩和复原。产妇其他全身因素，如患有慢性疾病、失血过多、过度疲倦、体质未能恢复，或子宫过度膨胀、子宫肌瘤等局部因素，均可影响子宫复旧不全。此外，剖宫产术后，子宫壁切口裂开、手术时止血不彻底或因术后感染，影响子宫复原而导致出血不止。值得提醒的是，产后子宫滋养细胞肿瘤、子宫黏膜下肌瘤、绒癌及恶性葡萄胎也可表现恶露不止，应予鉴别。

我国历代医家十分重视孕妇分娩后的康复，妇女分娩后 2～3 周内，有少量暗红色的血性液体从阴道内排出，中医称之为"恶露"。恶露随产后时间的增加而逐渐减少，一般在 2 周左右即可排尽。如果超过 3 周，恶露仍然淋漓不断，或继续流血，称为"恶露不止"，又叫"恶露不绝、恶露不尽"。中医学所定义的"恶露不绝"与现代医学定名的"子宫复旧不全"，是同类病症的不同名称，其内在

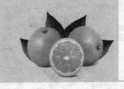

含义是一致的。

中医学认为,"产后恶露不止,非如崩漏暴下之多也,由于产时伤其经血,虚损不足,不能收摄,或恶露不尽,则好血难安,相并而下,日久不止"。说明虚损及瘀血是恶露不绝的原因。东汉医圣张仲景认为恶露不绝,有因于血热者,有因于气虚者。其病因有气虚、血热、血瘀等。

子宫复旧不全诊治中,尚需考虑人工流产或自然流产后恶露超过2周仍淋漓不止的情况,亦属本病范畴。在实际判定时,应注意以下两点:①产后恶露超过20天,仍淋漓不净。②若出血量甚多、色红、有血块、伴腹痛者,须考虑胎盘残留。根据恶露的色、质、气味,辨别气虚、血热或血瘀的不同,分别施食。

2. 辨证施食

(1) 气虚型

主要症状 孕妇足月产后超过3周,流产后超过2周恶露仍未止,或量多,或淋漓不断,色淡红,质稀薄,无臭气,神疲乏力,小腹下坠,气短懒言,面色苍白,食少便溏,舌质淡胖,苔正常或薄白,脉细弱。

食疗原则 补气健脾,摄血固冲。

食物宜忌 宜食乌骨鸡、母鸡、鸡蛋、牛奶等食物,以及黄芪、党参、人参、白术、阿胶、升麻等药食兼用品;忌食辛辣刺激及过于油腻的食物。

参芪白术粥

【原　料】 党参10克,黄芪15克,白术10克,粳米60克。

【制　作】 将党参、黄芪、白术洗净,入锅,加适量水,煎煮40分钟,去渣取汁,加入淘洗干净的粳米,加适量水,大火煮沸,改小火炖煮至粥稠即成。

【用　法】 早晚分食。

【功　效】 补气健脾摄血。适用于气虚型子宫复旧不全。

五、产妇常见病的食疗方

人参莲子粥

【原　　料】　白参3克,莲子50克,红枣10枚,糯米50克。

【制　　作】　将人参洗净,晒干或烘干,研成极细末,备用。将莲子、红枣分别洗净后放入砂锅,加适量水,中火煨煮至莲肉熟烂,放入淘洗干净的糯米,煮沸,改用小火煨煮至黏稠,粥成时调入人参细末,拌和均匀即成。

【用　　法】　早晚分食。

【功　　效】　补气健脾摄血。适用于气虚型子宫复旧不全。

果汁蛋奶

【原　　料】　牛奶200毫升,鸡蛋黄1个,橙汁45毫升,柠檬70克(半只),蜂蜜10克。

【制　　作】　将半只柠檬榨取汁;把鸡蛋黄放入调酒壶中,加入蜂蜜、柠檬汁、牛奶和橙汁,摇匀,加热煮沸;把制成的果汁蛋奶倒入杯中,插上吸管即成。

【用　　法】　随量饮用,当天饮完。

【功　　效】　补气健脾摄血。适用于气虚型子宫复旧不全。

归芪红糖蛋

【原　　料】　当归15克,黄芪15克,红糖30克,鸡蛋2只。

【制　　作】　将当归、黄芪分别洗净,晒干或烘干,切片,放入纱布袋,扎紧袋口,放入砂锅,加水1 000毫升,煎煮40分钟,取出药袋,用小火煎熬至500毫升,打入鸡蛋,并加红糖,继续煨煮至蛋熟即成。

【用　　法】　随早餐食用,食蛋饮汤。

【功　　效】　补气健脾摄血。适用于气虚型子宫复旧不全。

黄芪升麻红枣鸡

【原　　料】　炙黄芪15克,升麻10克,红枣15枚,母鸡1只,葱花、姜末、精盐、味精、香油各适量。

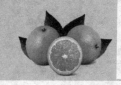

孕产妇宜吃的食物

【制　作】　将炙黄芪、升麻拣去杂质，洗净，切片后放入纱布袋中，扎紧袋口，备用；将红枣洗净，放入温水中浸泡片刻，去核，待用；母鸡宰杀后去毛及内脏，洗净，入沸水锅氽烫3分钟，捞出，冲洗净。将黄芪、升麻药袋及红枣塞进鸡腹，放入砂锅，加适量水（以浸没鸡为度），大火煮沸，烹入料酒，改用小火煨煮40分钟，取出药袋，加葱花、姜末，继续用小火煨至鸡肉熟烂，加精盐、味精，拌和均匀，淋入香油即成。

【用　法】　佐餐，随量食用。

【功　效】　补气健脾摄血。适用于气虚型子宫复旧不全。

黄芪三七炖仔鸡

【原　料】　黄芪50克，三七10克，母鸡1只。

【制　作】　将母鸡宰杀后去毛及内脏，洗净。三七用油炸黄（勿焦）、砸碎，与黄芪及母鸡共放砂锅内，加适量水，用小火炖至鸡肉熟烂即成。

【用　法】　佐餐，吃肉饮汤。

【功　效】　补气健脾摄血。适用于气虚型子宫复旧不全。

清蒸白参鸡

【原　料】　白参3克，乌骨鸡1只，水发香菇20克，水发玉兰片15克，葱花、姜末、精盐、味精各适量。

【制　作】　将白参洗净，晒干或烘干，切成饮片（或研成细末），备用；将水发香菇、水发玉兰片分别洗净，将香菇切成丝、玉兰片切成薄片，待用；将乌骨鸡宰杀，去毛、内脏，洗净，入沸水锅氽透，用凉水冲洗后，放入大碗中。将香菇丝、玉兰片、白参饮片（或白参细末）匀放在鸡身周边浇入鸡汤，加葱花、姜末、精盐、味精，上笼，大火蒸至鸡肉熟烂即成。

【用　法】　佐餐，随量食用。

【功　效】　补气健脾摄血。适用于气虚型子宫复旧不全。

五、产妇常见病的食疗方

猪肉参枣汤

【原　料】　猪瘦肉250克,白参3克,山药50克,红枣20克,精盐适量。

【制　作】　将猪瘦肉洗净,切块,与洗净的白参、红枣、山药一同放入砂锅内,加适量水,用大火煮沸后转用小火炖至猪肉熟烂,加精盐调味即成。

【用　法】　佐餐,随量食用。

【功　效】　补气健脾摄血。适用于气虚型子宫复旧不全。

(2)血瘀型

主要症状　产后或流产后恶露过期不止,量时多时少,色紫黑,夹血块,小腹疼痛拒按,血块排出后疼痛减轻,自觉胸闷腹胀,舌质黯或正常,舌边尖有瘀点瘀斑,苔薄白,脉弦涩或沉涩。

食疗原则　活血祛瘀止血。

食物宜忌　宜食生山楂、桃仁、红糖、黄酒、益母草、红花、当归、川芎、牛膝等食物及药食兼用品;忌食生冷、寒凉食物及冷饮。

艾叶红花蜜饮

【原　料】　艾叶15克,桃仁6克,红花10克,蜂蜜适量。

【制　作】　将艾叶、桃仁、红花分别择洗干净,桃仁研碎,与艾叶、红花同放入砂锅,加水浸没艾叶、红花,煎煮30分钟,用洁净纱布过滤,滤汁盛入容器,趁温热加入蜂蜜,拌匀即成。

【用　法】　上下午分饮。

【功　效】　活血化瘀,温经止血。适用于血瘀型子宫复旧不全,对兼有血寒者也适宜。

益母草红糖饮

【原　料】　益母草30克,红糖适量。

【制　作】　将益母草洗净,入锅,加适量水,煎煮40分钟,取汁,趁热调入红糖,待糖溶化即成。

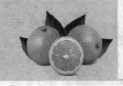

孕产妇宜吃的食物

【用　　法】　上下午分饮。

【功　　效】　活血化瘀,温经止血。适用于血瘀型子宫复旧不全,对兼有血寒者也适宜。

山楂红糖饮

【原　　料】　生山楂30克,延胡索15克,红糖20克。

【制　　作】　将生山楂洗净,切片,与洗净的延胡索同放入锅中,加适量水,煎煮40分钟,趁热调入红糖,待糖溶化即成。

【用　　法】　上下午分饮。

【功　　效】　活血化瘀,温经止血。适用于血瘀型子宫复旧不全,对兼有血寒者也适宜。

生藕红花丹参饮

【原　　料】　生藕150克,红花10克,丹参15克。

【制　　作】　将生藕洗净,切片备用。红花、丹参洗净后装入布袋,扎紧袋口,与生藕片同入锅中,加适量水,用中火煎煮40分钟,去药袋即成。

【用　　法】　上下午分饮。

【功　　效】　活血化瘀,温经止血。适用于血瘀型子宫复旧不全,对兼有血寒者也适宜。

益母草粥

【原　　料】　益母草30克,粳米100克,红糖适量。

【制　　作】　将益母草拣去杂质,切成碎段,放入砂锅,加水浓煎2次,每次30分钟,合并2次滤汁,再浓缩至100毫升,备用。将粳米淘洗干净,放入砂锅,加水煨煮成稠粥,粥成时,加入益母草浓缩汁加及糖,拌匀,再煨煮至沸即成。

【用　　法】　早晚分食。

【功　　效】　活血化瘀,温经止血。适用于血瘀型子宫复旧不全,对兼有血寒者也适宜。

五、产妇常见病的食疗方

鲜山楂桃仁粥

【原　　料】　鲜山楂 40 克,桃仁 15 克,粳米 60 克,红糖适量。

【制　　作】　将鲜山楂、桃仁、粳米淘洗干净,同入锅中,加适量水,先用大火煮沸,再改用小火煮 30 分钟,待粥熟时调入红糖即成。

【用　　法】　早晚分食。

【功　　效】　活血化瘀,温经止血。适用于血瘀型子宫复旧不全,对兼有血寒者也适宜。

鸡冠花鲜藕羹

【原　　料】　鲜鸡冠花 30 克,鲜藕 100 克,红糖适量。

【制　　作】　将鲜藕洗净,切碎,放入果汁机中绞压取汁,过滤,备用。将鸡冠花择洗干净,切碎,放入砂锅,加水煎煮 2 次,每次 30 分钟,合并 2 次滤汁,与鲜藕汁混合均匀,入锅,加红糖,微火煮沸,用湿淀粉勾芡成羹即成。

【用　　法】　早晚分食。

【功　　效】　活血化瘀,温经止血。适用于血瘀型子宫复旧不全,对兼有血寒者也适宜。

(3) 血热型

主要症状　孕妇产后或流产后恶露过期未止,量较多,色深红或紫红,质稠黏而有臭味,心烦口干,咽燥,面色潮红,手足心热,下腹疼痛,小便黄短,大便干结,舌红少津,苔薄黄,脉细数。

食疗原则　养阴,清热,止血。

食物宜忌　宜食马兰头、荠菜、马齿苋、荸荠、冬瓜、赤豆等食物及生地黄、墨旱莲、地榆等药食兼用品;忌食辛辣、刺激性及上火的食物。

生地黄墨旱莲蜜饮

【原　　料】　生地黄 20 克,墨旱莲 20 克,蜂蜜适量。

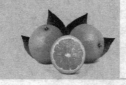

孕产妇宜吃的食物

【制　作】　将生地黄、墨旱莲分别拣去杂质,生地黄切成片,墨旱莲切成碎段,同放入砂锅,加清水浸泡片刻,中火煎煮30分钟,用洁净纱布过滤,取汁,趁温热加入蜂蜜,拌匀即成。

【用　法】　上下午分饮。

【功　效】　滋阴清热,凉血止血。适用于血热型子宫复旧不全。

生藕汁豆浆

【原　料】　生藕200克,熟豆浆5毫升,柠檬汁适量。

【制　作】　将生藕洗净,切片,置捣搅机中,加入熟豆浆,搅打成汁,倒入杯中,加柠檬汁搅匀即成。

【用　法】　上下午分饮。

【功　效】　清热凉血,滋阴止血。适用于血热型子宫复旧不全。

益母草黑木耳饮

【原　料】　益母草50克,水发黑木耳40克,白糖适量。

【制　作】　将益母草、水发黑木耳拣去杂质,洗净,同入锅中,加适量水,煎煮40分钟,拣去益母草,调入白糖即成。

【用　法】　上下午分饮,吃黑木耳。

【功　效】　清热凉血,滋阴止血。适用于血热型子宫复旧不全,对兼有血瘀者也适宜。

赤豆荸荠羹

【原　料】　赤豆50克,鲜荸荠100克,白糖适量。

【制　作】　将鲜荸荠洗净,切成荸荠小丁,备用。将赤豆淘洗干净,放入砂锅,加水浸泡片刻,大火煮沸后,改用小火煨煮至赤豆熟烂,汤汁稠浓时,加入荸荠小丁及白糖,拌匀,煨煮成羹即成。

【用　法】　早晚分食。

【功　效】　清热凉血。适用于血热型子宫复旧不全。

五、产妇常见病的食疗方

凉拌香干马兰头

【原　　料】　鲜马兰头500克,卤制香干3块,精盐、味精、酱油、红糖、香油各适量。

【制　　作】　将卤制香干用沸水冲洗一下,剖片后切成细丝,备用。将新鲜马兰头洗净,入沸水锅焯烫至断生,迅速捞出,放入凉开水中过凉,沥水后码放入盘碗中,匀铺卤制香干细丝,加精盐、味精、酱油、红糖、香油,拌匀即成。

【用　　法】　佐餐,随量食用。

【功　　效】　清热凉血,滋阴止血。适用于血热型子宫复旧不全。

芹菜拌苦瓜

【原　　料】　芹菜250克,苦瓜250克,味精、精盐、白糖、香油各适量。

【制　　作】　将芹菜洗净,切成段,苦瓜去瓤洗净,切成片,一起放入沸水锅中焯一下,捞出冷却,放入盘中,加精盐、味精、白糖、香油拌匀即成。

【用　　法】　当冷菜,随量食用。

【功　　效】　清热凉血,滋阴止血。适用于血热型子宫复旧不全。

(二)产后缺乳

1. 概述　孕妇产后排出的乳汁量少,甚或全无,不够喂养婴儿。检查乳房松软,不胀不痛,挤压乳房点滴难出,质稀。或乳房丰满乳腺成块,挤压乳汁疼痛难出,质稠者均称为产后缺乳,也称乳汁不足或乳汁不行。本病不仅出现新产之后,在整个哺乳期均可出现。正常产妇在分娩后24小时内即有乳汁分泌,产后的最初两三天后,仅有少量初乳分泌,初乳可分泌10~14天,一般5~7天后能分泌足量乳汁,可满足自己婴儿的生理需要。若分娩后历时1周以上,或产褥期里,乃至哺乳期中,发生乳汁分泌不足或乳

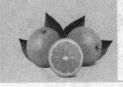

孕产妇宜吃的食物

汁排出受阻,致使乳汁甚少或全无,即属缺乳范畴。须排除因乳头凹陷或乳头皲裂造成的乳汁壅积不通、哺乳困难引起的缺乳。

西医学认为,影响泌乳的神经体液机制是十分复杂的。现代医学研究表明,雌激素、孕激素、垂体生乳素、胎盘生乳素、甲状腺素、肾上腺皮质激素及胰岛素等激素均与乳腺的生长发育及泌乳功能有关。乳汁的分泌量与产妇的乳腺发育、健康状况、营养状态,以及精神、情绪、饮食、睡眠等因素密切相关,而且婴儿的早期按时吸吮等都有重要意义。因此,产妇乳腺发育异常、精神紧张、劳逸失常、营养不足、相关疾病及哺乳方法不善等,均可影响乳汁的分泌,导致缺乳。

我国历代医家认为本病的发生,多由气血虚弱,或肝郁气滞所致。乳汁为气血所化,气血来源于后天脾胃水谷之精微。脾胃虚弱,则气血生化之源不足,或产后出血过多,气随血耗,均能因气血不足而影响乳汁的生成。中医学还认为,乳头属肝经所司。如产后情志抑郁,或紧张不安,肝失条达,气机不畅,气血失调,经脉滞涩,阻碍乳头运行,而导致本病。产后乳汁不行,由于精神影响者,为临床所常见。

对于产后乳汁缺乏,应辨明虚实,一般以乳房柔软而无胀感者,多属虚证;若乳房胀硬而痛,多属实证。临床上,一般虚多实少,虚者宜补血益气;实者宜疏肝理气,畅通乳脉,则乳汁自行。同时,最有效的办法就是让婴儿多吸,饮食应少油、清淡,多喝水,多喝汤,多摄入蛋白质并均衡营养。

2. 辨证施食

(1)气血虚弱型

主要症状 产后乳汁不行,或有而不多,乳房柔软无胀痛感,面色少华或无华,神疲乏力,精神欠佳,皮肤干燥,食欲缺乏,心悸头晕,大便溏稀,舌质淡,苔薄白或无苔,脉细弱。

食疗原则 补气养血,生乳通络。

五、产妇常见病的食疗方

食物宜忌 饮食宜选用母鸡、鸡蛋、猪蹄、牛鼻子、鱼、虾、黄豆芽、酒酿、花生仁、金针菜、赤豆、芝麻、冬瓜、西瓜、豆腐、牛奶、骨头汤、桂圆、大枣、核桃等富含营养,且易于消化的食物及黄芪、党参、当归、通草、王不留行等药食兼用品;忌食生冷、辛辣、刺激性食物。

红枣甜酒饮

【原　料】　红枣(去核)500克,糯米酒酿适量。

【制　作】　将红枣肉洗净,晒干,放入容器中,注入糯米酒酿,搅匀,加盖酿制1天即成。

【用　法】　每次50克,每日2～3次,红枣嚼食。

【功　效】　补益气血,通经增乳。适用于气血虚弱型产后缺乳。

鲫鱼通草粥

【原　料】　鲫鱼1条(约300克),通草10克,粳米100克,精盐、香油、味精各适量。

【制　作】　将鲫鱼去鳞、鳃及内脏,洗净,切成小块;将通草拣去杂质,洗净,剪成小段;将粳米淘洗干净。锅加适量水,置于大火上煮沸,放入鲫鱼块、通草段,煮成浓汤,去渣,再加粳米一同煮成粥,放入精盐、香油、味精调味即成。

【用　法】　早晚分食。

【功　效】　补益气血,通经增乳。适用于气血虚弱型产后缺乳。

金针菜猪肉饼

【原　料】　金针菜50克,猪瘦肉200克,酱油、精盐、淀粉、味精各适量。

【制　作】　将金针菜、猪瘦肉洗净,剁成肉糜,加酱油、精盐、淀粉、味精各适量,调匀,然后做成小圆饼,在碟上摊平,上笼蒸熟即成。

【用　法】　佐餐,随量食用。

【功　效】　补益气血,通经下乳。适用于气血虚弱型产后缺乳。

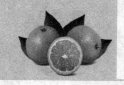

孕产妇宜吃的食物

鲜奶虾仁

【原　　料】　虾仁30克,熟火腿末20克,鲜牛奶200毫升,鸡蛋2个,精盐、味精、湿淀粉、黄酒、植物油各适量。

【制　　作】　将虾仁洗净,沥尽水,放入容器,加黄酒、鸡蛋清(1个量)和湿淀粉浆拌均匀,备用;将鲜牛奶盛入大碗中,调入鸡蛋清,加少许精盐、味精、湿淀粉调和均匀,待用。炒锅置火上,下植物油烧至六成热时,转小火,加入调匀的鲜牛奶蛋清糊,并适时用手勺轻轻推动,待成雪白细嫩的小块鲜牛奶蛋清时,捞出,沥尽油,盛入碗中,将虾仁蛋清浆倒入余油锅中滑散,中火烧熟时倒入漏勺沥油;原锅上火,加少许清水,煮沸,加黄酒、精盐、味精各少许,并用湿淀粉勾成薄芡,倒入鲜牛奶蛋清块及蛋清虾仁,轻轻翻匀,撒上熟火腿末,装盘,淋入香油即成。

【用　　法】　佐餐,随量食用。

【功　　效】　补益气血,通肾下乳。适用于气血虚弱型产后缺乳。

糯米红枣炖鲤鱼

【原　　料】　糯米50克,红枣10枚,通草10克,鲤鱼1条(约500克),黄酒、酱油、葱花、姜末各适量。

【制　　作】　将通草洗净,切成碎小段,放入纱布袋中,扎紧袋口,备用;将鲤鱼剖杀,去鳞、鳃、内脏及腹内黑膜,入沸水锅氽透,捞出,待用。将糯米、红枣分别洗净,放入温水中浸透(红枣去核),与黄酒、酱油各少许拌匀,同放入鲤鱼腹内,用针线缝合,入沸水锅氽一下,取出,放入炖盅,先加葱花、姜末及通草药袋,再加凉开水,加盖,放入锅中,隔水炖2小时,取出,调味即成。

【用　　法】　佐餐,随量食用。

【功　　效】　补益气血,通经增乳。适用于气血虚弱型产后缺乳。

通草炖猪蹄

【原　　料】　猪蹄1只,通草6克,黄酒、葱段、生姜、精盐、味精

五、产妇常见病的食疗方

各适量。

【制　作】　将通草洗净后置于碗中,加水浸润。猪蹄去毛后洗净,放入锅中,注入清水,置火上,加入通草、黄酒、葱段、生姜、精盐、味精,用大火煮沸,再用小火慢炖至熟烂即成。

【用　法】　佐餐,随量食用。

【功　效】　补益气血,通经下乳。适用于气血虚弱型产后缺乳。

金针菜炖母鸡

【原　料】　金针菜30克,老母鸡1只,料酒、葱花、姜末、精盐、味精、五香粉各适量。

【制　作】　将金针菜除去蒂头,放入冷水中浸泡片刻,捞出,洗净,放入碗中备用。将老母鸡宰杀,去毛及内脏,洗净,入沸水锅氽透,捞出,冲洗后,把金针菜纳入鸡腹,用细线扎一下,放入砂锅,加适量水(以淹没老母鸡为度),大火煮沸,撇去浮沫,烹入料酒,加葱花、姜末,改用小火煨炖至老母鸡肉熟烂,汤汁浓稠,加精盐、味精、五香粉各少许,拌和均匀,淋入香油即成。

【用　法】　佐餐,随量食用。

【功　效】　补益气血,通经下乳。适用于气血虚弱型产后缺乳。

茭白猪蹄汤

【原　料】　茭白200克,猪蹄1只,葱结、姜片、精盐各适量。

【制　作】　将茭白洗净后切成片;猪蹄去毛后洗净,放入沸水锅中焯透,捞出,用凉水冲洗干净,再与茭白片、葱结、姜片一同放入砂锅中,加适量清水,用大火煮沸后转用小火炖约2小时,至猪蹄熟烂,去葱结和姜片,加精盐调味即成。

【用　法】　佐餐,随量食用。

【功　效】　补益气血,清肺下乳。适用于气血虚弱型产后缺乳,对兼有肺热者也适宜。

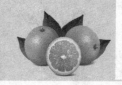

孕产妇宜吃的食物

王不留行猪蹄汤

【原　料】　王不留行15克,猪蹄1对,料酒、精盐、味精、五香粉、香油各适量。

【制　作】　将王不留行漂洗干净,放入双层纱布袋中,扎紧袋口,备用;将猪蹄残毛除去,入沸水锅焯透,捞出,用清水冲洗,剁成几段,放入砂锅,加适量水,大火煮沸,撇去浮沫,烹入料酒,放入王不留行药袋,改用小火煨煮1小时,取出药袋,加葱花、姜末,继续用小火煨煮至猪蹄熟烂,加精盐、味精、五香粉各少许,再煮至沸,淋入香油即成。

【用　法】　佐餐,随量食用。

【功　效】　补益气血,通经下乳。适用于气血虚弱型产后缺乳。

猪蹄花生香菇汤

【原　料】　猪前蹄2只,花生仁50克,香菇20克,精盐适量。

【制　作】　将猪蹄去毛,洗净后剁开,与洗净的花生仁、香菇一同放入锅中,加入精盐和适量清水,用大火煮沸后转用小火煎熬2小时以上,至猪蹄熟烂即成。

【用　法】　佐餐,吃菜饮汤。

【功　效】　补益气血,通经下乳。适用于气血虚弱型产后缺乳。

归芪猪蹄汤

【原　料】　当归10克,黄芪10克,通草6克,猪蹄1对,料酒、葱花、姜末、精盐、味精、五香粉各适量。

【制　作】　将当归、黄芪、通草分别拣去杂质,清洗干净,当归、黄芪切成片,通草切成碎段,同放入纱布袋中,扎紧袋口,备用。将猪蹄残毛除去,入沸水锅氽透,捞出,用清水冲洗,剁成几段,放入砂锅,加适量水,大火煮沸,撇去浮沫,烹入料酒,加当归、黄芪、通草药袋,改用小火煨煮40分钟,取出药袋,加入葱花、姜末,继续用小火煨煮至猪蹄熟烂,加入精盐、味精、五香粉各少许,再煮至沸

五、产妇常见病的食疗方

即成。

【用　　法】　佐餐,随量食用。

【功　　效】　补益气血,通经下乳。适用于气血虚弱型产后缺乳。

豆腐丝瓜猪蹄汤

【原　　料】　豆腐2小块,丝瓜200克,香菇20克,猪蹄1只,精盐、味精各适量。

【制　　作】　将猪蹄去毛,洗净,加水煮烂;把豆腐切成小块;丝瓜去皮切片;香菇用水浸泡,洗净后切成小块,与猪蹄、豆腐、丝瓜同放入锅中,加适量水,大火煮沸,改小火炖至猪蹄熟烂,加入精盐、味精即成。

【用　　法】　佐餐,随量食用。

【功　　效】　补益气血,通经下乳。适用于气血虚弱型产后缺乳。

金针根牛鼻子汤

【原　　料】　金针根(黄花菜根部)20克,牛鼻子1个,红糖适量。

【制　　作】　将金针根洗净;牛鼻子洗净后切成小块,与金针根同入锅中,加适量清水,大火煮沸,改小火炖至牛鼻子熟烂,加入红糖,待红糖溶化即成。

【用　　法】　佐餐,随量食用。

【功　　效】　补益气血,通经下乳。适用于气血虚弱型产后缺乳。

(2)肝郁气滞型

主要症状　产后乳汁不行或量少,乳房胀满而痛,甚者感觉身热,精神抑郁,胸胁不舒,胃脘胀满,食欲缺乏,舌质正常或暗红,苔薄白或薄黄,脉弦细或数。

食疗原则　疏肝解郁,通络下乳。

食物宜忌　宜食清补、疏肝、解郁、通络下乳的食物及药食兼

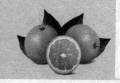

孕产妇宜吃的食物

用品,如萝卜、莱菔子、青皮、陈皮、玫瑰花、绿梅花、佛手、通草、王不留行、砂仁等。忌生冷、油腻食物。

橘皮橘络饮

【原　　料】　橘皮10克,橘络5克,丝瓜络15克,木通3克,白糖适量。

【制　　作】　将橘皮、橘络、丝瓜络、木通同入锅中,加适量水,煎煮20分钟,去渣取汁,调入白糖即成。

【用　　法】　上下午分饮。

【功　　效】　疏肝解郁,理气下乳。适用于肝郁气滞型产后缺乳。

香附通草花生粥

【原　　料】　香附10克,通草5克,花生仁50克,粳米100克。

【制　　作】　将香附、通草分别拣去杂质,洗净,晾干或晒干,切碎后放入纱布袋中,扎紧袋口,备用。将花生仁、粳米分别洗净,花生先放入砂锅,加水煮沸,改用小火煨1小时,放入香附、通草药袋,继续煨煮30分钟,待花生仁熟烂,取出药袋,沥尽药汁,加入粳米,视需要可加适量温开水,继续用小火煨煮成稠粥即成。

【用　　法】　早晚分食,随量食用,当日吃完。

【功　　效】　疏肝解郁,通经下乳,适用于肝郁气滞型产后缺乳。

荷叶小米粥

【原　　料】　干荷叶20克(鲜品50克),小米60克。

【制　　作】　将荷叶洗净后装入纱布袋中,扎紧袋口,与淘洗干净的小米同入锅中,加适量水,大火煮沸,改用小火煮成稠粥,取出药袋即成。

【用　　法】　早晚分食。

【功　　效】　理气清暑,开胃催乳。适用于肝郁气滞型产后缺乳,尤其适宜夏季食用。

五、产妇常见病的食疗方

木瓜通草粥

【原　　料】 木瓜10克,通草6克,粳米50克。

【制　　作】 将木瓜、通草洗净,入锅,加适量水,煎煮30分钟,去渣取汁,加入淘洗干净的粳米,大火煮沸,改小火煨煮成稠粥即成。

【用　　法】 早晚分食。

【功　　效】 理气清暑,开胃催乳,疏肝解郁,理气下乳。适用于肝郁气滞型产后缺乳,尤其适宜夏季食用。

青陈皮黄酒炖活虾

【原　　料】 青皮10克,陈皮10克,活虾100克,黄酒、植物油、葱花、姜末各适量。

【制　　作】 将青皮、陈皮分别洗净,晾干或晒干,切成细丝,备用;将活虾洗净,剪去肢节。炒锅置火上,加植物油烧至六成热,加葱花、姜末煸炒出香,即刻倒入活虾,微炒片刻,加青皮、陈皮丝及黄酒拌和,改用小火炖煮至熟即成。

【用　　法】 佐餐,随量食用。

【功　　效】 疏肝解郁,通经下乳。适用于肝郁气滞型产后缺乳。

双花通乳汤

【原　　料】 玫瑰花3克,茉莉花3克,王不留行10克。

【制　　作】 将玫瑰花、茉莉花分别拣去杂质,洗净,盛入碗中,备用。将王不留行拣去杂质,漂洗干净,放入双层纱布袋中,扎紧袋口,入砂锅,加适量水,大火煮沸,改用小火煎煮20分钟,取出药袋,倒入洗净的玫瑰花、茉莉花,拌匀,用小火煨煮10分钟即成。

【用　　法】 上下午分饮。

【功　　效】 疏肝解郁,理气下乳。适用于肝郁气滞型产后缺乳。

荞麦花鸡蛋汤

【原　　料】 荞麦花50克,鸡蛋1个,精盐、香油各适量。

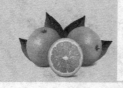

【制　作】 将荞麦花洗净,入锅,加适量水,煎煮20分钟,去渣取汁,打入鸡蛋,搅成蛋花,煮沸即成。

【用　法】 上下午分饮。

【功　效】 疏肝解郁,理经下乳。适用于肝郁气滞型产后缺乳。

(三)急性乳腺炎

1. 概述　急性乳腺炎是指乳房的急性化脓性感染,致病菌多为金黄色葡萄球菌或链球菌。现代医学多将本病归入普通外科疾病的乳腺疾病。

急性乳腺炎的主要临床特征表现有以下几点:①乳房肿胀疼痛,伴高热恶寒,血白细胞计数增多。②初起乳房内有疼痛性肿块,皮肤不红或微红,排乳不畅,可有乳头破裂糜烂。化脓时乳房肿痛加重,肿块变软,有应指感,同侧腋窝淋巴结常肿大、且压痛。③临床超声波检查有液平段,穿刺有脓液,或自行破溃流脓。

西医学认为,急性乳腺炎是由致病菌引起的乳房化脓性感染的急性炎症。因此,要及早进行积极治疗,惟有这样,才能防止炎症蔓延。根据局部炎症发展及全身反应,在医生指导下给予抗菌药物治疗,为了减少急性乳腺炎的发生,孕妇产前和产后均要正确地合理哺乳和保护乳头,尤需重视以下几点:①妊娠最后两个月,经常用肥皂水或温热的开水擦洗乳头,以加强乳头的抵抗力。②乳头畸形(如乳头凹陷等),在妊娠中期就要设法纠正。③定时哺乳,每次哺乳时乳汁要吸尽;如吸不尽,可用吸奶器或洗净的手按摩挤出,使乳汁尽量排空,保持乳汁排出通畅。为了预防乳汁过稠,发生凝乳阻塞乳管,可多饮汤水。④要及时对乳头皲裂进行妥善处理。⑤要高度注意婴儿的口腔卫生,不可让婴儿含着乳头而睡。

急性乳腺炎在中医学上被称为"乳痈",我国历代医家对乳痈早有认识,而且有不少独到的见解。中医学认为,乳痈发病前大多

五、产妇常见病的食疗方

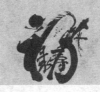

有乳头破裂及乳汁淤积,火毒乘机侵袭而发病。且因发病时期和病因不同,有以下两种名称:在哺乳期发生的,名"外吹乳痈";在妊娠期发生的,称"内吹乳痈",中医临证以外吹乳痈为最多,内吹乳痈较少见。外吹乳痈为乳汁积滞不得外流而发生,如产妇乳头破裂后,外结黄痂,阻止乳汁外流;乳母乳汁过多,婴儿吸少,或初产妇的婴儿含乳而睡,或婴儿口中热气与乳头接触,吮乳吹风所致。还有如情绪刺激、暴怒忧郁、紧张恐惧,以致气滞血凝、壅结而成;膏粱厚味、饮食不节、脾胃运化失调、湿热浊气蕴结,以及产后血虚、外感风寒热邪壅滞等均可导致外吹乳痈。

急性乳腺炎采用辨证施食,可收到辅助治疗效果。

2. 辨证施食

(1)热毒内结型

主要症状 产后乳房红、肿、热、痛,皮肤水肿,有波动、发热不退,口干渴,烦躁不安,尿黄便秘,舌质红,苔黄,脉滑数。

食疗原则 清热解毒,活血消肿。

食物宜忌 饮食宜清淡、富有营养,宜多食新鲜蔬菜、水果,并可选用蒲公英、马兰头、枸杞头、马齿苋、西瓜、绿豆、赤小豆、青萝卜等食物,以及金银花、连翘、黄芩、露蜂房、鹿角、紫花地丁、大黄、垂盆草等药食兼用品;忌食辛辣、动火、香燥类食物,忌食有发奶作用的食物和荤汤,以免增加乳房红肿热痛。

蒲公英皂角刺蜜饮

【原　料】 蒲公英60克(鲜品120克),皂角刺20克,蜂蜜适量。

【制　作】 将蒲公英、皂角刺分别洗净,晾干或晒干,蒲公英切成碎段,皂角刺切碎,同放入砂锅,加水浸泡片刻,大火煮沸,改用中火煎煮30分钟,用洁净纱布过滤,取汁放入容器中,待其温热时,加入蜂蜜,拌匀即成。

【用　法】 上下午分饮。

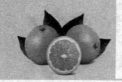

孕产妇宜吃的食物

【功　　效】　清热解毒，活血消肿。适用于热毒内结型急性乳腺炎。

蒲公英路路通蜜饮

【原　　料】　蒲公英 60 克（鲜品 120 克），路路通 10 克，蜂蜜 10 克。

【制　　作】　将蒲公英、路路通分别洗净，晾干或晒干，蒲公英切成碎段，与路路通同放入砂锅，加水浸泡片刻，大火煮沸，改用中火煎煮 30 分钟，用洁净纱布过滤，取汁放入容器中，待其温热时，加入蜂蜜，拌匀即成。

【用　　法】　上下午分饮。

【功　　效】　清热解毒，活血消肿。适用于热毒内结型急性乳腺炎。

蚤休丹皮蜜饮

【原　　料】　蚤休 30 克，牡丹皮 15 克，蜂蜜适量。

【制　　作】　将蚤休、牡丹皮洗净，入锅，加适量水，大火煮沸，改用小火煎煮 30 分钟，去渣取汁，待药汁转温后调入蜂蜜，搅匀即成。

【用　　法】　上下午分饮。

【功　　效】　清热解毒，活血消肿。适用于热毒内结型急性乳腺炎。

露蜂房甘草饮

【原　　料】　露蜂房 30 克，甘草 5 克。

【制　　作】　将露蜂房、甘草分别洗净，晾干或晒干，露蜂房切碎，甘草切成片，同放入砂锅，加水浸泡片刻，大火煮沸，改用中火煎煮 30 分钟，用洁净纱布过滤，取汁即成。

【用　　法】　上下午分饮。

【功　　效】　清热解毒，活血消肿。适用于热毒内结型急性乳

五、产妇常见病的食疗方

腺炎。

鹿角粉黄酒饮

【原　　料】　鹿角粉30克,黄酒适量。

【制　　作】　中药店购买成品鹿角粉,瓶装,备用;也可按每份5克量分装成若干小包,瓶装即成。

【用　　法】　每次取鹿角粉5克(即1小包),每日2次,用适量黄酒调和均匀饮用。

【功　　效】　清热解毒,活血消肿。适用于热毒内结型急性乳腺炎。

银花大黄黄酒饮

【原　　料】　金银花干品120克,大黄30克,黄酒适量。

【制　　作】　将金银花、大黄分别洗净,晒干或烘干,金银花切碎,大黄切成片,共研为极细末,装瓶即成。

【用　　法】　每次10克,每日3次,用适量黄酒调饮。

【功　　效】　清热解毒,活血消肿。适用于热毒内结型急性乳腺炎。

垂盆草芹菜汁

【原　　料】　垂盆草60克,芹菜200克。

【制　　作】　将垂盆草、芹菜洗净,捣烂取汁即成。

【用　　法】　上下午分饮,当日饮完。

【功　　效】　清热解毒,活血消肿。适用于热毒内结型急性乳腺炎。

紫花地丁黄酒

【原　　料】　紫花地丁50克,黄酒15毫升。

【制　　作】　将紫花地丁洗净,晒干或烘干,碾成细粉,装瓶即成。

【用　　法】　每次15克,每日3次,用黄酒送服。

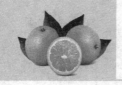

孕产妇宜吃的食物

【功　效】　清热解毒,消肿排脓。适用于热毒内结型急性乳腺炎。

清拌绿豆芽

【原　料】　绿豆芽200克,精盐、白糖、味精、香油各适量。

【制　作】　将绿豆芽择洗干净,放入沸水锅中烫熟捞出,再用冷开水过凉,沥干水后装入盆内,将精盐、味精、香油一起放在碗中拌和均匀,浇在豆芽上面即成。

【用　法】　佐餐,随量食用。

【功　效】　清热凉血,解毒消肿。适用于热毒内结型急性乳腺炎。

(2)肝气郁结型

主要症状　产后初起乳房有硬块,局部灼热,或有轻度水肿及压痛,尚无明显波动,恶寒发热,口渴烦躁,厌食便干,舌苔黄腻,脉弦数。

食疗原则　疏肝解郁,散结消肿。

食物宜忌　宜食萝卜、莱菔子、青皮、陈皮、玫瑰花、绿萼梅、佛手、刀豆、金橘饼等疏肝解郁,理气散结之食物;忌食辛辣刺激性、温热、油腻食物。

二皮银花蜜饮

【原　料】　青皮10克,橘皮10克,橘核15克,金银花30克,郁金10克,蜂蜜10克。

【制　作】　将以上5味分别洗净,晒干或切碎,同放入锅内,加水浸透,煎煮20分钟,用洁净纱布过滤,收取滤汁放入容器,待其温热时加入蜂蜜,拌和均匀即成。

【用　法】　上下午分饮。

【功　效】　疏肝理气,清热解毒。适用于肝气郁结型早期急性乳腺炎。

五、产妇常见病的食疗方

金橘叶茶

【原　　料】　金橘叶30克,金银花15克。

【制　　作】　将金橘叶洗净,晒干或烘干,切碎,与金银花同放入砂锅,加水浸泡片刻,用中火煎煮15分钟,用洁净纱布过滤,取汁放入容器中即成。

【用　　法】　上下午分饮。

【功　　效】　疏肝解郁,清热解毒。适用于肝气郁结型早期急性乳腺炎。

香橼佛手煎

【原　　料】　香橼皮10克,佛手10克,红花5克。

【制　　作】　将香橼皮、佛手、红花分别洗净,晒干或烘干,香橼皮、佛手切成丝或切成片,与红花同放入砂锅,加水浸泡片刻,中火煨煮15分钟,用洁净纱布过滤,取汁即成。

【用　　法】　上下午分饮。

【功　　效】　疏肝解郁,理气散结。适用于肝气郁结型早期急性乳腺炎。

莱菔子二头粥

【原　　料】　莱菔子20克,枸杞头30克,马兰头50克,粳米100克。

【制　　作】　将莱菔子(俗称萝卜子)洗净,放入纱布袋中,扎紧袋口。将枸杞头、马兰头洗净,与莱菔子布袋及淘洗干净的粳米同放入砂锅,加适量水,大火煮沸,改用小火煨煮30分钟,取出莱菔子药袋,继续用小火煨煮成黏稠粥。

【用　　法】　早晚分食。

【功　　效】　疏肝理气,清热解毒。适用于肝气郁结型早期急性乳腺炎。

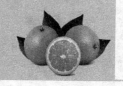

孕产妇宜吃的食物

金橘蒲公英粉

【原　料】 金橘1000克,蒲公英500克。

【制　作】 将金橘、蒲公英分别洗净,晒干,或用微火焙干,一同研成细末,装瓶即成。

【用　法】 每次15克,每日2次,白开水冲服。

【功　效】 疏肝解郁,清热解毒。适用于肝气郁结型早期急性乳腺炎。

萝卜蒲公英饼

【原　料】 白萝卜500克,鲜蒲公英200克,面粉500克,熟火腿肉25克,植物油、葱花、姜末、精盐、味精、香油各适量。

【制　作】 将白萝卜洗净,剖片,切成细丝。蒲公英洗净后切碎,与白萝卜丝一同放入洁净的大搪瓷碗内,加适量精盐,拌和均匀,稍腌渍片刻,挤去腌渍的汁液,备用。将部分面粉放入盆内,加植物油拌和,揉成干油酥,揿成10个剂子;并将留下的面粉放入盆内,按1∶1比例加水及植物油揉成水油酥,也揿成10个剂子;把干油酥逐个包入水油酥内,擀长叠拢,用手压成圆形皮,待用。将熟火腿肉成碎末,拌入萝卜丝、蒲公英内,先加入经植物油煸炒出香味的葱花、姜末,再加入精盐、味精、香油等,拌和成馅,分成10份,包入酥皮内制成厚饼,轻揉中微压展平,逐个放入平底油锅中,微火(或小火)煎至两面金黄熟透即成。

【用　法】 当主食,随量食用,2日内吃完。

【功　效】 疏肝理气,清热解毒。适用于肝气郁结型早期急性乳腺炎。

玫瑰花封缸酒

【原　料】 鲜玫瑰花6克,封缸酒50克。

【制　作】 将初开放玫瑰花阴干,去心、蒂,放入锅中,加入封缸酒煎煮取汁,即成。

五、产妇常见病的食疗方

【用　法】　早晚分饮。

【功　效】　疏肝理气,活血消痈。适用于肝气郁结型早期急性乳腺炎,对兼有血瘀者也适宜。

(3)溃后气虚型

主要症状　产后乳房脓肿日久,自行破溃或切开排脓后,毒随脓泄,但愈合迟缓,脓汁长期外溢,神疲乏力,纳呆虚汗,舌质淡红,苔薄,脉沉。

食疗原则　补气生肌,促进愈合。

食物宜忌　宜食乳鸽、牛奶、猪肉、火腿肉、兔肉、鸡蛋、鹌鹑、黄鳝、黄豆、桂圆肉、红枣、人参、黄芪等食物及药食兼用品;忌食辛辣动火、刺激性食物。

归参鳝鱼羹

【原　料】　黄鳝500克,当归10克,党参15克,黄酒、葱花、姜丝、味精、精盐、酱油各适量。

【制　作】　将黄鳝宰杀,用开水烫一下,从背脊处剖开,除去骨、内脏、头、尾,洗净,切成丝。当归、党参洗净后用纱布包好,放入锅内,加黄酒、葱花、姜丝、酱油、精盐及适量清水,用大火煮沸,撇去浮沫,放入黄鳝丝,再用小火炖1小时,捞出药袋,加入味精调味即成。

【用　法】　上下午分食。

【功　效】　益气补血,促进愈合。适用于溃后气虚型急性乳腺炎,对气血两虚者也适宜。

归芪炖乳鸽

【原　料】　当归15克,黄芪30克,乳鸽1只,葱花、姜末、精盐、味精、香油各适量。

【制　作】　将当归、黄芪洗净,晒干或烘干,切成片,同放入纱布袋,扎紧袋口,备用。将乳鸽宰杀,去毛及内脏,洗净,入沸水锅

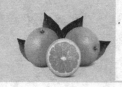

孕产妇宜吃的食物

氽烫片刻,捞出,转入砂锅,加适量清水,放入当归、黄芪药袋,大火煮沸,烹入料酒,改用小火煨炖1小时,待乳鸽熟烂,取出药袋,加葱花、姜末、火腿肉末、鸡汤,继续用小火煨炖至乳鸽熟烂,汤汁浓香,加精盐、味精,煨炖至沸,淋入香油即成。

【用　法】　佐餐,随量食用,当日吃完。

【功　效】　益气补血,促进愈合。适用于溃后气虚型急性乳腺炎。

鹌鹑炖豆腐

【原　料】　豆腐500克,净鹌鹑1只,玉兰片30克,火腿肉片30克,熟青菜30克,植物油、葱花、姜片、鲜汤、精盐、味精、花椒水各适量。

【制　作】　将豆腐切成象眼片,用开水烫一下;鹌鹑洗净,切成四方块。炒锅上火,放植物油烧热,用葱花、姜片炝锅,将鹌鹑入锅稍炒,见色变白时加入鲜汤,炖至七八成熟,加豆腐片、火腿肉片、玉兰片、熟青菜、花椒水、精盐,再炖15分钟至鹌鹑肉熟烂,加味精调味,出锅即成。

【用　法】　佐餐,随量食用,当日吃完。

【功　效】　补气养血,促进愈合。适用于溃后气虚型急性乳腺炎,对气血两虚者也适宜。

黄芪牛肉

【原　料】　牛肉750克,黄芪20克,陈皮5克,黄酒、葱、姜、酱油、白糖、精盐、味精、胡椒粉、花椒、豆瓣辣酱、植物油各适量。

【制　作】　将牛肉洗净,切成条,放入沸水锅中氽去血水;姜拍破,葱切长段,黄芪洗净切厚片,陈皮洗净。炒锅上火,放入植物油烧至七成热,放入牛肉条略炸后捞出;锅内留底油,下葱、姜、花椒、豆瓣辣酱煸香,加入清水和牛肉条、黄芪、陈皮、精盐、酱油、胡椒粉、黄酒,用大火煮沸后转用小火炖2小时左右,待牛肉熟烂时

五、产妇常见病的食疗方

去葱、生姜、黄芪、陈皮,加味精调味,收汁,装盘即成。

【用　　法】　佐餐,随量食用。

【功　　效】　补气养血,促进愈合。适用于溃后气虚型急性乳腺炎,对气血两虚者也适宜。

猪肉芪枣归杞汤

【原　　料】　猪瘦肉 250 克,黄芪 50 克,红枣 10 个,当归 15 克,枸杞子 15 克,精盐适量。

【制　　作】　将猪瘦肉洗净,切成块,与洗净的黄芪、红枣、当归、枸杞子一同放入砂锅中,加适量清水,用大火煮沸,转用小火炖 2 小时,加精盐调味即成。

【用　　法】　佐餐,随量食用。

【功　　效】　补气养血,促进愈合。适用于溃后气虚型急性乳腺炎,对气血两虚者也适宜。

党参兔肉汤

【原　　料】　兔肉 120 克,党参、山药、红枣各 30 克,枸杞子 15 克,姜汁、黄酒、精盐各适量。

【制　　作】　将兔肉洗净,切成块,连同洗净的党参、山药、红枣、枸杞子一同放入锅中,加适量水,煮至肉熟透,加入姜汁、黄酒、精盐调味即成。

【用　　法】　佐餐,随量食用。

【功　　效】　益气补血,促进愈合。适用于溃后气虚型急性乳腺炎,对气血两虚者也适宜。

泥鳅参芪汤

【原　　料】　泥鳅 150 克,黄芪、党参、红枣各 15 克,山药 50 克,生姜、精盐、植物油各适量。

【制　　作】　将泥鳅养在清水盆中,滴几滴植物油,每天换水 1 次,1 周后取出泥鳅。炒锅上火,下植物油烧热,加几片生姜,然后

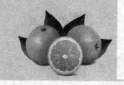

孕产妇宜吃的食物

将泥鳅入锅中煎至金黄,加水和生姜,放入装有黄芪、党参、山药、红枣的布袋,先用大火煮沸,再用小火煎熬 30 分钟左右,去布袋,加精盐调味即成。

【用　　法】　佐餐,随量食用。

【功　　效】　益气补血,促进愈合。适用于溃后气虚型急性乳腺炎,对气血两虚者也适宜。

(四)产后自汗盗汗

1. 概述　产褥 1～3 天内可有少量出汗,此为"褥汗",属正常现象。若汗出过多或涔涔汗出,持续不止,动则益甚者,称为"产后自汗";若睡后遍身汗出,甚至湿衣,醒来自止者,为"产后盗汗"。多由素体虚弱,产后耗气伤血,气虚腠理不密;或阴血骤虚,阳气外越,迫津外泄而致。临床常见证候有气虚自汗型、阴虚盗汗型。

2. 辨证施食

(1)气虚自汗型

主要症状　产后汗出较多或持续不止,动则益甚,气短懒言,倦怠乏力,面色㿠白,舌质淡,苔薄白,脉虚弱。

食疗原则　益气,固表,止汗。

食物宜忌　宜食猪肉、猪肺、牛肺、豆浆、牛奶、牛肉、兔肉、鱼、豆制品、人参、黄芪、浮小麦、红枣、桂圆肉、粳米、小米、糯米、龙骨、牡蛎、白果、五味子、山药等食物及药食兼用之品;忌食生冷、寒凉、油腻食物。

参术龙牡甜饮

【原　　料】　党参 20 克,白术 10 克,山药 15 克,升麻 10 克,煅龙骨 15 克,煅牡蛎 20 克,白糖适量。

【制　　作】　将党参、白术、山药、升麻、龙骨、牡蛎洗净,入锅加水适量,煎煮 2 次,每次 30 分钟,合并滤汁,调入白糖即成。

【用　　法】　上下午分饮。

五、产妇常见病的食疗方

【功　效】　益气止汗。适用于产后气虚型多汗。

参莲饮

【原　料】　孩儿参10克,莲子15粒(以沸水去心),冰糖适量。

【制　作】　将孩儿参、莲子一起放碗内,加冰糖和水适量,放蒸锅内隔水炖1小时即成。

【用　法】　喝汤吃莲肉,每日1剂,连食15天为1个疗程。

【功　效】　益气健脾止汗。适用于产后气虚型多汗。

童参糖茶

【原　料】　孩儿参10克,浮小麦15克,红枣10枚,红糖适量。

【制　作】　将孩子参、浮小麦及小红枣洗净后,放入搪瓷杯或砂锅,加水约500毫升,煎沸后再煎10～15分钟,加入红糖少许,再煎2～3分钟待糖溶化后即成。

【用　法】　每日2～3次,喝汤吃枣。以上为1日量,连食5～7天为1个疗程。

【功　效】　益气健脾,固表止汗。适用于产后气虚型多汗。

麦枣糯米粥

【原　料】　小麦60克,红枣15克,糯米50克。

【制　作】　将小麦、红枣、糯米分别洗净,一同入锅,加水适量,先用大火煮沸,再转用小火熬煮成稀粥。

【用　法】　早晚分食。

【功　效】　益气止汗。适用于产后气虚型多汗。

小麦粥

【原　料】　小麦30,粳米60克,大枣5枚。

【制　作】　将小麦洗净后,加水煮熟,捞去小麦取汁,再入淘洗干净的粳米、大枣同煮成粥;或先将小麦捣碎,同大枣、小火共煮

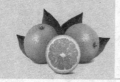
孕产妇宜吃的食物

为粥即成。
【用　　法】　早晚分食。
【功　　效】　益气健脾，养心止汗。适用于产后气虚型多汗。

浮小麦小米粥

【原　　料】　浮小麦、小米各25克，蜂蜜适量。
【制　　作】　将浮小麦打碎，同小米煮粥，加蜂蜜1匙调匀即成。
【用　　法】　早晚分食。
【功　　效】　益气固表止汗。适用于产后气虚型多汗。

浮小麦牡蛎蜜

【原　　料】　浮小麦500克，煅牡蛎500克，蜂蜜、白糖各适量。
【制　　作】　将浮小麦浸泡片刻，洗净后与煅牡蛎一同倒入大瓦煲中，加冷水浸泡30分钟，然后用小火煎60分钟，滤出药液，加水复煎，合并两次药液，倒入砂锅中，加白糖，继续用小火慢熬30分钟，离火，加入蜂蜜，待冷却后装瓶即成。
【用　　法】　每次20克，每日3次，开水冲服，10天为1个疗程。
【功　　效】　养心补气止汗。适用于产后气虚型多汗。

牛肉牡蛎水饺

【原　　料】　牡蛎150克，鲜牛肉300克，蔬菜150克，面粉500克，葱花、姜末、酱油、香菜末、香油、精盐、味精各适量。
【制　　作】　将鲜牛肉剔净筋膜，洗净，剁成碎末；牡蛎去净残壳，洗净，剁成小丁；蔬菜进行适当加工，制成菜末。牛肉末放入盆里，放入牡蛎肉丁，拌匀，再放入适量酱油、精盐和少量的水，顺着一个方向搅动，待搅至浓稠时，加入味精、酱油、香菜末、香油、蔬菜末，搅拌均匀，即成馅料；面粉加少许精盐，加清水拌匀和成面团，揉匀揉透，盖上湿布饧片刻，放在案板上再稍揉几下，搓成长条，揪成每个50克共8个小面剂，再擀成中间稍厚的圆形面皮，包馅捏

五、产妇常见病的食疗方

成饺子生坯。锅上大火,清水煮沸后下入饺子生坯,用漏勺轻轻推动,至饺坯上浮水面,水沸时点两次凉水,3沸即成。

【用　　法】　当主食,随量食用。

【功　　效】　益气固表止汗。适用于产后气虚型多汗。

白果肉丁

【原　　料】　白果25克,猪瘦肉100克,鸡蛋清30克,精盐、白糖、黄酒、味精、淀粉、香油、葱段、鲜汤、猪油、湿淀粉各适量。

【制　　作】　将白果去硬壳,放入锅内,加水煮至六成熟时捞出,剥去薄衣,洗净待用;将猪瘦肉切成丁,加入鸡蛋清、精盐、淀粉拌和上浆。炒锅上火,放油烧热,下肉、白果炒匀,至熟后起锅;原锅放入猪油,投入葱段煸炒,随即加入黄酒、鲜汤、精盐、白糖、味精,倒入肉丁和白果,翻炒几下,用湿淀粉勾芡,淋上香油,起锅即成。

【用　　法】　佐餐,随量食用。

【功　　效】　益气止汗。适用于产后气虚型多汗。

黄芪炸里脊

【原　　料】　猪里脊肉400克,黄芪50克,鸡蛋黄1个,湿淀粉、葱段、姜片、酱油、黄酒、植物油、味精、精盐各适量。

【制　　作】　将黄芪洗净,切片,煎浓汁50毫升备用;将葱段、姜片、酱油、味精、精盐、黄酒对成汁;将里脊肉去掉白筋,切成0.4厘米厚片,两面用刀切成十字花,再切成条,放凉水碗内,淘净血沫,用净布吸干,再将鸡蛋黄、湿淀粉放碗内,搅拌成糊,将里脊肉放入糊内拌匀。炒锅上火,放油烧至成热,将里脊肉逐块下锅,炸成金黄色,肉发起时,将油沥出,随将对好的调料汁及黄芪浓汁洒在肉上,翻两三个身即成。

【用　　法】　佐餐,随量食用。

【功　　效】　益气固表止汗。适用于产后气虚型多汗。

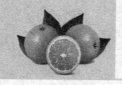

孕产妇宜吃的食物

白果莲子乌骨鸡

【原　　料】　白果仁50克,莲子肉50克,糯米100克,净乌骨鸡1只,黄酒、精盐各适量。

【制　　作】　将白果仁放入开水锅内略煮后取出；糯米淘洗干净；乌鸡去内脏,斩去鸡爪,装入白果仁、莲子肉、糯米,封好口。砂锅内放竹垫,上放乌骨鸡,然后加入清水以浸过鸡为度,再加入黄酒,用大火煮沸后,改用小火炖至熟烂,去竹垫,加入少许精盐,略焖即成。

【用　　法】　佐餐,随量食用。

【功　　效】　益气健脾止汗。适用于产后气虚型多汗。

酿羊肚

【原　　料】　羊肚1个,糯米60克,红枣5枚。

【制　　作】　将羊肚洗净血污,糯米用清水洗净,同红枣放入羊肚内,用粗线缝口,放锅内隔水炖熟即成(食时切开羊肚,调好味)。

【用　　法】　佐餐,随量食用。

【功　　效】　益气健脾,固表止汗。适用于产后气虚型多汗。

浮小麦五味子炖鸡肉

【原　　料】　鸡肉250克,浮小麦30克,五味子10克,味精、精盐各适量。

【制　　作】　将五味子洗净,装入布袋,扎紧袋口,与洗净的鸡肉、浮小麦同入锅中,加水适量,大火煮沸,改小火煎煮30分钟,拣出布袋,放入味精、精盐即成。

【用　　法】　佐餐,随量食用。

【功　　效】　益气养血,收敛止汗。适用于产后气虚型多汗。

肉末扁豆山药鲫鱼

【原　　料】　活鲫鱼2条(约500克),鲜扁豆、山药各20克,猪肉200克(肥瘦各半),生姜、葱、植物油、精盐、酱油各适量。

五、产妇常见病的食疗方

【制　作】　将鲫鱼去鳞、鳃、内脏;扁豆、山药、猪肉、生姜放在一起剁碎,搅拌后放入鱼腹内,用植物油、精盐、酱油红烧至熟即成。

【用　法】　佐餐,随量食用。

【功　效】　健脾益气止汗。适用于产后气虚型多汗。

麦枣桂圆汤

【原　料】　小麦 25 克,红枣 5 枚,桂圆肉 10 克。

【制　作】　将小麦、红枣、桂圆肉洗净,入锅,加水适量,大火煮沸,改小火煎煮 30 分钟即成。

【用　法】　上下午分饮。

【功　效】　益气养血敛汗。适用于产后气虚型多汗。

小麦红枣桂圆汤

【原　料】　小麦 50 克,红枣 30 克,桂圆肉 15 克。

【制　作】　将小麦去壳,红枣用水泡涨后去核,桂圆剥壳取肉,一同入锅,加水适量,大火煮沸后转用小火煎煮 60 分钟左右即成。

【用　法】　上下午分饮。

【功　效】　益气养血止汗。适用于产后气虚型多汗。

牛肉红枣汤

【原　料】　牛肉 250 克,红枣 20 克,精盐、味精各适量。

【制　作】　将牛肉洗净切成小块,与洗净的红枣一同入锅,加水适量,炖肉至熟烂,加入精盐和味精调味即成。

【用　法】　上下午分饮。

【功　效】　益气补中,固表止汗。适用于产后气虚型多汗。

(2)阴虚盗汗型

主要症状　入睡则周身汗出,醒来自止,头晕耳鸣,五心烦热,腰膝酸软,口燥咽干,舌质嫩红,少苔或无苔,脉细数无力。

食疗原则　养阴益气,生津敛汗。

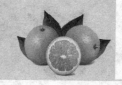

孕产妇宜吃的食物

食物宜忌 宜食鸭肉、螺蛳肉、蚌肉、泥鳅、龟肉、鳖甲、黑芝麻、核桃仁、芡实、桑葚、糯稻根、五味子、瘪桃干、银耳、白果等食物及药食兼用之品;忌食辛辣、动火食物。

复方浮小麦饮

【原　料】　糯稻根、浮小麦各50克,麦冬12克,地骨皮9克,红糖适量。

【制　作】　将糯稻根、浮小麦洗净,与麦冬、地骨皮同入锅,加红糖少许,加水两碗煎汤。

【用　法】　饮汁,每日1剂,分2次饮完。

【功　效】　养阴清热敛汗。适用于产后阴虚型多汗。

麦味地黄粥

【原　料】　生地黄、熟地黄各12克,淮山药12克,山茱萸12克,炙龟版12克,知母6克,麦冬9克,五味子6克,大米50克。

【制　作】　将以上前8味用纱布包好,与大米同放入锅内,加水煮沸,改用小火熬熟,去药包即成。

【用　法】　早晚分食。

【功　效】　滋阴补肾,泻火止汗。适用于产后阴虚型多汗。

羊肚黑豆粥

【原　料】　羊肚1个,黑豆50克,黄芪40克。

【制　作】　将羊肚剖洗干净,细切,每用100克与黑豆、黄芪共煮为粥即成。

【用　法】　早晚分食。

【功　效】　益气健脾,固表止汗。适用于产后阴虚型多汗。

鲜莲鸭羹

【原　料】　嫩光鸭1只,鲜莲子150克,火腿肉50克,丝瓜100克,蘑菇50克,鸡蛋1只,味精、精盐、黄酒、淀粉、猪油、胡椒粉、姜片、葱段、鲜汤各适量。

五、产妇常见病的食疗方

【制　作】　将光鸭剖腹去内脏,洗净,去头、脚,拆净骨头;将鸭肉切成粒,盛入碗内,加入鸡蛋清、淀粉拌和,下沸水锅略氽一下捞起,放入炖盅内;再加入鲜汤、精盐、黄酒、生姜、葱,上笼蒸30分钟取出,撇去浮沫待用;将鲜莲子去壳,下沸水锅稍煮,去掉莲衣,捅去莲心;将丝瓜刮去外皮洗净,与蘑菇、火腿肉均切成粒待用。热锅内放猪油,烹入黄酒,加入鲜汤、鸭肉、火腿肉、鲜莲子、蘑菇、精盐、味精、胡椒粉,待烧透后,放入丝瓜略煮,盛起装碗即成。

【用　法】　佐餐,随量食用。

【功　效】　养阴止汗。适用于产后阴虚型多汗。

黑豆生地羹

【原　料】　黑豆30克,生地黄30克,冰糖适量。

【制　作】　将生地黄放入锅中,加水煎汤,去渣取汁,再加黑豆煮烂,调入冰糖碎屑,溶化后即成。

【用　法】　早晚分食。

【功　效】　滋阴止汗,清热利湿。适用于产后阴虚型多汗。

玉颜膏

【原　料】　玉竹1000克,白蜜250克。

【制　作】　将玉竹切成粗末,加水熬煮,共煎3次,去渣,浓缩,加白蜜250克收膏,瓷坛封存即成。

【用　法】　每日早晚空腹服30克,白开水冲服。

【功　效】　养阴止汗。适用于产后阴虚型多汗。

荷花螺蛳肉

【原　料】　荷花50克,螺蛳800克,鸡蛋3个,淀粉、植物油、姜片、葱段、黄酒、精盐、味精、花椒粉、白糖、醋、香油各适量。

【制　作】　将螺蛳取肉,加姜片、葱段、黄酒、精盐、味精、花椒粉、白糖、醋腌渍入味;荷花洗净,沥水,切成细丝,加精盐、白糖、醋、香油拌匀待用;鸡蛋液2个与干淀粉、精盐、味精等调成糊,加

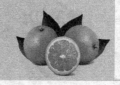

孕产妇宜吃的食物

少量植物油拌匀。炒锅上大火,放油煮热,下姜片、葱段煸香,加入鲜汤煮沸,下入腌渍好的螺肉焯至熟烂,捞起控干;炒锅上火,放油烧至五成热,将螺肉逐一裹匀淀粉糊,下油锅炸至色泽浅黄捞起,待油温回升至七成热,再倒下螺肉复炸至色泽金黄、皮脆香酥时捞起装入盘内,淋上香油,用糖醋荷花围边,连同椒盐碟一同上桌即成。

【用　　法】　佐餐,随量食用。

【功　　效】　滋阴止汗,清热利湿。适用于产后阴虚型多汗。

沙参冬虫草炖龟肉

【原　　料】　沙参60克,冬虫夏草5克,乌龟2只,香油、精盐各适量。

【制　　作】　将乌龟(去内脏)连龟甲一起与沙参、冬虫夏草加水煲汤,以香油、精盐调味即成。

【用　　法】　佐餐,饮汤食龟肉。

【功　　效】　滋阴养血止汗。适用于产后阴虚型多汗。

枸杞子煨龟肉

【原　　料】　枸杞子50克,龟肉1 000克。

【制　　作】　将枸杞子、龟肉洗净,同入锅中,加水适量,小火煨煮,待龟肉熟烂即成。

【用　　法】　佐餐,吃龟肉饮汤。

【功　　效】　滋阴敛汗。适用于产后阴虚型多汗。

乌豆豆腐皮汤

【原　　料】　乌豆、豆腐皮各100克,植物油、精盐、味精各适量。

【制　　作】　将乌豆洗净,用冷水浸泡1天,捞出入锅,加水适量,用小火煮至乌豆熟烂,加豆腐皮及植物油、精盐,再煮2~3沸,放入味精即成。

五、产妇常见病的食疗方

【用　　法】　佐餐,随量食用。
【功　　效】　滋阴、益气、止汗。适用于产后阴虚型多汗。

山茱萸汤

【原　　料】　山茱萸 30 克,白糖适量。
【制　　作】　将山茱萸洗净,入锅,加水适量,煎煮 30 分钟,去渣,取汁 100 毫升,加白糖调味即成。
【用　　法】　上下午分饮。
【功　　效】　滋补肝肾,收敛止汗。适用于产后阴虚型多汗。

沙参梨皮汤

【原　　料】　沙参 20 克,梨皮适量。
【制　　作】　将沙参、梨皮洗净后同入锅中,加水适量,煎煮 30 分钟,去渣取汁即成。
【用　　法】　上下午分饮。
【功　　效】　养阴止汗。适用于产后阴虚型多汗。

糯稻根泥鳅汤

【原　　料】　糯稻根 30 克,泥鳅鱼 90 克,植物油适量。
【制　　作】　将泥鳅宰杀洗净,用植物油煎至金黄;用清水适量煮糯稻根 30 分钟,去渣,入泥鳅煮汤即成。
【用　　法】　佐餐,吃肉饮汤。
【功　　效】　滋阴敛汗。适用于产后阴虚型多汗。

(3)气阴两虚型

主要症状　产后自汗盗汗,畏寒,劳累后加重,神疲乏力,咽干口渴,舌质红,苔薄白,脉细无力。

食疗原则　益气养阴止汗。

食物宜忌　宜食水牛肉、猪肉、兔肉、鱼肉、百合、银耳、绿豆、黑豆、西洋参、太子参、麦冬、五味子、玉竹、黄精、芡实、莲子、浮小麦等食物及药食兼用之品;忌食辛辣、动火及寒凉食物。

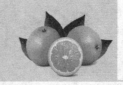
孕产妇宜吃的食物

黑豆小麦煎

【原　　料】　黑豆、浮小麦各30克。

【制　　作】　将黑豆、浮小麦淘洗干净,加水适量,同入锅中,大火煮沸,改小火煎煮30分钟,待黑豆熟烂即成。

【用　　法】　上下午分食。

【功　　效】　养阴补肾,益气止汗。适用于产后气阴两虚型多汗。

白果银耳汤

【原　　料】　干银耳25克,白果50克,鲜汤、黄酒、精盐、味精、姜片、葱段各适量。

【制　　作】　将银耳用温水泡发,洗净,撕成小朵;白果去壳取种仁,洗净待用。银耳装入大碗内,入鲜汤,以湿绵纸封严碗口,上笼蒸2小时,取出,加入黄酒、白果仁、姜片、葱段、精盐,再将碗口封严,上笼继续蒸40分钟,取出后放入味精调味即成。

【用　　法】　上下午分饮。

【功　　效】　滋阴润肺,敛肺止汗。适用于产后气阴两虚型多汗。

枣泥山药糕

【原　　料】　山药500克,枣泥200克,白糖、炒米粉、熟猪油、青梅、松子仁各适量。

【制　　作】　将山药洗净,蒸熟,剥去皮,压成泥;将炒米粉掺清水拌匀,调成厚浆待用;猪油和糖在锅中溶化,将山药泥放入炒,再将厚浆浇入,边浇边炒,干后起锅,即成糖汁;将青梅、松子仁剁碎,撒在抹油碗内,先放入一部分山药泥,中间放进枣泥,再放进山药泥将碗口抹平;上笼蒸半小时,出笼后覆入盆中,浇上糖汁即成。

【用　　法】　当点心,随量食用。

【功　　效】　益气养阴止汗。适用于产后气阴两虚型多汗。

五、产妇常见病的食疗方

糖醋山药

【原　　料】 山药500克,白糖、醋、面粉各适量。

【制　　作】 将山药洗净,去皮,切成滚刀块,裹上干面粉。炒锅烧热,加油,至六成热时将山药放入,炸至起皮呈黄色捞出,沥油;炒锅控净油,加醋、白糖水,煮沸后再倒入山药块,使糖汁浓至裹匀山药块即成。

【用　　法】 佐餐,随量食用。

【功　　效】 益气养阴止汗。适用于产后气阴两虚型多汗。

北芪杞子炖乳鸽

【原　　料】 北黄芪30克,枸杞子30克,乳鸽1只。

【制　　作】 将北黄芪、枸杞子与洗净、切块的鸽肉(去毛和内脏)一同放锅内,加水适量,炖煮至鸽肉熟烂,加精盐调味即成。

【用　　法】 佐餐,饮汤吃鸽肉。

【功　　效】 益气养阴止汗。适用于产后气阴两虚型多汗。

黑豆小麦莲心汤

【原　　料】 黑豆、浮小麦各30克,莲心5克。

【制　　作】 将黑豆、浮小麦、莲心洗净后同入锅中,加水适量煎煮至黑豆熟烂,去渣取汁1碗即成。

【用　　法】 上下午分饮,连用5~7天为1个疗程。

【功　　效】 养阴补肾,益气健脾,固表止汗。适用于产后气阴两虚型多汗。

黑豆桂圆芡枣汤

【原　　料】 黑豆45克,桂圆肉15克,大枣10枚,芡实15克。

【制　　作】 将黑豆以清水浸泡半日,捞出,同桂圆肉、芡实、大枣共入锅中,加水适量,炖至熟烂即成。

【用　　法】 佐餐,随量食用。

【功　　效】 养阴补肾,益气固表,止汗。适用于产后气阴两虚

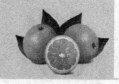

型多汗。

人参银耳汤

【原　料】　白参粉5克,干银耳、水发香菇各25克,熟火腿30克,鸽蛋12个,清鲜汤、精盐、熟鸡油各适量。

【制　作】　将银耳去杂质,用温水浸泡回软,再换70℃～80℃热水浸泡发,然后用温热水洗净,上笼蒸约10分钟至松软,取出放在热鲜汤中烫一下备用;取小碟12个,分别抹上植物油,磕入鸽蛋;将火腿、香菇分别切成直径约1厘米的圆形薄片,各12片,分放在鸽蛋黄的两边,上笼蒸熟取出,稍凉后用竹片顺着鸽蛋边沿拨起,放入大汤碗中,加热水漂去油腻,沥去水。炒锅上大火,下鲜汤、精盐煮沸,撇去浮沫,加银耳煮沸,下白参粉,盛入汤碗内,将鸽蛋摆在汤面上,淋上熟鸡油即成。

【用　法】　上下午分饮。

【功　效】　益气养阴止汗。适用于产后气阴两虚型多汗。

黑豆枣芪汤

【原　料】　黑豆100克,红枣20枚,黄芪50克。

【制　作】　将黑豆、红枣、黄芪洗净,同入锅中,加水适量,用小火煎煮30分钟,待黑豆熟烂即成。

【用　法】　上下午分饮。

【功　效】　益气固表,补肾止汗。适用于产后气阴两虚型多汗。

豆麦汤

【原　料】　黑豆30克,浮小麦30克,莲子7个,黑枣7个。

【制　作】　将黑豆、小麦、莲子、黑枣洗净后同入锅中,加水适量,煎煮50分钟即成。

【用　法】　吃黑豆、黑枣、莲子,饮汤。

【功　效】　滋阴益气止汗。适用于产后气阴两虚型多汗。

五、产妇常见病的食疗方

牛肉芪麦汤

【原　　料】　鲜牛肉250克,黄芪30克,浮小麦30克,山药15克,生姜、红枣、精盐、葱、黄酒各适量。

【制　　作】　将牛肉洗净切块,与洗净的黄芪、浮小麦、山药、红枣、生姜、葱、黄酒一同放入砂锅内,加水适量,用大火煮沸后转用小火炖2小时,加精盐调味即成。

【用　　法】　上下午分饮,食牛肉。

【功　　效】　益气养阴,固表止汗。适用于产后气阴两虚型多汗。

绿豆百合荷叶汤

【原　　料】　绿豆100克,百合50克,鲜荷叶200克,冰糖适量。

【制　　作】　将鲜荷叶洗净,切碎,适量加水煎煮,去渣取汁,加入洗净的绿豆、百合,一同炖熟烂,加入冰糖调味即成。

【用　　法】　上下午分饮。

【功　　效】　益气养阴,清暑止汗。适用于产后气阴两虚型多汗,对暑天气阴两虚引起的多汗也适宜。

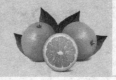

孕产妇宜吃的食物

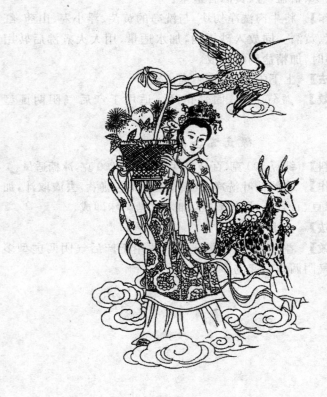